OUVRAGES

SUR LES ACCOUCHEMENTS, LES MALADIES DES FEMMES, ETC.

CHEZ J. B. BAILLIÈRE ET FILS.

BOIVIN et DUGÈS. Anatomie pathologique de l'utérus et de ses annexes, appuyée sur un grand nombre d'observations cliniques, par Mme Boivin, docteur en médecine, sage-femme en chef de la Maison impériale de santé, et A. Dugès, professeur à la Faculté de médecine de Montpellier. Paris, 1833. Atlas in-folio de 41 planches, gravées et coloriées, représentant les principales altérations morbides des organes génitaux de la femme, avec explication............. 60 fr.

BOIVIN. Mémorial de l'art des accouchements, ou Principes fondés sur la pratique de l'hospice de la Maternité de Paris, et sur celle des plus célèbres praticiens nationaux et étrangers, avec 143 gravures représentant le mécanisme de toutes les espèces d'accouchements, par Mme Boivin, sage-femme en chef. 4e *édition augmentée.* Paris, 1836. 2 vol. in-8.   6 fr.

DONNÉ. Conseils aux familles sur la manière d'élever les enfants, suivis d'un précis d'hygiène applicable aux différentes saisons de l'année, par Al. DONNÉ, recteur de l'Académie de Montpellier, ancien chef de clinique à la Faculté de médecine de Paris. Paris, 1864. In-12 de 332 pages.....   3 fr.

HUGUIER. Mémoire sur les allongements hypertrophiques du col de l'utérus dans les affections désignées sous les noms de descente, de précipitation de cet organe, et sur leur traitement par la résection ou l'amputation de la totalité du col, suivant la variété de la maladie. Paris, 1860. In-4 de 232 pages, avec 13 planches................ 15 fr.

JOBERT. Traité des fistules vésico-utérines, vésico-utéro-vaginales, entéro-vaginales et recto-vaginales, par le docteur Jobert (de Lamballe), chirurgien de l'Hôtel-Dieu, professeur de clinique chirurgicale à la Faculté de médecine de Paris, membre de l'Institut. Paris, 1852. In-8 de 420 pages avec 10 fig. intercalées dans le texte.......... 7 fr. 50

Envoi franco par la poste.

1865   a

LAZAREWITCH. Coup d'œil sur les changements de forme et de position de l'utérus et sur leur traitement. Paris, 1862. In-8 avec figures intercalées dans le texte....... 1 fr. 25

LE GENDRE. De la chute de l'utérus. Paris, 1860. In-8 avec 8 planches dessinées d'après nature........... 3 fr. 50

MARCÉ. Traité de la folie des femmes enceintes, des nouvelles accouchées et des nourrices, et considérations médico-légales qui se rattachent à ce sujet, par le docteur L. V. Marcé, professeur agrégé de la Faculté de médecine de Paris. Paris, 1858. 1 vol. in-8 de 400 pages .... 6 fr.

NÆGELÉ. — Des principaux vices de conformation du bassin, et spécialement du rétrécissement oblique, par F. Ch. Nægelé, professeur d'accouchement à l'Université de Heidelberg ; traduit de l'allemand, avec des additions nombreuses, par A. C. Danyau, professeur et chirurgien de l'hospice de la Maternité. Paris, 1840. 1 vol. gr. in-8, avec 16 pl. 8 fr.

Envoi franco par la poste.

TARNIER. Des cas dans lesquels l'extraction du fœtus est nécessaire et des procédés opératoires relatifs à cette extraction, par le docteur S. Tarnier, professeur agrégé à la Faculté de médecine. Paris, 1860. In-8 de 228 pages, avec figures.................................... ...... 3 fr. 50

TARNIER. De la fièvre puerpérale observée à l'hospice de la Maternité, par le docteur Stéphane Tarnier. Paris, 1860. In-8 de 216 pages...... .... 3 fr. 50

VELPEAU (A. A.). Embryologie ou Ovologie humaine, contenant l'histoire descriptive et iconographique de l'œuf humain. Paris, 1833. 1 vol. in-folio, accompagné de 15 planches dessinées d'après nature. *Au lieu de* 25 fr......... 6 fr.

VIDAL (de Cassis). Essai sur un traitement méthodique de quelques maladies de la matrice, injections vaginales et intra-vaginales. Paris, 1840. In-8............. ... 1 fr. 50

VOISIN. De l'Hématocèle rétro-utérine et des épanchements sanguins non enkystés de la cavité péritonéale du petit bassin, considérés comme accidents de la menstruation, par le docteur Auguste Voisin, ancien interne des hôpitaux. Paris, 1860. In-8 de 368 pag., avec une planche. 4 fr. 50

Envoi franco par la poste.

GUIDE PRATIQUE

DE L'ACCOUCHEUR

CORBEIL, typ. et stér. de CRÉTÉ.

GUIDE PRATIQUE

DE

L'ACCOUCHEUR

ET DE

LA SAGE-FEMME

PAR

Lucien PÉNARD

Chirurgien principal de la marine, en retraite,
Ex-professeur d'accouchements à l'École de médecine de Rochefort,
Chevalier de la Légion d'honneur,
Membre de plusieurs Sociétés savantes.

Deuxième Édition, revue et augmentée

AVEC 112 FIGURES INTERCALÉES DANS LE TEXTE.

PARIS

J. B. BAILLIÈRE ET FILS

LIBRAIRES DE L'ACADÉMIE IMPÉRIALE DE MÉDECINE,

Rue Hautefeuille, 19.

Londres	New-York	Madrid
HIPPOLYTE BAILLIÈRE	BAILLIÈRE BROTHERS	C BAILLY-BAILLIÈRE

1865

A

M. LE DOCTEUR CONSTANTIN,

CHIRURGIEN EN CHEF DE LA MARINE, EN RETRAITE,

Officier de la Légion d'honneur,

NOTRE PREMIER MAITRE

dans l'étude des Sciences médicales

ET

NOTRE MEILLEUR AMI.

Témoignage de profonde reconnaissance
et d'inaltérable attachement.

L. P.

PRÉFACE

Le but que nous nous proposions en écrivant ce livre, en 1862, était d'offrir aux élèves de nos écoles de médecine un exposé clair et précis des préceptes de l'art obstétrical, et surtout de mettre à la disposition des praticiens, docteurs ou sages-femmes, un vrai manuel, complet néanmoins, qu'ils pussent emporter aisément avec eux, et consulter, en cas de besoin, sous les yeux mêmes de la femme en couches. Nous avons été assez heureux pour réussir ; l'utilité de notre Guide a été généralement appréciée : il est même beaucoup de professeurs, dans nos écoles secondaires, qui s'en servent pour leurs leçons. Mais, selon nous, succès oblige ; et, dès lors, nous nous sommes remis courageusement au travail ; pour arriver à mieux faire encore ; nous avons lu avec attention tous les comptes-rendus des leçons de nos maîtres ; nous avons surtout analysé, avec tout le soin possible, les excellents articles sur l'Accouchement publiés récemment, — l'un, dans le *Nouveau Dictionnaire de médecine et de chirurgie pratiques*, par M. le professeur Stoltz, — l'autre, dans le *Dictionnaire encyclopédique des sciences médicales*, par MM. Depaul, Pajot et Jacquemier ; et grâce aux matériaux précieux puisés à ces diverses sources de solide instruction, nous avons pu ajouter à tout ce que l'ouvrage renfermait déjà de sages conseils au point de vue pratique.

Voici le plan que nous avons adopté.

Nous commençons par donner, sous le titre de *Prolégomènes*, toutes les propositions anatomo-physiologiques qu'il est essentiel d'avoir présentes à l'esprit, si l'on veut bien comprendre le mécanisme de l'accouchement spontané et l'apparition de quelques-uns des accidents qui peuvent précéder, accompagner ou suivre le travail.

Puis, nous divisons le reste en quatre parties :

Dans la *première*, nous traitons de la *Grossesse*, très en détail, de manière à fournir les éléments nécessaires à la solution de ces deux questions : Y a-t-il grossesse ou non? S'il y a grossesse, quel est son âge? — puis, nous traçons l'hygiène de la femme enceinte : — et, enfin, passons en revue toutes les maladies qui peuvent compliquer l'état de gestation et l'exposer à une interruption. Naturellement, la question si intéressante de *l'avortement* est l'objet d'un soin tout particulier. — Il va sans dire, aussi, que *l'auscultation obstétricale*, — ce moyen si précieux de diagnostic, quand il y a doute sur la réalité de la grossesse ou sur l'état de vie ou de mort du fœtus, — n'est pas non plus négligée.

Dans la *deuxième* partie, nous nous occupons de *l'accouchement spontané*, *naturel*, nous attachant beaucoup, — d'abord, au diagnostic des diverses présentations et positions du fœtus (et ici, bien entendu, se retrouve encore *l'auscultation*), — puis, au mécanisme de la parturition dans chacune de ces présentations et positions, — et, enfin, aux soins à donner, d'une part, à la femme, pendant et après le travail, d'autre part, à l'enfant nouveau-né, soit qu'il naisse bien portant, soit qu'il naisse *asphyxié* ou seulement *faible*.

Dans la *troisième* partie, nous parcourons le vaste champ des causes de *dystocie* et formulons aussi nettement que possible, d'après les meilleures autorités, la conduite que doit tenir l'accoucheur dans chacun des cas si divers qui peuvent s'offrir à son observation. Or, ici, nous nous empressons de le dire, l'excellente thèse de M. S. Tarnier nous a été excessivement utile ; son travail nous a permis de rendre ce chapitre presque entièrement neuf.

Dans la *quatrième* partie, nous décrivons avec un soin minutieux, toutes les manœuvres et opérations obstétricales : version, — application du forceps, — perforation du crâne, — céphalotripsie, — embryotomie, — opération césarienne, — hystérotomie vaginale, — extraction du fœtus dans le cas de grossesse *extra-utérine*, — accouchement prématuré artificiel, — et avortement provoqué.

Et, enfin, dans un *Appendice*, nous exposons tout ce que l'accoucheur a besoin de savoir de l'action et du mode d'emploi du *seigle ergoté* et des *anesthésiques*.

Il nous est impossible de signaler ici toutes les additions faites à notre première édition ; ce que nous pouvons dire, c'est qu'elles sont assez nombreuses et assez importantes, pour rendre cette seconde édition bien plus complète que la première et bien supérieure sous tous les rapports. Par une disposition typographique parfaitement entendue, nos éditeurs ont su faire entrer dans cette nouvelle édition les soixante pages de considérations pratiques dont elle s'est accrue, sans recourir a des caractères plus petits, et, cependant, sans modilier sensiblement le format du livre ni augmenter son épaisseur.

Convaincu de l'utilité de dessins exacts venant, quand il le faut, élucider le texte et fixer l'idée, nous avons augmenté le nombre des figures (1), et pour rendre les recherches du lecteur plus faciles, plus promptes, nous avons ajouté une table alphabétique renfermant toutes les indications désirables.

Qu'il nous soit permis, en terminant, de témoigner encore notre reconnaissance à MM. P. Dubois, Depaul et Pajot, pour la bienveillance particulière dont ils nous ont honoré à diverses reprises, en 1857 et 1858, alors que nous parachevions nos études dans l'art des accouchements.

(1) Environ trente de nos planches ont été tracées par nous-mêmes ; quelques-unes sont empruntées au *Traité classique* de M. Chailly ; les planches 85, 86 ont été dessinées et gravées sous l'habile direction et avec l'empressé concours de M. S. Tarnier, professeur agrégé à la Faculté de médecine de Paris. Douze des magnifiques planches qui ornent l'article ACCOUCHEMENT (*Nouveau Dict. de méd. et de chirurg. prat.* de M. Stoltz, ont été mises à notre disposition par les éditeurs de ce Dictionnaire ; c'est ainsi que nous avons pu illustrer cet ouvrage aussi luxueusement qu'aucun grand *Traité d'obstétrique* l'a jamais été.

L. PÉNARD.

Rochefort, février 1865.

TABLE DES MATIÈRES

Des organes de la femme qui concourent à la parturition de l'œuf humain.

PREMIÈRE PARTIE.

DE LA GROSSESSE.

LUCIEN PÉNARD.   *b*

DEUXIÈME PARTIE.

DE L'ACCOUCHEMENT NATUREL OU SPONTANÉ.

TROISIÈME PARTIE.

DES ACCOUCHEMENTS VICIEUX (DYSTOCIE).

Causes des accouchements vicieux.

b.

QUATRIÈME PARTIE.

DES OPÉRATIONS OBSTÉTRICALES.

APPENDICE.

FIN DE LA TABLE DES MATIÈRES.

TABLE DES FIGURES.

GUIDE PRATIQUE

DE

L'ACCOUCHEUR

ET DE

LA SAGE-FEMME

PROLÉGOMÈNES

Du bassin à l'état sec.

Le bassin, qui résulte de la réunion des os iliaques, sacrum et coccyx, assemblés par des symphyses, est un canal ou plutôt une sorte d'enton-
noir courbe, à large ouverture tournée en haut et
en avant, tandis que la petite regarde presque directement en bas (*fig. 1*).

En langage obstétrical, le petit bassin est appelé
généralement *excavation*.

Cette excavation a pour limites, en haut le *détroit supérieur*, en bas le *détroit inférieur*.

L'inclinaison du détroit supérieur par rapport à
l'axe du corps, est de 55 à 60° (*fig. 2*).

LUCIEN PÉNARD.   1

Sur une pièce sèche, ce détroit supérieur me-

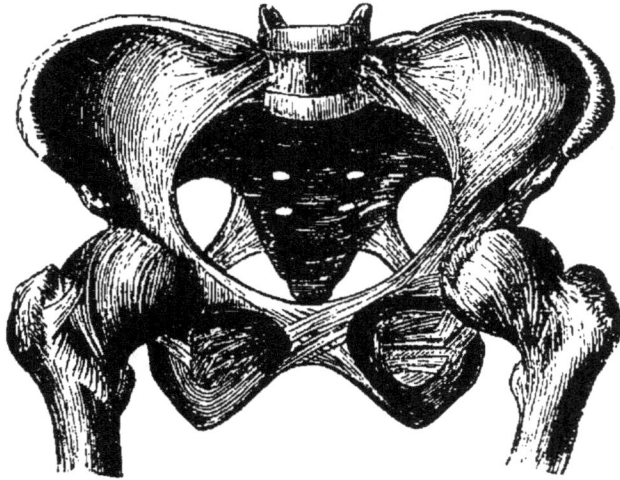

Fig. 1. Bassin de femme recouvert de ses ligaments.

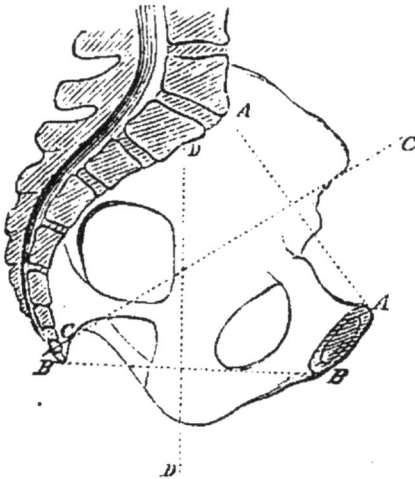

Fig. 2. Coupe médiane du bassin pour montrer son inclinaison normale.

sure : dans son diamètre antéro-postérieur ou sacro-pubien, 11 cent. ; dans chacun de ses diamètres obliques, 12 cent. ; et dans son diamètre transverse, de 13 cent. à 13 cent. et demi (*fig.* 3).

Le détroit inférieur, qui regarde en bas et un peu en arrière, quand le coccyx n'est pas redressé, regarde en bas directement et même un peu en avant, quand ce petit os est en rétrocession, au moment, par exemple, du dégagement de la tête du fœtus.

Sur une pièce sèche, les diamètres de ce détroit

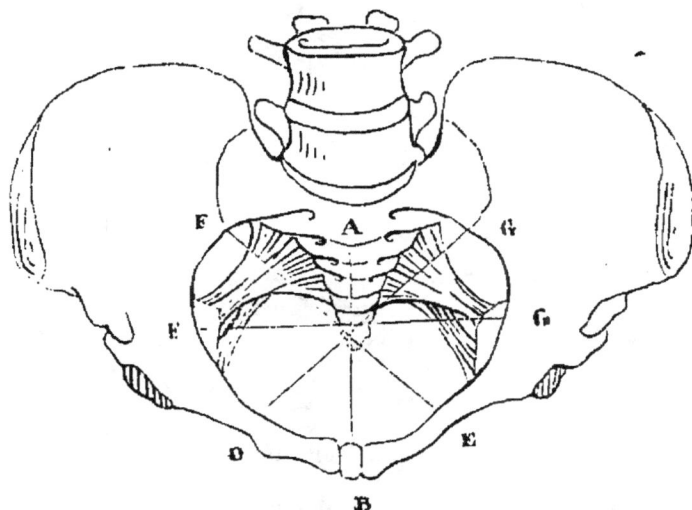

Fig. 3. Détroit supérieur.

sont tous de 11 cent. ; cependant, les diamètres obliques et le diamètre antéro-postérieur ou coccy-pubien peuvent gagner jusqu'à 1 cent. et plus, au moment du passage de la tête, les premiers par suite de l'extensibilité des ligaments sacro-sciatiques, et le dernier par l'effet de la mobilité du coccyx (*fig.* 4).

Tous les diamètres de l'excavation, vers son milieu, sont de 12 cent., et, si le sacrum a une grande courbure, le diamètre antéro-postérieur va jusqu'à 13 cent.

L'arcade pubienne, enfin, chez la femme bien

conformée, est large de 9 cent. et demi à sa base,
de 4 cent. à son sommet, et haute de 5 à 6 cent.
On voit qu'elle est parfaitement faite pour rece-

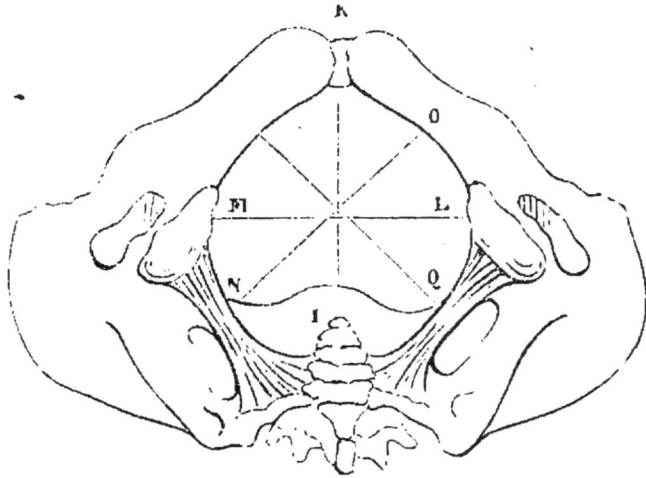

Fig. 4. Détroit inférieur.

voir la partie de la tête du fœtus qui vient habituellement se dégager sous elle, l'occiput. Les côtés de cette arcade sont même déjetés en dehors,
comme si, les os étant mous, l'occiput d'une tête
d'enfant à terme avait été pressé fortement sur
eux en les poussant d'arrière en avant.

Changements apportés dans l'excavation par les parties molles.

Les deux muscles psoas semblent, au premier
abord, devoir rétrécir de beaucoup les diamètres
transverse et obliques du détroit supérieur (*fig.* 5);
mais, si l'on a soin de prescrire à la femme de se
tenir, au moment de l'engagement de la tête, les

cuisses à demi fléchies et modérément écartées, ces muscles ne sont plus une cause sensible de rétrécissement. L'épaisseur du bas-fond de la vessie, le tissu cellulo-adipeux, le rectum et particu-

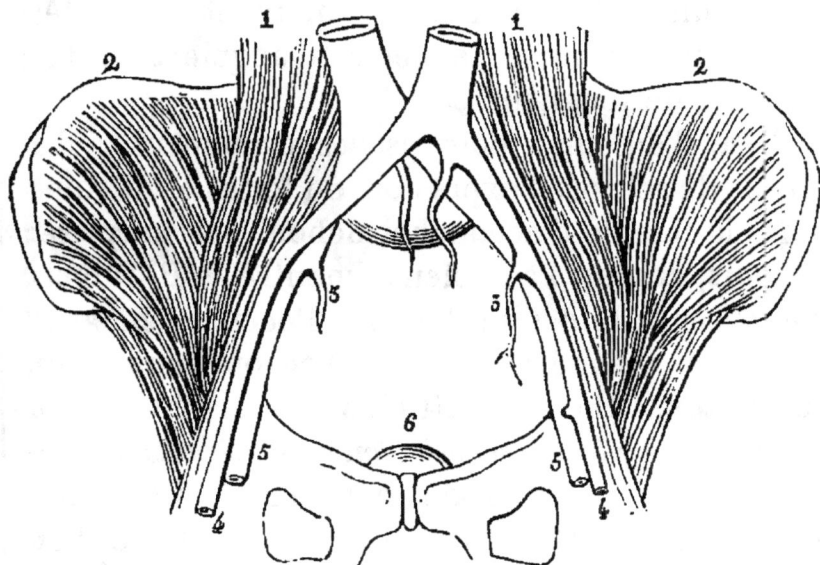

Fig. 5. Changement apporté dans la forme du détroit supérieur par les muscles psoas.

lièrement le rebord de l'orifice utérin, voilà ce qui rétrécit le plus et le détroit supérieur et l'excavation.

Pour ce qui est du détroit inférieur, il est fermé par le *périnée* qui constitue le plancher du bassin.

Cette cloison, dans laquelle entrent 7 plans de tissus, dont 3 aponévroses, est très-solide ; néanmoins, elle est extensible et laisse ordinairement passer le fœtus sans se rompre, pourvu toutefois que les contractions utérines ne soient pas excessives.

L'étendue du périnée à l'état de repos est de 8 cent. ; de la pointe du coccyx à l'anus, il y a 4 cent. et demi, et de l'anus à la commissure postérieure de la vulve, 3 cent. et demi. Mais, quand il est distendu, comme au moment où la tête va franchir la vulve, le périnée acquiert de 12 à 15 cent. de longueur.

Il a, d'ailleurs, pour usages principaux : d'abord, de ralentir l'expulsion du fœtus et d'empêcher la femme d'accoucher debout par surprise ; — puis, comme l'a si bien démontré M. P. Dubois, de forcer la tête à se tourner l'occiput en avant (3ᵉ temps du mécanisme de l'accouchement par le vertex). On ne croit plus aujourd'hui à l'influence des *plans inclinés antéro-latéraux* du bassin sur la production du mouvement de rotation *intérieure* de la tête pendant le travail ; depuis l'expérience si connue de M. P. Dubois, on attribue uniquement ce mouvement à la résistance du périnée (1).

(1) Se servant du cadavre d'une femme venant d'accoucher, *sans déchirure du périnée*, M. P. Dubois ouvrait l'utérus largement par son fond et y engageait, la tête la première, un fœtus à terme de grosseur ordinaire. Alors, il remplaçait les contractions actives de la matrice par les mains de deux ou trois aides qui poussaient le fœtus et le forçaient à descendre dans l'excavation. Eh bien, quelle que fût la direction donnée primitivement à l'occiput, cet occiput arrivait à se loger sous l'arcade pubienne, tant que le périnée résistait ; mais, dès que la résistance de cette cloison était affaiblie, la tête restait dans

Pas uniquement, non, nous nous trompons ; car M. Depaul (1) en donne une autre explication non moins acceptable, que voici :

« Pour se faire une idée juste, dit ce savant pro-
« fesseur, des causes de la rotation de l'occiput, au
« 3ᵉ temps de l'accouchement naturel par le som-
« met, il suffit de les rechercher tout bonnement
« dans l'application de ce principe irrécusable
« en mécanique : *quand un corps solide est contenu*
« *dans un autre, — si le contenu est le siége d'alternati-*
« *ves de mouvement et de repos, — si les surfaces sont*
« *glissantes et peu anguleuses, — le contenu tendra*
« *sans cesse à accommoder sa forme et ses dimensions*
« *aux formes et à la capacité du contenant ;* — loi
« féconde en résultats dans tout ce qui touche aux
« phénomènes purement mécaniques de la vie en
« général et des accouchements en particulier.

« Mais, évidemment, pour l'exécution de cette
« loi, il faut qu'il y ait proportionnalité entre la
« puissance, le volume du contenu et la capa-
« cité du contenant. C'est ce qui explique com-
« ment un fœtus trop volumineux, d'une façon
« absolue ou relative, ne fera pas sa rotation, parce
« qu'il rencontrera à cela des obstacles insurmon-
« tables ; — un fœtus trop petit, également, parce
« qu'il ne sera pas sollicité à tourner par une ré-

la position où on l'avait mise au détroit supérieur, et l'occiput ne venait plus *quand même* se présenter sous l'arcade.

(1) *Dictionnaire encyclopédique des Sciences médicales*, t. I, 1864.

« sistance suffisante ; — et une tête quoique déve-
« loppée dans de justes proportions, également
« encore, parce que la force qui la pousse sera
« trop faible, insuffisante. »

La présence des parties molles ne change rien,
ni à la forme, ni à la longueur de la paroi antérieure du bassin, qui reste haute de 4 cent. environ au niveau de la symphyse pubienne ; mais elle
modifie beaucoup, au contraire, et la longueur et
la courbure de la paroi postérieure, qui, grâce au
périnée, sont considérablement augmentées : au
moment où la tête va franchir la vulve, la paroi
postérieure du bassin, prolongée par le périnée,
n'a pas moins de 26 à 28 cent. ; or, la hauteur du
sacrum et du coccyx réunis n'entre dans ce chiffre
que pour la moitié, 13 cent. Quand la tête opère
son dégagement, la distension de la cloison péri-
néale est telle que la commissure postérieure de la
vulve arrive à dépasser le niveau de la symphyse
pubienne (*fig.* 6).

Pour bien comprendre le mécanisme de la parturition, il faut ne pas perdre de vue cette immense
courbure du canal vulvo-abdominal. Le fœtus,
chez la femme, est obligé, pour naître, de suivre
la courbe AB qui part du centre du détroit supérieur, traverse l'excavation parallèlement à la
concavité du sacrum, passe par le centre du détroit inférieur et vient aboutir au centre de la
vulve, devenue verticale, comme nous venons de
le dire, quand la tête pèse sur le périnée.

Ampliation presque nulle du bassin par le jeu des symphyses.

On a dit que les symphyses, gonflées et ramollies au moment de l'accouchement, permettaient un certain écartement des os qui compensait le rétrécissement par les parties molles. C'est une erreur, ou tout au moins une exagération. Les sym-

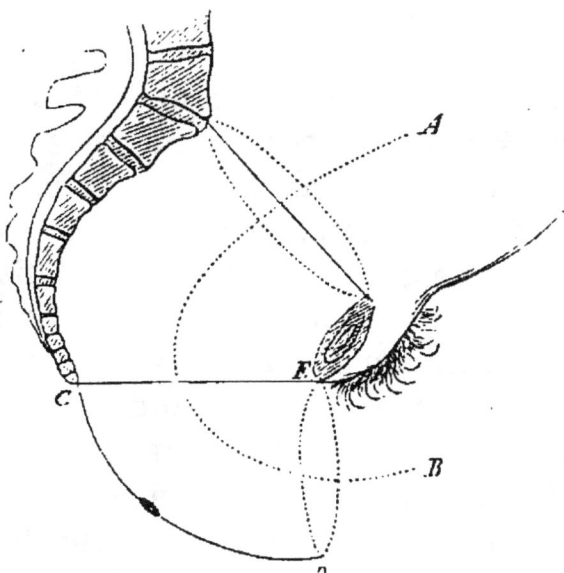

Fig. 6. Canal vulvo-abdominal au moment du dégagement de la tête du fœtus. — AB, axe général de l'excavation quand la tête va franchir la vulve. — CD, périnée presque doublé par sa distension extrême. — DE, vulve devenue verticale de très-oblique qu'elle était avant l'arrivée de la tête sur le plancher périnéal.

physes sacro-iliaques, d'abord, ne permettent jamais aucun écartement des surfaces articulaires, et, par conséquent, aucune ampliation du bassin; et la symphyse pubienne, lorsqu'elle est le plus làche possible, ne donne qu'une ampliation de 4 millim. au plus. Il n'y a que la symphyse ou plutôt l'arthrodie sacro-coccygienne qui donne, sous ce rapport, un avantage réel. Nous l'avons dit, le diamètre antéro-postérieur du détroit inférieur gagne 1 cent. et plus à la rétrocession du coccyx.

Les petites femmes ont-elles le bassin proportionnellement plus large que les grandes ?

De ce que les petites femmes, régulièrement conformées du reste, accouchent, en général, plus facilement que les grandes, on a conclu que la largeur du bassin devait être en raison inverse de la hauteur totale du corps. Mais, c'était là une mauvaise interprétation du fait. Suivant nous, la largeur du bassin n'est pas plus grande chez les petites femmes que chez les grandes. C'est la hauteur du sacrum et des os iliaques surtout qui est plus petite chez les premières que chez les secondes ; de là, une différence de longueur dans le canal. Or, de deux canaux courbes d'égale largeur, n'est-ce pas le plus court qui sera traversé le plus rapidement ? Et puis, n'y a-t-il pas encore une raison à faire valoir pour expliquer l'accouchement généralement plus facile chez les petites femmes ? Est-ce que leurs fœtus ne sont pas en réalité un peu moins gros que ceux des femmes de haute taille ?

Usages du grand bassin.

Le grand bassin ne joue, lui, aucun rôle dans la parturition ; il ne sert qu'à soutenir la masse intestinale, et l'utérus en particulier dans les derniers mois de la gestation. Il est certain que, par son évasement, il est évidemment approprié à la station bipède de la femme et que, chez aucune autre femelle de mammifère, pas même le chimpanzée, qui se tient debout sur ses membres postérieurs presque aussi bien que nous, les crêtes iliaques ne sont aussi dejetées en dehors que chez la femme.

De l'utérus : sa texture et ses propriétés vitales.

L'utérus est tout à la fois le siège de l'hémorrhagie menstruelle, l'organe de la gestation, et l'agent principal de la parturition.

Vide, il paraît de nature purement fibreuse ; mais, gravide et quand la grossesse est assez avancée, il est évidemment musculaire.

Il change beaucoup de forme en se dilatant : de la forme d'une petite poire aplatie (*fig.* 7 et 8), il passe à celle d'une petite dame-Jeanne, et enfin à celle d'un ovoïde parfait (*fig.* 9). Mais, chose remarquable, il ne perd rien de l'épaisseur de ses parois, malgré son excessive ampliation, et, ce qui n'est pas moins étonnant, il reste absolument dans les mêmes rapports avec le péritoine.

A mesure qu'il grossit, du reste, et remonte

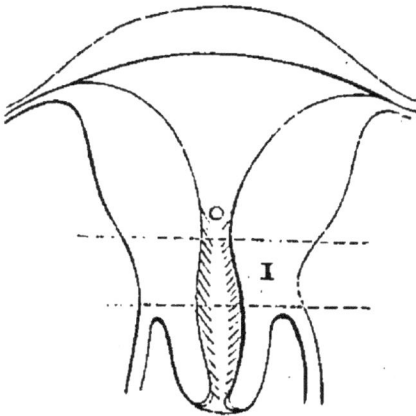

Fig. 7. Utérus coupé transversalement
pour montrer sa forme et les dimensions relatives de ses deux cavités
(corps et col).

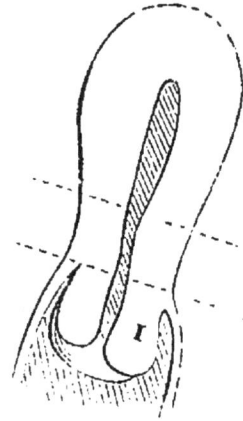

Fig. 8. Utérus coupé d'avant
en arrière, et vu par son
côté droit, avec son inclinaison naturelle.

dans la cavité abdominale, il s'incline par son fond
tout à la fois en avant et à droite (*fig. 9*).

Trois plans de fibres musculaires entrent dans
sa texture : les deux plans décrits par madame
Boivin, l'un superficiel dit *en nattes*, l'autre profond, très-épais et tout formé de fibres *circulaires*,
— et le plan décrit par Desormeaux d'abord, puis
par M. Jacquemier, et qui consiste en fibres *longitudinales*, intermédiaires aux deux autres couches ; fibres *longitudinales*, semées sur toute la
périphérie de l'organe, et qui, suivant M. Jacquemier, se recourberaient en *anses* sur les fibres
circulaires du col (*fig. 10*). Mais, il y a là une sub-
tilité anatomique sans importance. Nous trouve-

rions bien plus raisonnable de considérer la ma-

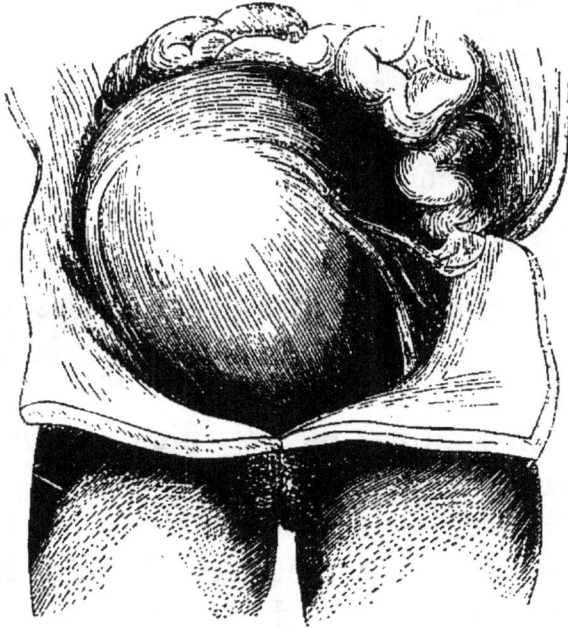

Fig. 9. Utérus à terme avec sa double obliquité et son dévirement à droite.

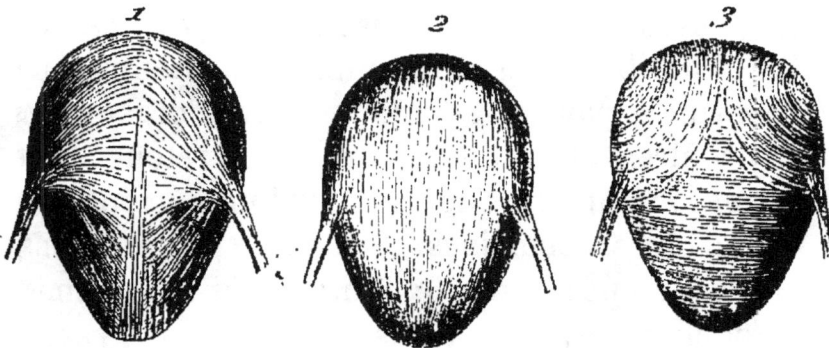

Fig. 10. Utérus à terme avec ses trois ordres de fibres musculaires. — 1, fibres en nattes. — 2, fibres longitudinales. — 3, fibres transversales.

trice comme formée, à l'instar de tous les organes

musculaires creux, de fibres entre-croisées en tous
sens, d'une façon inextricable, et disposées seulement en plus grand nombre vers le fond, qui a,
d'ailleurs, plus besoin de force que le reste pour
l'expulsion facile du fœtus.

Quoi qu'il en soit, l'utérus est doué à un haut
degré de sensibilité et de contractilité *organiques*.
Toutefois, ces deux propriétés ne se développent
franchement qu'à la fin de la grossesse, quand
le travail de l'accouchement est près de commencer.

La contractilité, une fois bien établie, a pour
caractères : 1° d'être indépendante de la volonté;
2° de s'accompagner de douleurs très-vives et
d'une nature toute spéciale; 3° d'être intermittente, par crises, avec des repos plus ou moins
complets.

Il y a encore une troisième propriété qui est
très-développée dans la matrice, c'est l'*élasticité*.
La *dilatabilité* est suffisamment démontrée par
l'énorme expansion à laquelle arrive l'organe sans
se déchirer, et la *rétractilité*, par le retour de ce
même organe presque à son volume primitif, en
moins de 6 semaines. Sur une jeune femme,
morte de pneumonie 52 jours après son premier
accouchement, nous avons trouvé l'utérus revenu
si complétement sur lui-même, qu'il était impossible de se figurer que, si peu de temps auparavant, il avait pu contenir un fœtus à terme et de
dimensions ordinaires.

C'est principalement par les contractions propres de la matrice que le fœtus est chassé au
moment de l'accouchement. Les grands muscles
de l'abdomen aident bien à cette expulsion; mais
ils n'en sont point l'agent principal, et la preuve,
c'est que l'accouchement spontané s'observe chez
des femmes à muscles du ventre paralysés, et, ce
qui est mieux encore, chez des femmes venant de
rendre le dernier soupir.

Du vagin.

Le vagin, jouissant dans ses parois d'une grande
extensibilité, livre facilement passage au fœtus.
S'il offre parfois de la résistance, ce n'est jamais
qu'au niveau de son orifice, où la présence du
bulbe et du petit muscle constricteur fait prédo-
miner l'élément fibreux. Nous verrons qu'en commençant la version, la main de l'opérateur est
souvent arrêtée quelques instants par cet orifice,
D'un autre côté, le vagin est *très-rétractile*, et,
après l'accouchement, il revient promptement à
son calibre normal, ou peu s'en faut.

Le vagin va ordinairement s'insérer sur le col
de l'utérus, à la réunion du tiers supérieur de ce
col avec ses deux tiers inférieurs (*fig.* 7 et 8).
Mais, quand l'utérus, vers la fin de la grossesse,
est allé chercher domicile dans le ventre, il n'en
est plus ainsi. Sans doute, la tunique dartoïde
du vagin reste adhérente au col, à la même place

qu'auparavant; mais la muqueuse, dont les adhérences sont lâches partout, excepté sur le museau de tanche, s'est décollée peu à peu de la face
externe du col, à mesure que celui-ci s'est élevé;
si bien que les culs-de-sac vaginaux ont fini par
disparaître et la portion sous-vaginale du col par
s'effacer complétement.

Il ne faut point oublier que le péritoine se re-
plie sur le cinquième supérieur de la paroi postérieure du vagin, que cette paroi est là très-mince,
très-facile à déchirer, et que cette déchirure, si
elle avait lieu, entraînerait nécessairement le développement d'une péritonite mortelle. On a vu
des opérateurs maladroits pousser par là leurs
branches de forceps jusque dans la cavité péritonéale et déterminer ainsi la mort de la femme
qu'ils avaient mission d'assister (*fig.* 11).

De la vulve.

La vulve, orifice externe des parties génitales,
est encore un peu moins extensible que l'orifice
vaginal; aussi, résiste-t-elle davantage au passage
de la tête du fœtus et se déchire-t-elle souvent au
niveau de la commissure postérieure, lors du premier accouchement. Puis, elle revient plus diffi-
cilément que le vagin à son premier état. Nous
savons très-bien que la vulve reste lâche et flé-
trie chez les femmes qui ont eu plusieurs enfants
coup sur coup.

Du reste, le vagin et la vulve sont pourvus d'un grand nombre de follicules mucipares, isolés ou conglomérés, qui versent sur leur face interne, dès le début du travail, une quantité considérable

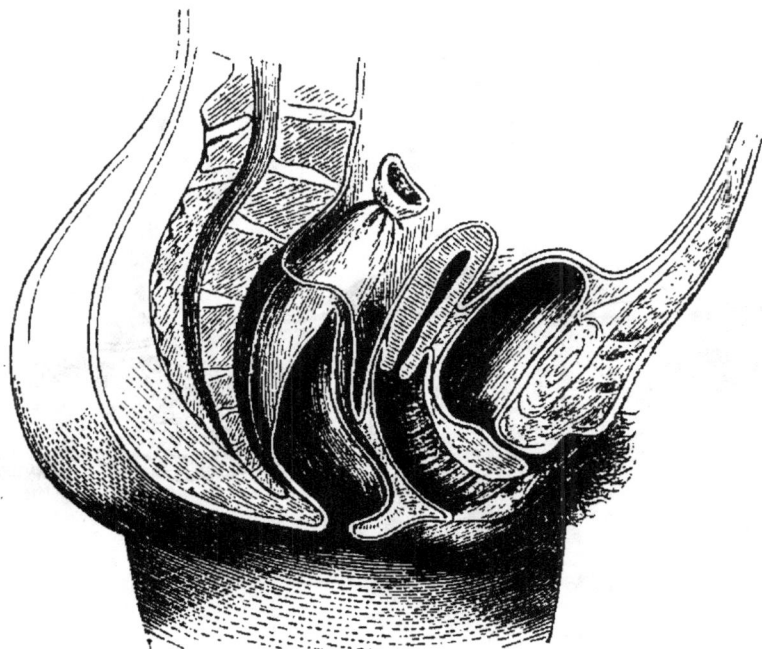

Fig. 11. Organes génito-urinaires de la femme (coupe antéro-postérieure) ; rapports du péritoine avec l'utérus et le vagin.

d'un liquide amollissant et lubréfiant. Lorsque par hasard ce liquide manque, le passage du fœtus est bien moins facile (*fig.* 12).

Œuf humain : ses principales transformations s'il est fécondé.

L'œuf ou ovule, élément fourni par la femme dans la génération, est le produit d'une sorte de

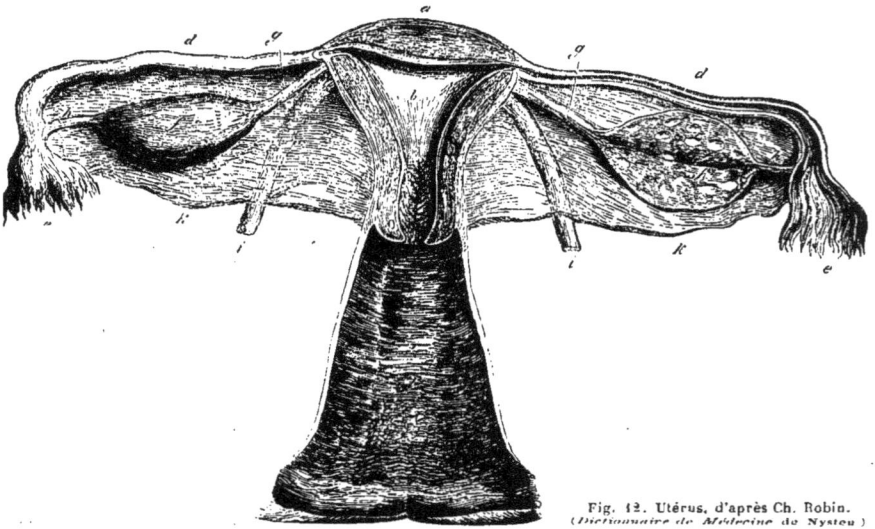

Fig. 12. Utérus, d'après Ch. Robin.
(*Dictionnaire de Médecine de Nysten*)

EXPLICATION DE LA FIGURE CI-CONTRE.

La figure 12 représente la matrice ouverte en avant ; la trompe gauche est ouverte. L'ovaire du même côté est divisé pour montrer les ovules. On a laissé le vagin, qui est aussi divisé en avant.

La matrice présente extérieurement une face antérieure ou pubienne, une postérieure ou sacrée, un bord supérieur qui en forme le fond (*fig.* 12, *a*), et deux latéraux. On y distingue aussi trois angles : deux supérieurs ou latéraux, appelés *angles tubaires*, parce qu'ils sont situés près de l'insertion des trompes utérines (*d, d*), et un inférieur qui forme ce qu'on nomme le col (*o*). Celui-ci, long de 23 à 27 millimètres, est embrassé par le vagin (*l*), dans lequel il fait une saillie de 9 à 11 millimètres en avant, et de 14 à 16 millimètres en arrière. La portion proéminente dans ce conduit présente à son extrémité une fente transversale à bords arrondis, qui est l'orifice de la matrice, et que l'on a appelée *museau de tanche*.

Toute la capacité intérieure de l'*utérus* est divisée en *cavité du corps* (*b*) et *cavité du col* (*c*). La matrice est maintenue dans sa position : 1o par les *ligaments larges* (*k, k*), expansions membraneuses résultant de l'adossement de deux feuillets du péritoine, et s'étendant des bords de cet organe aux côtés du petit bassin ; dans la division du ligament large, dite *aileron moyen*, se trouvent comprises les trompes (*d, d*), ayant une extrémité libre et frangée qui est le pavillon (*ee*), et creusées d'un conduit qui arrive à l'angle de la cavité utérine. Un petit filament (*hh*) s'étend du pavillon à l'extrémité externe de l'ovaire. Celui-ci est embrassé dans le repli du ligament large appelé *aileron postérieur* (*f* le représente avec sa forme, et *f'* le montre fendu pour faire voir les vésicules de Graaf). De son extrémité interne par le *ligament de l'ovaire* (*gg*), fibreux et musculaire, qui s'attache à l'angle correspondant de l'utérus, au-dessous et un peu en arrière de la trompe. Dans l'*aileron antérieur* du ligament large se voient les *cordons susubiens* ou *ligaments ronds* (*i, i*) ; 2o par les ligaments antérieurs; 3o par les ligaments postérieurs.

sécrétion des ovaires (*fig.* 12, *f*, *f'*). Il y a toujour
dans chaque ovaire, depuis la puberté jusqu'à l
ménopause, une quinzaine de vésicules de Gra
visibles à l'œil nu (*f'*), sans compter celles qu'o

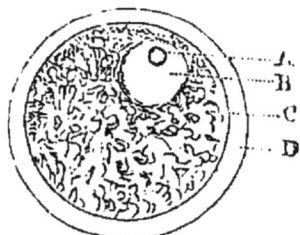

ne peut voir ainsi, et, dan
chacune de ces vésicules,
y a un œuf.

Cet œuf, s'il est mûr, s
compose : d'une membran
la *vitelline ;* d'un liquide gr
nuleux, le *vitellus ;* — d'un
vésicule dite *germinative*
— et d'une tache dite éga
lement *germinative* (*fig.* 13

Fig. 13. Œuf humain non fécondé et parvenu à matu-
rité. — A, tache germina-
tive. — B, vésicule germinative. — C, vitellus, — D,
vitelline.

A chaque époque menstruelle, une des vésicule
de Graaf se gonfle, pour crever bientôt et laisse
échapper son œuf, que saisit intelligemment le p
villon de la trompe. Or, c'est là le phénomène d
la *ponte*, dite *spontanée.* Si l'œuf n'a pas été fé
condé, il disparaît par fonte ou absorption. Mai
s'il a été impressionné par le fluide prolifiant d
mâle (et c'est généralement à sa sortie même d
l'ovaire qu'il l'est, d'après les dernières recher
ches de M. Coste), il subit, depuis ce moment-l
jusqu'à sa fixation dans la matrice d'abord, -
puis, du moment de cette fixation jusqu'a
terme de la grossesse, — une série de transfor
mations des plus curieuses, mais dont le se
cret nous échappe. Tout ce que nous ont ap
pris de positif à ce sujet les beaux travaux d

MM. Pouchet et Coste, c'est que l'œuf *fécondé*, à peine dans la trompe, perd sa vésicule et sa tache germinatives ; — puis, qu'un peu plus loin dans le tuber, il commence à présenter la *segmentation* de son jaune ; — puis, qu'à son arrivée dans l'utérus, il offre, en dedans de la vitelline, une nouvelle membrane dite *blastodermique*, qui résulte du retrait excentrique des particules du jaune segmenté ; — et qu'enfin, un peu plus tard, quand il a déjà pris racine par ses villosités choriales dans une anfractuosité de la muqueuse utérine hypertrophiée (caduque), il laisse voir, sur un point de la membrane blastodermique, une tache dite *embryonnaire*, rudiment du nouvel être ou fœtus (*fig.* 14). Pour en arriver là, l'œuf ne demande que 15 à 20 jours ; mais, pour être complet, le nouvel être ne demandera pas moins encore de 250 à 255 jours (*fig.* 15).

Membranes de l'œuf, placenta et cordon ombilical.

Il ne faut pas croire que le fœtus, pendant tout le temps de son développement, soit en rapport immédiat avec la paroi interne de la matrice. Trois membranes l'en séparent, la *caduque*, le *chorion* et l'*amnios ;* et ces deux dernières lui constituent un sac sans ouverture dans lequel il baigne complétement, au milieu d'un liquide séro-albumineux, l'*eau de l'amnios*. Cette eau a pour usages principaux, évidemment, de protéger le nouvel être

contre les chocs imprimés à la mère, — de le
soustraire à toute compression de la part de l'utérus

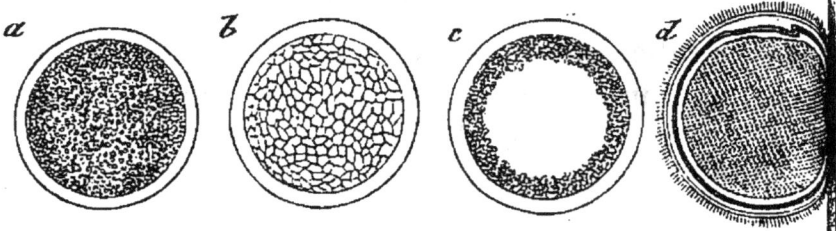

Fig. 14. Transformations de l'œuf humain fécondé, depuis son entrée
dans la trompe jusqu'à son implantation dans l'utérus. — a, première
transformation : disparition de la vésicule et de la tache germinali-
ves. — b, deuxième transformation : segmentation du jaune. — c,
troisième transformation : dépôt excentrique du jaune pour former la
membrane blastodermique. — d, quatrième transformation : apparition de la tache embryonnaire et des villosités choriales.

et des muscles abdominaux, durant le temps de la
gestation, — et, au moment du travail, de faciliter

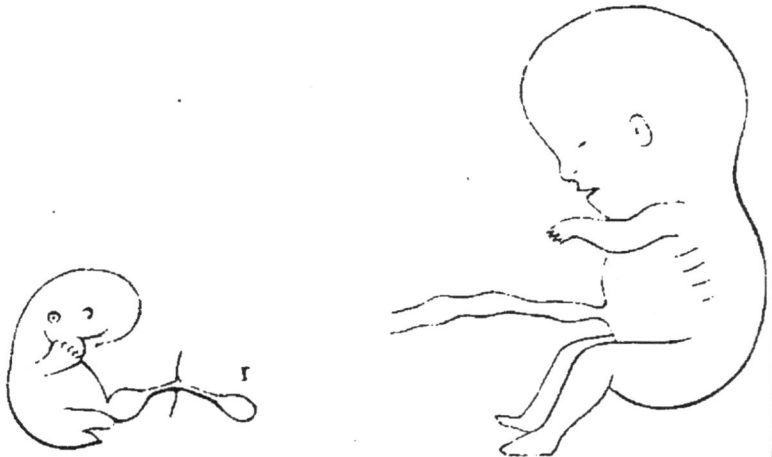

Fig. 15. a. Embryon d'un mois
(grandeur naturelle).

Fig. 15. b. Embryon de deux mois
et demi (grandeur naturelle).

d'abord la dilatation du col, tant que les membranes
résistent, et ensuite de lubréfier le conduit vaginal.

La *caduque* n'est pas, comme on le croyait an-
ciennement, une membrane de nouvelle formation, distincte de la muqueuse utérine. M. Coste a
démontré qu'elle n'est autre chose que cette muqueuse utérine elle-même, hypertrophiée par suite
du travail ovulaire, et dans un pli de laquelle
l'œuf, d'abord libre à son arrivée dans l'utérus, se
niche complétement, à la façon d'un pois dans un
cautère bourgeonnant. La portion de muqueuse
qui passe par-dessus l'œuf pour l'emprisonner,
est ce que Hunter a appelé *caduque réfléchie*, et
Chaussier *épichorion*. La portion qui reste entre
l'utérus et l'œuf, à l'endroit où celui-ci prend racine par ses villosités hypertrophiées, est ce qu'on
appelle *caduque inter-utéro-placentaire*. A part cette
dernière portion, qui reste épaisse, la caduque va
toujours en s'amincissant, à partir du 4ᵉ mois de
la grossesse, et, quand l'enfant naît, on n'en trouve
plus que quelques traces à la surface externe du
chorion, sous la forme d'un tissu aréolaire, mou
et d'un gris rosé. Qu'on ne croie pas, pourtant, que
la chute de la caduque laisse la matrice sans muqueuse; il n'en est rien. A mesure que la caduque
s'amincit et se décolle, il se forme une nouvelle
muqueuse utérine, ainsi que l'a démontré M. Ch.
Robin.

Le *chorion*, de nature fibreuse, est la membrane
vitelline renforcée, en dedans, de la couche *ex-*
terne du feuillet externe de la membrane blastodermique. Dans les premiers jours, il est lisse ;

mais, dès la 3e semaine, il est manifestement recouvert en dehors de villosités. La plupart de ces
villosités s'atrophient avec la caduque *réfléchie*;
mais un assez grand nombre se développent, pour
former le *placenta*, qui est déjà apparent vers la
6e semaine.

Enfin, l'*amnios*, de nature séreuse, n'est que la
couche *interne* du feuillet externe de la membrane
blastodermique. Dans les premières semaines de
la grossesse, elle est séparée de la face interne du
chorion par une certaine quantité de liquide albumineux ; mais, plus tard, ce liquide disparaît, et
alors l'amnios adhère au chorion par un tissu *réti-
culé* très-fin (*fig.* 16).

Le fœtus ne tient donc à l'utérus que *médiate-*

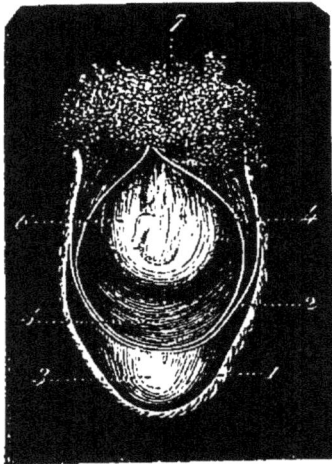

Fig. 16. Œuf complet, vers le quatrième mois, réduit au tiers du volume normal, et ouvert pour montrer les trois membranes et leurs
rapports.

1, caduque maternelle. — 2, caduque réfléchie ou épichorion de
Chaussier. — 3, cavité utérine remplie
d'un liquide albumineux filant. — 4,
chorion en rapport avec la caduque
réfléchie, et dont les villosités vasculaires sont atrophiées. — 5, face interne du chorion, lisse, séparée de
l'amnios par un espace rempli du liquide interblastodermique (fausses-
eaux). — 6, sac amniotique contenant
les vraies eaux et l'embryon. — 7, placenta fœtal formé par les villosités
du chorion allantoïdien hypertrophiées.

ment, par le moyen du *cordon ombilical* et du *placenta* (*fig.* 17).

Le *placenta* est un gâteau cellulo-vasculaire dans lequel s'opère la revivification du sang du fœtus : c'est, en un mot, pour celui-ci un organe d'hématose et de nutrition. Dans le tissu lamelleux (caduque inter-utéro-placentaire) qui fait adhérer le placenta à la matrice, il n'y a pas abouchement direct des vaisseaux du fœtus avec ceux de la mère, ainsi qu'on l'a cru longtemps. Les réseaux vasculaires appartenant à l'un et à l'autre ne sont qu'accolés, sans qu'il existe entre eux la moindre anastomose. Aussi, n'y a-t-il jamais mélange du sang de la mère avec celui de son enfant, et le premier n'agit-il sur la recomposition du second que par endosmose, ou peut-être même seulement par un simple échange de gaz au travers des parois des vaisseaux accolés.

Le placenta n'est pas toujours inséré sur un même point de la face interne de l'utérus. Le plus souvent, néanmoins, cette insertion a lieu vers le fond de l'organe, près de l'orifice de la trompe par laquelle l'œuf est arrivé.

Au moment de la délivrance, le placenta fœtal entraînant avec lui le tissu utéro-placentaire ou placenta maternel, qui est, du reste, facile à déchirer, les sinus utérins correspondants sont rompus, et de là l'écoulement sanguin qui accompagne l'expulsion du délivre. Ce sang provient très-rarement du placenta fœtal ; c'est presque toujours la mère seule qui le fournit.

Dans les grossesses multiples, il existe habituel-

lement autant de poches distinctes et de placentas
qu'il y a de fœtus. Les placentas empiètent quel-

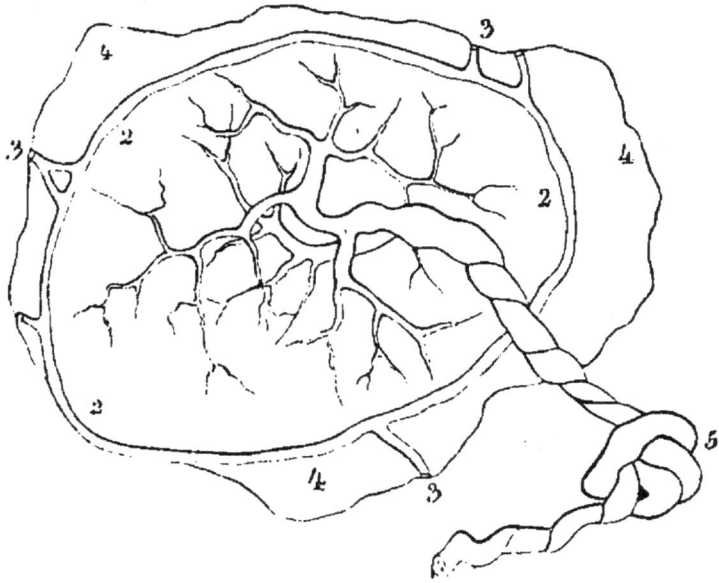

Fig. 17. Placenta et cordon. — 1, placenta — 2, sinus coronaire. —
3, sinus utérin s'anastomosant avec le sinus coronaire. — 4, débris
des membranes. — 5, nœud du cordon.

quefois l'un dans l'autre, de manière à paraître
réunis intimement ; mais les circulations n'en
restent pas moins parfaitement distinctes. (P. Dubois.)

Quant au *cordon*, qui relie le placenta au fœtus,
il est formé d'une gaîne extérieure, diverticule de
l'amnios, et de trois vaisseaux sanguins, la veine
et les deux artères ombilicales, disposés au centre
d'une substance gélatineuse épaisse, nommée
gélatine de Warthon. Un fil un peu serré étrangle

facilement ces vaisseaux, sans que la gélatine y mette obstacle.

Fœtus à terme ; dimensions ; attitude.

Le fœtus, quand il est à terme, a, en moyenne, 52 cent. de longueur, des talons au sommet du crâne; et il pèse, généralement, de 3,400 à 3,600 grammes.

C'est la tête qui domine pour la grosseur et non pas, comme on l'a dit dans quelques Traités d'Accouchements, l'extrémité pelvienne : celle-ci paraît, il est vrai, plus grosse au premier abord; mais elle est réductible de plusieurs centimètres par la pression, tandis que le crâne ne l'est que d'un centimètre au plus.

Les diamètres de la tête du fœtus à terme mesurent (*fig.* 18) :

1º L'occipito-mentonnier (O′M)...... 13 cent. ½ ;
2º L'occipito-frontal (OF)........... 12 cent.;
3º Le sous-occipito-bregmatique (SB).. 9 cent. ½ ;
4º Le trachélo-bregmatique (TB)..... —
5º Le bi-pariétal (BP).............. —
6º Le mento-frontal (MF).......... 8 cent.

C'est dans la direction de la grande suture du crâne et dans la position des deux fontanelles, par rapport à la circonférence du détroit supérieur, que sont les éléments du diagnostic des *positions* dans la présentation du sommet. Il faut donc sa-

voir bien reconnaître au toucher et cette suture et
ces fontanelles.

La suture, sitôt que la tête est tant soit peu en-

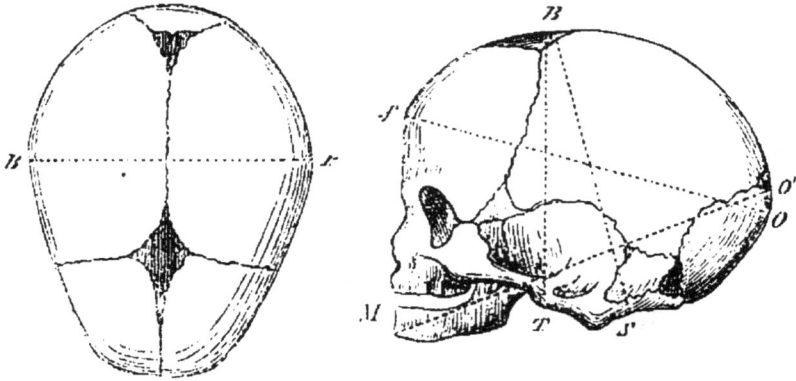

Fig. 18. Tête de fœtus vue par son sommet et de côté.

gagée au détroit supérieur, revêt la forme d'une
saillie osseuse, au lieu de rester une fente membraneuse, parce que l'un des pariétaux chevauche
alors sur l'autre. Quant aux fontanelles, si l'*antérieure*, qui est *losangique*, ne change pas de forme
et diminue à peine de largeur par la compression
du crâne, la *postérieure*, qui est *triangulaire*, s'efface, au contraire, complétement, pour être remplacée par une simple dépression osseuse, l'angle
supérieur de l'occipital s'engageant sous les angles
postéro-supérieurs des pariétaux. Mais, peu importe : le diagnostic n'en est pas rendu plus obscur, puisque la disparition même de cette fontanelle sincipitale est un signe négatif qui suffit

à la faire distinguer de l'autre qui ne s'efface jamais.

Si l'occipital était divisé, comme cela s'est vu, en deux moitiés symétriques, à la façon du frontal, il s'ensuivrait, pour la fontanelle postérieure, une forme losangique et non plus triangulaire, et on pourrait peut-être alors la prendre pour l'antérieure. Cependant, avec un peu d'attention, on la distinguerait encore facilement, rien qu'en portant le doigt sur les sutures latérales qui viennent tomber sur elle; car, on reconnaîtrait que ces sutures sont obliques et non perpendiculaires à l'axe de la fontanelle, comme cela se voit pour la fontanelle antérieure.

S'il se présentait sous le doigt des fontanelles accidentelles (intervalles non ossifiés) sur un point quelconque de la voûte crânienne, on les distinguerait des vraies fontanelles à leur forme, et, plus particulièrement encore, à l'absence de sutures latérales venant y aboutir.

Enfin, si l'on avait sous le doigt, comme j'en ai observé un cas à la clinique de M. P. Dubois, en juillet 1858, un crâne sans ossification à sa voûte, on le reconnaîtrait à une crépitation parcheminée, bien différente de la crépitation fine que donne le placenta inséré sur le col.

Les fontanelles et sutures membraneuses du crâne permettent évidemment un certain degré de réduction de cette partie sous une pression violente; mais il ne faudrait pas non plus se l'exa-

2.

gérer, car les membranes qui relient les os sont trop peu extensibles pour laisser ceux-ci chevaucher de plus de 3 à 4 millimètres dans tous les sens.

La plus grande réduction du crâne se fait par le redressement des os de la voûte et, par conséquent, par l'allongement *en pain de sucre* de cette partie. Le diamètre occipito-frontal peut perdre ainsi un demi-centimètre, et le diamètre bi-pariétal un centimètre.

Du reste, il n'est pas tout à fait indifférent, pour la facilité de l'accouchement, que le fœtus soit mâle ou femelle, attendu qu'il est avéré que le fœtus mâle a, en général, la tête un peu plus grosse que le fœtus femelle. (Clark, Simpson, etc.)

Après la tête, vient, pour le volume, le haut du tronc, dont le diamètre bis-acromial mesure de 11 à 12 cent. ; mais ce diamètre est réductible par une forte pression à 9 cent. et demi, les épaules s'abaissant alors, tout en se portant en avant ou en arrière. Enfin, après les épaules, vient le pelvis, qui a 11 cent. de diamètre, mais qui est réductible par la pression à 9 cent.

L'attitude du fœtus dans la matrice est celle-ci : il a le tronc courbé en avant, la tête fléchie sur la poitrine, les bras appliqués sur les côtés du thorax, les avant-bras fléchis et croisés sur le devant du sternum, les mains appliquées sur les côtés du menton, les pieds relevés sur le devant des jambes, les jambes fléchies tout à fait sur les cuisses

et les cuisses fléchies sur l'abdomen; les talons
sont croisés et rapprochés du dessous des fesses,
vers les ischions (*fig.* 19).

Ainsi pelotonné, le fœtus représente, dans son
ensemble, une masse ovoïde dont le plus grand
diamètre est de 28 à 30 cent. et dont la grosse

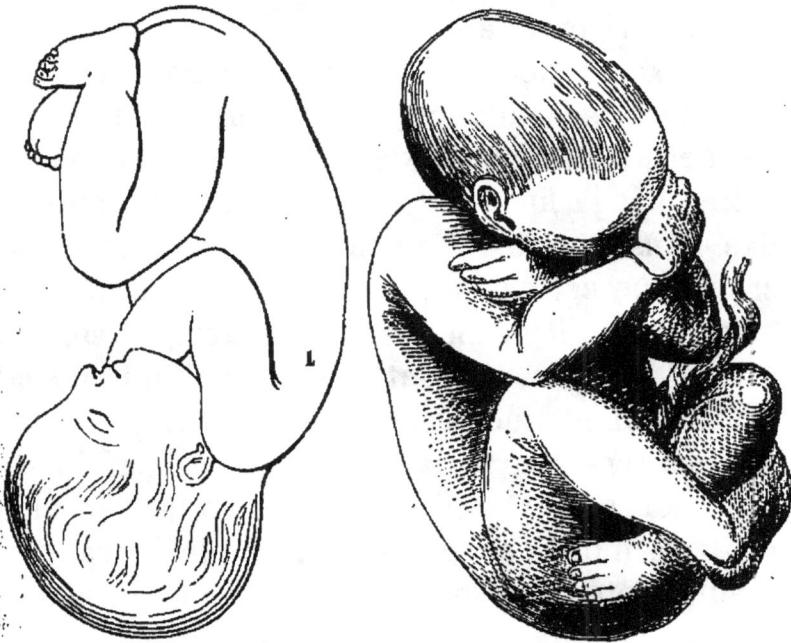

Fig. 19. Attitude du fœtus dans la matrice.

extrémité (volume réel) correspond à la tête, la
petite extrémité (volume réductible) au pelvis. Or,
20 fois contre une, la tête est en bas et le pelvis en
haut. Et cette position ne tient point, comme le
voulaient les anciens, à une détermination ins-
tinctive du nouvel être, mais bien tout simplement

à ce que la tête est plus lourde que le pelvis. Le fœtus baigne librement dans l'eau de l'amnios, avons-nous dit; il est donc tout naturel que sa partie la plus lourde, la tête, soit la plus déclive. Il est certain que, si l'on abandonne sur l'eau, dans une grande bâille, un fœtus pelotonné comme il l'est dans l'utérus, on le verra arriver au fond la nuque la première.

Un examen journalier par le toucher, le palper et surtout l'auscultation, prouve que le fœtus, dans les derniers moments de la grossesse, et souvent même dès la fin du 7ᵉ mois, prend une position fixe dans l'utérus. Toutefois, il ne faudrait pas croire que cette position du fœtus soit alors tellement fixe qu'il ne puisse en changer. « Ceux, dit « M. P. Dubois, qui ont nié la possibilité de ces « changements de position, oubliaient que la ma- « trice, vers la fin de la grossesse, n'est pas du tout « un coffre inextensible, mais bien une poche à « parois molles et souples; et que le fœtus, d'un « autre côté, n'est pas non plus une tige rigide et « inflexible, mais bien un corps souple dans toutes « ses parties et parfaitement fait pour s'accom- « moder admirablement aux diverses courbures « du canal qui doit le laisser passer. » Le fœtus peut donc très-bien changer de position, même *cap pour cap*, dans les derniers temps de la gesta- tion; et il n'est guère d'accoucheur qui n'ait ob- servé le fait une fois au moins dans le cours de sa pratique; M. P. Dubois affirme même avoir vu des fœtus changer de présentation à plusieurs reprises dans la même journée.

Quoi qu'il en soit, du rapprochement des diamètres de la tête du fœtus avec ceux de l'excavation et du détroit inférieur, et, pour mieux dire, du rapprochement des dimensions du fœtus à terme avec celles du bassin, découlent les principes fondamentaux de l'accouchement spontané. Il en résulte, en effet, qu'un fœtus à terme ne peut franchir la filière pelvienne qu'en se présentant au détroit supérieur par l'une de ses extrémités, tête ou pelvis ; et que, quelle que soit cette extrémité, l'accouchement spontané ne sera possible qu'autant que le diamètre occipito-mentonnier ne restera pas parallèle aux diamètres de l'excavation et, en particulier, de son détroit inférieur ; qu'il faut, par conséquent, que toujours l'occiput se dégage avant le menton, ou le menton avant l'occiput, et que, de plus, la tête plonge dans l'excavation fortement fléchie, ou bien, au contraire, complétement défléchie, soit que l'enfant naisse par le sommet, soit qu'il naisse par le pelvis ; — de façon que l'un des plus petits diamètres de la tête, le *sous-occipito-bregmatique*, ou le *trachélo-bregmatique*, arrive à se trouver parallèle au plan du détroit inférieur.

Or, il est bon de remarquer, à ce sujet, que l'articulation occipito-atloïdienne qui, chez l'adulte, ne permet que des mouvements de flexion et d'extension assez bornés, est, chez l'enfant

naissant, assez lâche pour laisser à ces deux mouvements autant d'étendue que possible ; si bien
que, dans la flexion, le menton déprime le sternum, et que, dans l'extension, la nuque arrive à
toucher le dos.

Quant aux mouvements d'inclinaison latérale
et de rotation de la tête, ils sont également très-
faciles. La rotation, en particulier, est telle qu'elle
peut être poussée presque jusqu'au demi-cercle,
sans qu'il y ait déchirure d'aucun ligament, ni
même compression sensible de la moelle cervicale.

PREMIÈRE PARTIE

DE LA GROSSESSE.

La grossesse est cet état particulier dans lequel se trouve la femme, depuis le moment de la conception jusqu'à celui de l'expulsion du produit. Elle dure, en moyenne, 9 mois solaires, 270 jours; mais une variation de 8 à 10 jours en deçà ou au delà de ce terme, n'est pas rare. Il n'en est pas de même de la gestation se prolongeant au delà de 280 jours. Cependant, personne ne met plus en doute aujourd'hui la possibilité de la prolongation de cet état jusqu'à 10 mois révolus. Fodéré, on le sait, cite sa propre femme comme étant accouchée deux fois à ce dernier terme. Du reste, la loi elle-même sanctionne le fait, puisqu'elle admet la légitimité de l'enfant né 299 jours après la dissolution du mariage.

Quoi qu'il en soit, on distingue la grossesse en normale ou *intrà-utérine* et en anormale ou *extrà-utérine*, — et cette dernière est dite, suivant le point où l'œuf s'est creusé une loge, *abdominale*, *ovarique*, *tubaire* ou *interstitielle*.

D'ailleurs, la grossesse, quelle qu'elle soit, *uté rine* ou *extrà-utérine*, est, ou *simple*, ou *composée* ou *compliquée :* simple, s'il n'y a qu'un fœtus composée, s'il y en a plusieurs; et compliquée, si avec le fœtus ou les fœtus, il y a autre chose, une production accidentelle quelconque. Elle est dite *fausse*, enfin, quand c'est toute autre chose qu'un fœtus qui fait croire à une vraie grossesse.

Grossesse normale et simple.

La grossesse normale se reconnaît à des signes nombreux; mais tous n'ont pas la même valeur. Les uns sont seulement de *probabilité*, ce sont ceux désignés par les auteurs sous le titre de *rationnels* — les autres sont de *certitude*, ce sont ceux désignés communément sous l'épithète de *sensibles* Les signes de *probabilité* sont nombreux; il n'y en a pas moins d'une vingtaine, ce sont :

Au moment même de la conception.	Une sensation voluptueuse particulière dans le coït fécondant, ou des vomissements immédiatement après le coït.
Dans le cours du 1er mois de la grossesse.	Un gonflement sensible des seins, avec picotements douloureux; Des douleurs de dents, sans carie; Un état de langueur de la face, avec teint verdâtre et yeux cernés de bleu; Des envies de vomir, avec du ptyalisme, des crachotements; Et une tendance insolite aux lipothymies.

Dans le cours du 2e mois.

La suppression des règles ;

Des vomissements d'eau, de glaires ou même de bile, le matin particulièrement, aux premiers mouvements que la femme se donne en sortant du lit ;

Un aplatissement sensible de la région hypogastrique et une dépression extraordinaire de l'ombilic, tenant à ce que l'utérus, déjà plus gros, s'est abaissé en totalité ;

Un redressement du col utérin qui est plus facile à atteindre avec le doigt qu'auparavant ;

Un léger ramollissement de l'écorce du museau de tanche ;

Des dégoûts pour les aliments préférés jusque-là et une appétence marquée pour d'autres qu'on détestait ;

Un changement dans le caractère et souvent même une certaine perversion de l'intelligence (*fig.* 20).

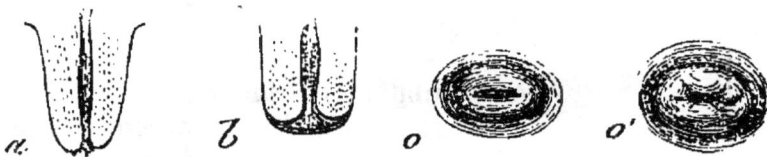

Fig. 20. Différence du col de l'utérus et de son orifice externe suivant que la femme a eu ou non des enfants.

a. Forme du col utérin chez la femme qui n'a jamais eu d'enfants.
b.   —   —   qui a eu des enfants.
o Orifice externe du col chez la femme qui n'a pas eu d'enfants.
o'   —   —   qui a eu des enfants.

Dans le cours du 3e mois.

Persistance des signes précédents ; de plus :

Une presque immobilité de l'utérus, qui remplit, pour ainsi dire, l'excavation ;

Une augmentation d'épaisseur du col qui, chez la primipare, cesse d'être acuminé

LUCIEN PÉNARD. 3

<table>
<tr><td>Dans le cours du 3e mois. (Suite.)</td><td>

pour devenir presque cylindrique; et qui, chez la multipare, s'élargit en restant cylindrique;

Un ramollissement du museau de tanche assez marqué, chez la primipare comme chez la multipare, pour donner sous le doigt la sensation d'un corps dur et lisse recouvert d'un tapis de drap épais;

Enfin, un peu d'élargissement de l'orifice externe, qui, chez la primipare, cesse d'être une fente transversale et linéaire pour prendre une forme ovalaire, *tout en restant fermé cependant;* et qui, chez la multipare, où il est déjà rond, s'est contenté de *s'ouvrir,* au point de recevoir la pulpe du doigt.

A la fin du 3e *mois,* si la femme a les parois du ventre maigres ou très-souples, on peut sentir, au palper, le fond de l'utérus audessus des pubis, tandis que le col est encore très-bas.

</td></tr>
</table>

<table>
<tr><td>Dans le cours du 4e mois.</td><td>

Augmentation de volume des mamelons et boursouflement comme emphysémateux des aréoles mammaires, avec coloration brune des uns et des autres;

Apparition sur les aréoles de 12 à 20 tubercules saillants et donnant, quand on les presse entre les doigts, un liquide séro-lactescent; ce sont là les *tubercules papillaires* de M. Montgomery;

Élévation de l'utérus au-dessus du détroit supérieur, pour prendre définitivement domicile dans le ventre jusqu'à l'accouchement;

Difficulté, maintenant, d'atteindre avec le doigt le col qui, dans le 3e mois, était plus bas que d'ordinaire, et qui, à présent, est

</td></tr>
</table>

Dans le cours du 4ᵉ mois. (Suite.)

beaucoup plus haut et, en même temps, porté en arrière et à gauche ;

Ramollissement du museau de tanche à un degré tel qu'on a, en le touchant, la sensation d'une muqueuse œdématiée ;

Arrondissement complet, chez la primipare, de l'orifice externe qui, malgré cela, *reste encore fermé* ; et, chez la multipare, élargissement de cet orifice qui, à présent, permet l'introduction facile de la pulpe digitale (*fig.* 21) ;

Pouls vaginal du docteur Osiander, au niveau de la base du col ;

Coloration ardoisée du vagin (docteur Jacquemer) ;

Commencement de bruit de souffle dans les fosses iliaques ;

Quelquefois, bruit de frottement du fœtus sur les parois utérines (Nauche) ;

Enfin, apparition de la kyestéine dans les urines.

A la fin du mois, le fond de l'utérus est à 4 travers de doigt au-dessus des pubis.

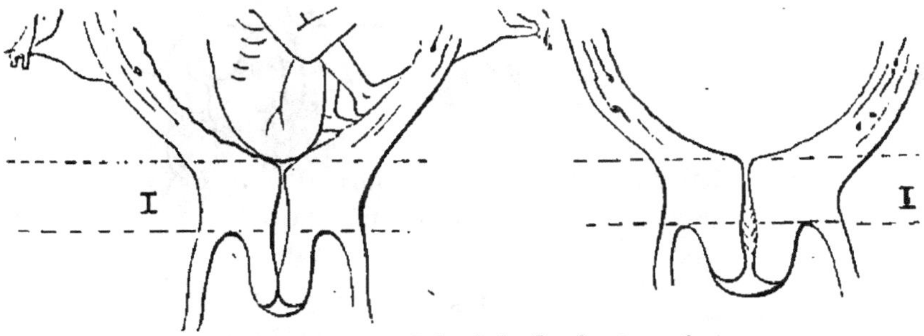

Fig. 21. Col utérin à la fin du 4ᵉ mois.

Chez la primipare.   Chez la multipare.

Dans le cours du 5ᵉ mois.

Dans la première moitié du 5ᵉ mois, mêmes signes que dans le mois précédent, seulement plus évidents ;

Dans le cours
du 5ᵉ mois.
(*Suite.*)
{
Mais, *dans la seconde moitié*, apparition des signes de *certitude* ;

Ballottement ou mouvements passifs du fœtus ;

Mouvements actifs du fœtus ;

Bruits ou battements provenant du cœur du fœtus.

Dès que ces derniers signes sont évidents, il n'y a plus de doutes à conserver sur la réalité de la grossesse vraie.

A la fin du mois, le fond de la matrice est rendu à un travers de doigt au-dessous de l'ombilic ; le tiers inférieur du col est ramolli, chez la primipare comme chez la multipare ; mais tandis que, chez la première, il reste toujours *fermé*, chez la seconde, il est assez ouvert pour permettre l'introduction de toute la portion unguéale de l'index (*fig.* 22).

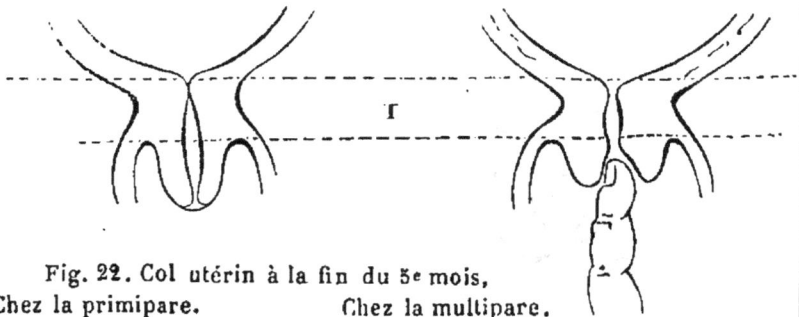

Fig. 22. Col utérin à la fin du 5ᵉ mois,

Chez la primipare.   Chez la multipare.

Dans le cours
du 6ᵉ mois.
{
Mêmes signes ; en outre :

Commencement de l'aréole *mouchetée* du sein et de la ligne brune ventrale ;

Renforcement de la kyestéine ;

Apparition du *masque* (taches sur le visage et tiraillements des traits) ;

Dans le cours
du 6e mois.
(*Suite.*)

Cessation des troubles digestifs, appétit vorace, embonpoint, belle santé.

A *la fin du mois*, le fond de l'utérus a dépassé l'ombilic d'un centimètre ; et le col est mou dans toute sa moitié inférieure. Chez la multipare, ce col est assez ouvert pour recevoir toute la phalangette de l'index ; mais, chez la primipare, il reste toujours *fermé* ; quelquefois, pourtant, il peut recevoir la pulpe du doigt (*fig.* 23).

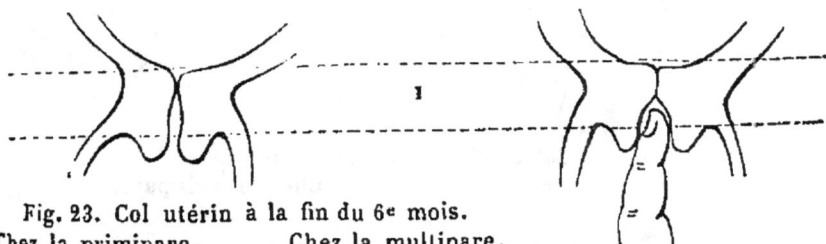

Fig. 23. Col utérin à la fin du 6e mois.
Chez la primipare.   Chez la multipare.

Dans le cours
du 7e mois.

Mêmes signes que dans le 6e mois, et de plus :

Vergetures nombreuses sur la peau du ventre, au-dessus des aines, avec éraillures de l'épiderme ;

Coloration plus marquée de la ligne brune ventrale ;

Agrandissement de l'aréole mouchetée des mamelles ;

Quelquefois, vergetures sur les seins, s'ils sont très-gros ;

A *la fin du mois*, le fond de l'utérus arrive à 3 travers de doigt au-dessus de l'ombilic et s'oblique, alors, très-sensiblement à droite et en avant ; le col s'oblique dans le sens contraire, et si l'on parvient à le toucher, ce qui n'est pas toujours facile, on le

Dans le cours du 7ᵉ mois (*Suite.*) ⎰ trouve ramolli dans ses 2/3 inférieurs; chez la multipare, il est assez ouvert pour recevoir toute la phalangette de l'index; mais, chez la primipare, c'est à peine s'il permet l'introduction de la pulpe du doigt (*fig.* 24).

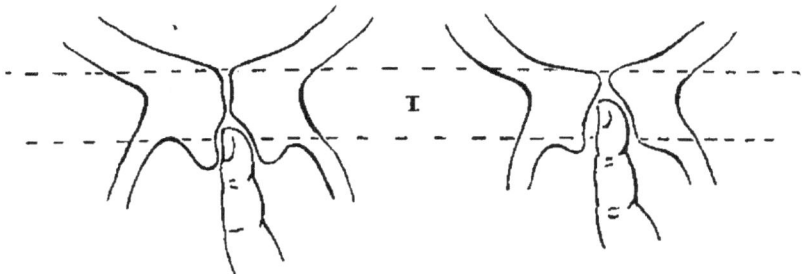

Fig. 24. Col utérin à la fin du 7ᵉ mois.
Chez la primpiare.   Chez la multipare.

Dans le cours du 8ᵉ mois. ⎰ Mêmes signes que dans le 7ᵉ mois; moins cependant la kyestéine et le ballottement qui ont alors généralement disparu; il y a trop peu d'eau dans l'amnios, comparativement au volume du fœtus, pour que celui-ci ballotte facilement.

A la fin du mois, le fond de l'utérus est à 5 travers de doigt au-dessus de l'ombilic; le col est aux 3/4 mou; et l'orifice externe, chez la multipare, plus perméable encore au doigt qui peut atteindre l'orifice interne, déjà un peu entr'ouvert lui-même, si la femme a eu beaucoup d'enfants. Chez la primipare elle-même, le col est assez ouvert pour permettre l'introduction de la phalangette, jusqu'à toucher presque l'orifice interne qui, lui, par exemple, est ici complétement fermé (*fig.* 25).

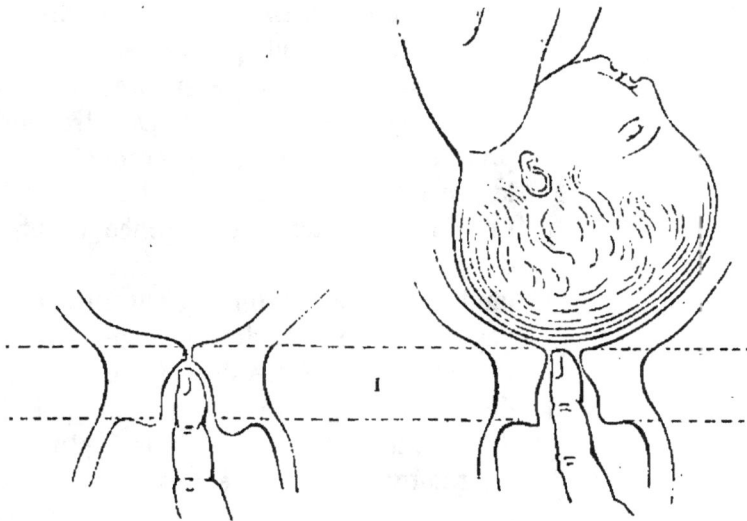

Fig. 25. Col utérin à la fin du 8e mois.
Chez la primipare.　　　Chez la multipare.

Dans le cours du 9e mois.

Dans les vingt premiers jours du 9e mois, même état de choses que dans le 8e. Seulement, le fond de l'utérus arrive à remplir tout l'épigastre et le col est tout à fait mou, sans pourtant avoir encore perdu de sa longueur. Ce col est, en outre, ouvert complétement, aussi bien chez la primipare que chez la multipare. Si l'on touche le col par l'extérieur, on ne le sent pas sous le doigt, tant il est mou ; il se confond avec les parois vaginales. Mais, si l'on sait engager le bout du doigt dedans, ce qui est assez difficile parfois, à cause du renversement en arrière et en haut du segment inférieur de l'utérus, on sent parfaitement que le col a encore toute sa longueur.

Ce n'est que dans les 8 ou 10 derniers jours, alors que le ventre est tombé, que le col commence à s'effacer de bas en haut (et

Dans le cours du 9ᵉ mois. (*Suite.*)

non pas *de haut en bas*), chez la primipare comme chez la multipare. Chez la première, la base du col conserve encore, cependant, une résistance qui ne disparaîtra qu'aux premières douleurs pour accoucher. Chez la seconde, *tout est mou*, et l'on touche à nu l'orifice interne très-mince et un peu dilaté (*fig. 26*).

Quand le ventre est tombé, par suite de l'engagement, dans le détroit supérieur, de la tête du fœtus coiffée du segment inférieur de la matrice, la femme se sent plus libre de la respiration ; mais aussi plus gênée pour la marche, en même temps qu'elle est tourmentée par des envies fréquentes d'uriner, par des coliques et des douleurs de reins. Ces derniers symptômes, joints à de l'agitation, de l'anxiété, et des glaires insolites, annoncent ordinairement que le moment de la parturition n'est pas loin.

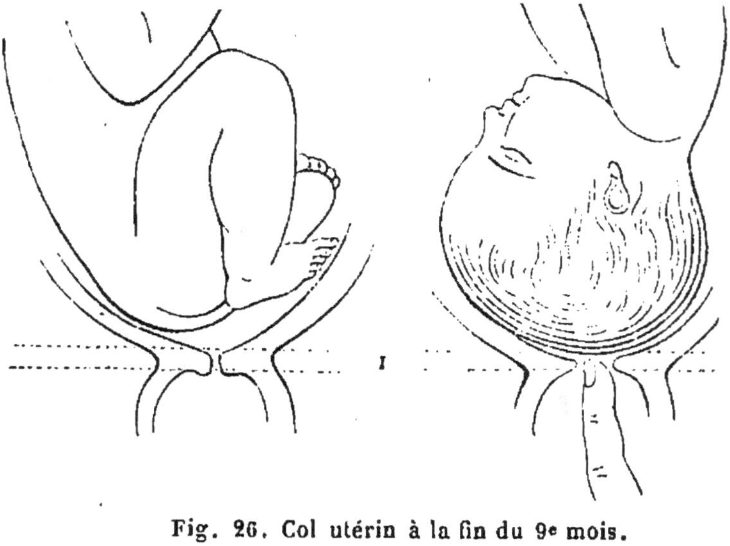

Fig. 26. Col utérin à la fin du 9ᵉ mois.

Chez la primipare.   Chez la multipare.

Tel est le tableau des signes de la grossesse suivant leur succession ordinaire. Revenons, à présent, sur chacun en particulier, pour dire quelle est sa valeur.

D'abord, pour ce qui est des deux premiers, ceux du moment même de la conception, la confidence en est rarement faite au médecin ; et, en serait-il autrement, il n'en retirerait pas grande utilité.

Il n'en est pas de même du gonflement des seins avec picotements douloureux, de l'odontalgie sans carie, de l'état de langueur de la face avec les yeux cernés, des envies de vomir avec crachotements fatigants, et de la tendance insolite aux défaillances ; quand ces signes sont réunis, ils donnent déjà d'assez grandes probabilités.

Mais, c'est bien mieux, quand, outre cela, on constate la suppression des règles, et des vomissements journaliers, sans maladie qui puisse les expliquer; des dégoûts, des appétits bizarres, une perversion du caractère et parfois de l'intelligence ; il n'y a, alors, presque plus de doutes à avoir sur l'existence de la grossesse, surtout si le toucher et le palper font reconnaître une augmentation de volume de l'utérus et un peu de ramollissement de la surface du museau de tanche, avec changement de forme et évasement de l'orifice, et si les modifications des mamelons et des aréoles mammaires, indiquées plus haut, se montrent bien évidentes. M. Montgomery regarde ces modifications du sein comme un signe qui ne trompe pas,

3.

chez une primipare, bien entendu ; car, il est bon
de savoir qu'une fois développées par une première grossesse, elles ne disparaissent plus.

La *kyestéine*, qui est surtout évidente du 3e au
7e mois, n'est reconnue aujourd'hui avoir quelque
valeur, que si la femme, en dehors de son état de
grossesse, jouit d'une bonne santé. On ne consi-
dère donc plus la kyestéine comme un produit de
nouvelle formation appartenant *exclusivement* à
l'urine des femmes enceintes, mais bien comme le
résultat de l'oxydation d'un élément azoté existant
toujours dans l'urine, mais en quantité généralement plus grande, toutefois, chez la femme
grosse.

Pour l'obtenir, on s'y prend ainsi : on recueille de l'urine dans un verre à champagne et on
la laisse reposer à l'air et à la lumière pendant
4 ou 5 jours. Au bout de ce temps, la kyestéine,
s'il en existe, se présente à la surface du liquide,
sous l'aspect d'une pellicule crémeuse, blanchâtre
et parsemée de petits points brillants et cristal-
lins. Comme elle peut se montrer également exagérée dans certains cas pathologiques, on ne doit
en tenir compte dans le diagnostic de la grossesse,
nous le répétons, qu'autant que la femme est
exempte de maladie.

Quant à la *coloration ardoisée du vagin*, au
pouls vaginal et au bruit de souffle lui-même, ils
n'indiquent qu'une chose, l'augmentation de volume de l'utérus et un certain degré de compres-

sion exercé par lui sur les vaisseaux iliaques et hypogastriques, sans indication de la cause de cette augmentation de volume. Ils corroborent les autres signes rationnels; mais ils n'ont par eux-mêmes aucune signification, en ce qui touche la grossesse (1).

Il n'en serait pas de même du *bruit de frottement du fœtus*, s'il était facile à percevoir par l'hypogastre et sans qu'on eût besoin de recourir au métroscope vaginal de Nauche; car ce frottement, nettement perçu, serait plus qu'un signe de probabilité et mériterait d'être rangé au nombre des signes de certitude. Il n'y a, en effet, qu'un fœtus vivant et se remuant dans la matrice, qui pourrait donner lieu à un semblable bruit.

Toutefois, on n'a jamais, avec les signes précédents, seraient-ils tous réunis, qu'une masse de probabilités et nullement une certitude complète. Cette certitude, on ne l'a que lorsque les signes appelés *sensibles*, le ballottement, les mouvements spontanés et les bruits du cœur du fœtus sont bien nettement perçus; et ils ne le sont habituellement que quand la grossesse est arrivée à la moitié de son cours, à 4 mois et demi.

---

(1) M. Huguier n'est pas de cet avis, en ce qui regarde la *coloration bleuâtre* de l'orifice vulvo-vaginal; elle aurait pour lui une grande valeur et serait un excellent moyen de distinguer une grossesse douteuse, extra-utérine, par exemple, d'avec une tumeur ovarique ou même utérine, — la teinte du vagin, dans ce dernier cas, ne devenant jamais aussi sombre.

Le *ballottement*, ou mouvement de va-et-vient communiqué au fœtus (nous dirons bientôt de quelle façon), ne saurait être simulé que par un sarcome pédiculé et flottant en partie dans un kyste ovarique, ou par une môle charnue nageant dans l'eau de l'amnios. Mais ces cas sont si rares, en comparaison de la grossesse, qu'on peut très-bien avancer que le ballottement est un signe certain de la présence d'un fœtus dans l'utérus. Malheureusement, il n'est pas toujours facilement perceptible, attendu qu'à l'époque précisément où on commence à pouvoir le produire, le doigt a souvent beaucoup de peine à atteindre le segment inférieur de l'utérus ; et qu'ensuite le choc en retour est insignifiant ou même nul, si par hasard le fœtus se présente par le siége ou le tronc, au lieu de se présenter par le sommet. Si le ballottement n'est pas perçu avant 4 mois et demi, c'est que le fœtus est encore trop petit, trop peu lourd, pour que sa chute sur le doigt soit sentie. Et s'il cesse d'être perçu, passé le 7ᵉ mois, c'est qu'il a perdu alors presque toute sa mobilité.

Les *mouvements spontanés* du fœtus, qui se font sentir également vers 4 mois et demi, sont un signe de plus grande valeur encore que le ballottement. Sitôt qu'elle les a perçus, la femme n'émet plus de doute sur son état. Mais, pour partager cette conviction, le médecin ne doit pas s'en rapporter uniquement au dire de la femme, qui peut se tromper, si elle ne sait pas encore ce que

c'est, ou si, le sachant, elle a un immense désir
d'avoir un nouvel enfant; il faut qu'il perçoive
lui-même ces mouvements actifs. Pour cela, il n'a
qu'à tenir ses mains appliquées sur le ventre de
la femme, durant quelques instants, à agacer l'organe gestateur avec le bout des doigts, et, si cela
ne suffit pas, une main étant appliquée sur un des
côtés de l'abdomen, à donner un petit coup sec,
avec l'autre main, sur le point opposé : il est rare
que le fœtus ne réagisse pas contre cette provocation et ne fasse pas quelques mouvements. Toujours est-il que, nettement perçus, ces mouvements donnent au médecin la certitude qu'il y a
grossesse. Mais, cependant, de ce qu'ils ne seraient
pas perçus par la manœuvre indiquée, il ne faudrait pas conclure qu'il n'y a pas grossesse; car
l'enfant pourrait être mort, sans qu'on le sache encore, ou même, quoique vivant, être dans un état
de torpeur absolu, comme on l'observe assez souvent.

Il n'y a alors que les *bruits du cœur fœtal* qui
puissent jeter sur la question toute la lumière dé-
sirable. Quand ces pulsations *redoublées*, battant
de 130 à 160 par minute, se font nettement entendre au niveau de l'utérus (et une oreille exercée les
trouve toujours), nul doute, en effet, qu'il n'y ait
dans cet organe un enfant et, qui plus est, un enfant vivant. Tandis que, si elles font défaut, tous
les autres signes existeraient-ils, on ne pourrait
consciencieusement établir, sur l'existence de la

grossesse, qu'une masse plus ou moins forte de
probabilités.

Celui qui cherche, pour la première fois, à entendre les bruits du cœur d'un fœtus encore dans
le sein de sa mère, doit savoir, pour la facilité de
ses recherches, qu'ils ressemblent aux battements
d'une montre qu'on aurait enveloppée dans un
morceau de linge replié plusieurs fois sur lui-
même ; et savoir encore, pour que ce signe conserve à ses yeux toute sa valeur, que rien, dans le
ventre d'un adulte bien portant, ne peut donner
une sensation auditive semblable, — ni l'aorte
qui ne bat jamais aussi vite, à moins de fièvre
extraordinaire, — ni les intestins, dont les bruits
gazeux n'ont jamais la même régularité soutenue.

Jusqu'à 7 mois révolus, le fœtus n'ayant pas
dans la matrice de position fixe, les pulsations de
son cœur peuvent changer de place et s'entendre
tantôt dans un point, tantôt dans un autre. Ce
n'est qu'à dater du 8ᵉ mois, que, le fœtus prenant
une position déterminée, ses pulsations cordiales
présentent leur *summum* d'intensité dans un point
également déterminé. A partir de ce point, elles
vont graduellement en s'affaiblissant dans toutes
les directions et cessent, en général, au delà d'un
rayon de 7 à 8 cent. Il est, toutefois, certains cas
où on les suit très-bien dans toute une moitié du
ventre et même jusqu'au côté opposé, quoiqu'il
n'y ait réellement qu'un seul fœtus.

L'*intensité* de ces battements varie avec l'âge

du fœtus, mais non leur *fréquence* ; que le fœtus ait 4 mois et demi ou qu'il ait 9 mois révolus, il y a toujours le même nombre de bruits par minute. Ils ne sont pas influencés non plus, dans leur fréquence, par les variations qui peuvent survenir dans le pouls de la mère ; que celui-ci, par une cause quelconque, vienne à se ralentir ou, au contraire, à prendre une vitesse extraordinaire, peu importe, le cœur du fœtus n'en bat ni plus lentement ni plus vite. On peut donc être sûr, dès qu'il se ralentit ou s'accélère notablement, si surtout, avec cela, il devient irrégulier ou intermittent, que l'enfant n'est pas à l'état normal, qu'il est ou très-agité ou malade.

Dans les positions dorso-lombaires du fœtus, les battements en question sont quelquefois très-obscurs. Cependant, quoi qu'en ait dit M. le professeur Stoltz, en les cherchant bien, on finit toujours, même dans ces cas-là, par les trouver, si, bien entendu, l'enfant est vivant et a dépassé 4 mois et demi.

En résumé, comme ces bruits ne peuvent être produits que par un cœur de fœtus qui bat ; qu'ils sont toujours plus ou moins nettement perçus, quelle que soit la position de ce fœtus ; et qu'enfin ils ne peuvent être confondus avec aucun autre bruit, on a eu raison de dire qu'ils constituent le signe de certitude par excellence de la grossesse.

Nous avons donc dans le *ballottement*, les *mouvements spontanés* et les *bruits du cœur* du fœtus,

trois signes qui effacent évidemment tous les signes rationnels. Néanmoins, comme il peut se
faire qu'on ne les perçoive pas clairement, quand
cependant il y a réellement grossesse assez avancée,
il ne faut pas négliger de tenir grand compte des
signes rationnels, qui, du reste, lorsqu'ils sont
réunis en assez grand nombre, équivalent à une
presque certitude. Il en est même deux qui, à eux
seuls, suffisent à éclairer l'accoucheur expérimenté, non-seulement sur l'existence de la grossesse, mais encore sur son âge. Ce sont le développement progressif du corps de l'utérus et les
changements que subit peu à peu son col dans sa
forme, sa consistance et sa position. Il est certain
qu'un médecin qui a le palper et le toucher suffisamment exercés, saura reconnaître dans bien des
cas, rien qu'au degré d'élévation du fond de la
matrice et aux modifications qui se sont opérées
dans le col de ce même organe, si une femme est
enceinte d'abord, puis, à peu de jours près, à
quelle époque de sa grossesse elle est arrivée. Sans
doute, il est des cas pathologiques (hydatides,
hydromètre, polypes, corps fibreux, etc.) où le
corps et le col de la matrice subissent des changements analogues; mais, outre que ces cas sont
très-rares, comparativement à la grossesse normale, ils sont généralement faciles à distinguer,
et, par conséquent, ils ne diminuent guère l'importance des deux signes précités.

Disons, maintenant, comment se pratiquent le

toucher vaginal, le *palper abdominal* et l'*ausculta-tion obstétricale*, qui rendent au médecin accou-cheur de si grands services.

Manière de pratiquer le toucher vaginal et de rechercher le ballottement.

Pour pratiquer le toucher vaginal, on se sert habituellement du doigt indicateur seul, les trois derniers doigts étant fléchis comme quand on a le poing fermé, et le pouce étant porté dans une forte abduction. La femme peut être touchée, du reste, ou debout ou couchée.

Si on la touche debout, on la fait s'appuyer le dos contre une cloison ou une armoire, et se tenir les jambes un peu fléchies et écartées. Alors, après s'être graissé l'index d'axonge, d'huile, ou, mieux encore, de cérat, on vient se placer devant elle; on met en terre le genou correspondant à la main dont on va se servir, et l'on porte cette main, par-dessous les vêtements (aussi peu soule-vés que possible), entre les cuisses de la femme. L'index étant étendu horizontalement et tourné la pulpe en haut, on l'élève ainsi disposé jusqu'au sillon inter-fessier; puis, quand il est couché sur ce sillon, on l'amène *d'arrière en avant* jusqu'à ce que son extrémité rencontre la commissure pos-térieure de la vulve, qui est plus ou moins en-tr'ouverte dans la position qu'on a fait prendre à la femme. Pour peu qu'on presse sur le périnée,

en le parcourant ainsi d'arrière en avant, le doigt
entre tout naturellement dans la vulve ; et, quand
il y est, on n'a plus qu'à le relever pour le faire
pénétrer dans le vagin, ce qu'il faut faire *avec douceur* et *en s'attachant à suivre exactement la courbure de ce canal*. Mais, avant qu'il soit arrivé au
col, on a bien soin de porter l'autre main *à plat*
sur le fond de l'utérus, pour bien soutenir cet
organe, l'empêcher de s'élever en masse, le redresser s'il est très-oblique et l'abaisser même un
peu, si c'est possible. Quand l'index est tout entier dans le vagin, le pouce doit se trouver étendu
sur le pénil et l'avant-bras presque vertical.

Si l'on touche, au contraire, la femme couchée,
on la fait se placer sur le bord de son lit, le siége
un peu élevé et les cuisses fléchies et écartées
l'une de l'autre. Cela fait, on porte la main entre
les cuisses, le doigt indicateur étant tenu *vertica-
lement* cette fois, et, quand il est arrivé sur le
périnée, on le ramène de *bas en haut*, en appuyant
un peu, jusqu'à ce que sa pulpe rencontre la commissure postérieure de la vulve. Le doigt entre,
pour ainsi dire, tout seul dans cette commissure,
si l'on parcourt le périnée en exerçant une pression suffisante ; et, quand il y est introduit, on lui
fait suivre, *avec douceur* toujours, la courbure du
vagin. Or, pour favoriser cette introduction, on
abaisse nécessairement le coude jusqu'à toucher
le matelas. Enfin, dès que le bout du doigt approche du col, on porte bien vite, si ce n'est déjà

fait, l'autre main sur le fond de l'utérus, pour le soutenir, le redresser et l'abaisser même un peu, si rien ne s'y oppose.

Est-il indifférent de toucher la femme debout ou couchée? Non. On peut la toucher aussi bien et même mieux debout, si la matrice est peu développée, et, à plus forte raison, vide; mais, quand cet organe est arrivé à des dimensions un peu considérables, et a pris en même temps une obliquité en avant très-marquée, il est préférable et même nécessaire de toucher la femme couchée sur le dos et le siége un peu élevé. Car, par cette position, on ramène aussi en bas et en avant que possible le col, qui, lorsque la femme est debout, se trouve porté, au contraire, par un effet de bascule, très-en arrière et en haut, vers le promontoire.

Il serait bon de s'exercer à toucher avec les deux mains ; car, il peut arriver qu'on trouve la femme dans l'impossibilité absolue de se lever, et couchée, de plus, sur un lit disposé contrairement à ce qu'il faudrait pour qu'on pût se servir de sa main la plus exercée.

Du reste, dans ce cas, on devrait avoir grand soin de jeter un coup d'œil sur la disposition du lit et sur le sens dans lequel la femme y est couchée, avant de relever sa manche et de se graisser le doigt. Sans cela, on arriverait peut-être près de la femme avec un doigt graissé dont on ne pourrait pas se servir, et on s'exposerait, dès lors, à être taxé de maladresse ou au moins d'étourderie, ce qui est toujours fâcheux.

Quand on touche avec l'intention de recherche les mouvements passifs du fœtus, de produire le *ballottement*, en d'autres termes, il faut, la femme étant debout ou couchée, suivant le degré d'obliquité de la matrice, porter l'extrémité de l'index sur le point le plus déclive de l'organe, *en avant de la base du col*, et, après avoir pris la précaution indispensable ici, de soutenir de l'autre main le fond de l'utérus, donner un petit coup sec au segment inférieur; puis, cela fait, garder la pulpe du doigt en rapport avec le point percuté, pour pouvoir percevoir, s'il y a lieu, le choc-en-retour du corps déplacé. Or, nous l'avons vu, il n'y a guère qu'un fœtus qui puisse ballotter ainsi dans la matrice.

Manière de pratiquer le palper abdominal.

Pour pratiquer le palper abdominal, la femme étant couchée sur le dos, la tête et la poitrine elle-même soutenues par un oreiller, le bassin relevé par un coussin et les cuisses fléchies, — afin que tous les muscles du ventre soient dans le relâchement le plus complet, — on promène les mains sur l'abdomen avec douceur et en appuyant un peu néanmoins.

Quand on tient à bien apprécier tout à la fois la largeur, la hauteur et la forme de l'utérus gravide, on place les deux mains à plat sur le ventre et de manière que les extrémités des doigts contournent l'organe gestateur par-dessus son fond, pendant que chaque main, de son bord cubital, déprime les parois abdominales au niveau des flancs.

Si l'on ne veut apprécier, au contraire, que le développement de la matrice en hauteur, on se contente d'une main que l'on place, alors, en travers sur la face antérieure de l'organe, en ayant soin que le bord cubital glisse par-dessus le fond et marque bien sa limite.

Il est quelquefois possible, du 5e au 7e mois de la grossesse, de percevoir le ballottement du fœtus par l'extérieur, au moyen d'une simple modification du palper. Pour cela, on fait coucher la femme sur le côté, on place les mains sur son ventre, l'une en dessus, l'autre en dessous, et de cette dernière on imprime à l'utérus un mouvement de soulèvement un peu brusque. Si le fœtus nage dans beaucoup d'eau, la main inférieure, qui, bien entendu, est restée à sa place après avoir percuté, peut très-bien sentir le choc-en-retour et avoir, dès lors, la conscience d'un ballottement produit.

Manière de pratiquer l'auscultation obstétricale.

Pour pratiquer l'auscultation obstétricale, on se sert généralement du stéthoscope, qui vaut mieux que l'oreille nue, parce qu'il ménage davantage la

pudeur de la femme, — qu'il prévient plus sûre
ment, chez l'opérateur, un état congestionnel
la tête, — qu'il permet à ce même opérateur d'au
culter un plus grand nombre de points sur le ve
tre, sans l'obliger à des positions gênantes, — qu
rend plus facile la dépression des anses intestin
les qui peuvent s'être interposées entre la matri
et la paroi abdominale antérieure, — et qu'enfin
rend plus facile aussi la détermination du su
mum d'intensité des bruits du cœur et des limit
auxquelles ces bruits s'arrêtent.

La femme, sur laquelle on va pratiquer ce gen
d'auscultation, doit être couchée sur un lit étro
disposé de manière qu'on puisse circuler facil
ment tout autour, et assez élevé, d'ailleurs, pc
qu'on ne soit pas obligé de baisser trop la tête,
qui enlèverait quelque chose à la netteté de l'a
dition.

La tête et les épaules sont ensuite élevées p
un oreiller et les cuisses fléchies sur le ventr
pour que la paroi antérieure de cette cavité s
complétement relâchée. Cette partie, du reste, e
mise à nu, si la femme ne s'y oppose pas; sinc
on la laisse revêtue seulement de la chemise c
d'une serviette fine.

Cela fait, on place le pavillon du stéthosco
sur le globe utérin bien perpendiculairement à
surface, tout en appuyant un peu fortement, sa
causer néanmoins aucune douleur à la femm
et, l'oreille placée convenablement sur le bo

uriculaire de l'instrument, on écoute avec attention. Dans la crainte que les pulsations artérielles
des doigts qui tenaient le stéthoscope, ne viennent
se mêler aux bruits que l'on cherche et les obscur-
cir, on fera même bien de suivre le conseil des
auteurs, qui veulent qu'on retire la main de dessus
l'instrument, dès qu'il est en place.

Grossesse normale et composée.

La femme ne met ordinairement au monde
qu'un enfant à la fois. Mais les cas de grossesse
double ou gémellaire ne sont pas rares (1 sur 80).
Il n'en est pas de même de la grossesse avec plus
de deux fœtus; ce sont de vraies exceptions (1).
Le diagnostic de la grossesse gémellaire est, en
général, facile à établir, au moyen de la vue, du
palper, du toucher et surtout de l'auscultation.
Quand il y a deux enfants à la fois dans la matrice, le ventre est généralement plus gros que
dans le cas de grossesse simple, — puis, plus
large et comme divisé en deux par une rainure
longitudinale, au lieu d'offrir une saillie unique et
régulière. Toutefois, il n'est pas rare de rencon-

(1) Il y a 1 grossesse de trois fœtus sur 5,000 ; — 1 grossesse
de quatre fœtus sur 150,000 ; quant aux grossesses de cinq,
elles sont on ne peut plus rares ; car, on n'en cite jusqu'à
présent qu'une quinzaine de cas bien authentiques ; mais on
n'en connaît pas de plus de cinq. (STOLTZ, *Nouveau Dictionnaire de médecine et de chirurgie pratiques*, Paris, 1864, t. I).

trer des femmes portant deux jumeaux dans leur sein, sans que leur ventre offre rien de particulier qui puisse faire soupçonner, *à la vue*, ce qui existe.

Au palper, c'est différent; car, pour peu que la grossesse soit avancée, et la paroi abdominale souple et peu chargée de graisse, on arrive souvent, en palpant bien, à distinguer les deux fœtus par leurs têtes dont on sent l'une en bas et l'autre plus haut, du côté opposé (*fig.* 27).

Au toucher, dans les derniers temps de la grossesse, si, bien que la matrice soit largement développée, on reconnaît une immobilité insolite du fœtus dont la tête est en bas, on est en droit comme le dit fort bien Baudelocque, de soupçonner la présence d'un second enfant. Il est certain que si, dans ce gros ventre, il n'y avait qu'un seul fœtus, ce fœtus, nageant dans beaucoup d'eau serait facile à soulever avec l'index, au lieu d'être presque immobile.

M. Depaul (1) dit avoir observé deux fois un *double poche des eaux*, indice de la présence de deux œufs et, par conséquent, de deux enfants. Or cette particularité, quoique très-rare (car les deux œufs ne peuvent guère être poussés ensemble vers l'orifice utérin), ne doit pas être perdue de vue.

Mais, il est un signe qui l'emporte de beaucoup

(1) *Dictionnaire Encyclopédique des Sciences médicales* t. I, 1864.

sur les précédents, c'est celui fourni par l'auscultation. Dans la grossesse gémellaire, en effet, si les enfants sont bien situés, de façon que leur dos soit explorable, on doit entendre *deux summum*

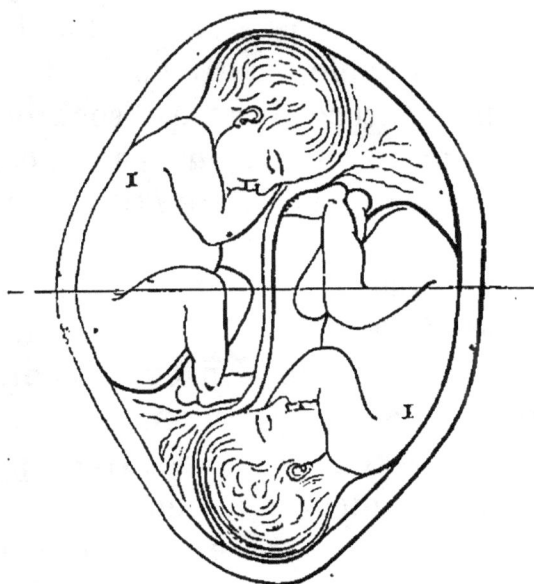

Fig. 27. Jumeaux, l'un la tête en bas, l'autre la tête en haut, avec indication pour chacun du summum d'intensité des bruits du cœur.

d'intensité, séparés par un intervalle de plusieurs centimètres où l'on n'entend plus rien ou presque rien ; et si, ce qui a lieu généralement, les battements des deux *summum* ne sont pas isochrones entre eux, on peut être certain qu'il existe deux jumeaux. S'il y avait isochronisme entre les deux *summum*, on n'aurait plus qu'une simple probabilité, parce qu'il arrive quelquefois que les bruits du cœur d'un seul fœtus soient parfaitement distincts dans deux points opposés de l'utérus, en demeurant très-obscurs ou même devenant imperceptibles dans l'intervalle. Pour que le signe ait toute sa valeur, il faut donc qu'il y ait non-seulement deux *summum* d'intensité de pulsations cordiales, distants l'un de l'autre, l'un en bas et à gauche, par exemple, l'autre en haut et à droite (*fig.* 27) ; mais encore absence d'isochronisme entre ces *summum*, l'un donnant, par exemple, 150 pulsations à la minute, l'autre 140 seulement.

La mort de l'un des fœtus empêchera-t-elle de diagnostiquer une grossesse gémellaire ? Oui, si le fœtus mort est celui qui a la tête en haut; non, dans le cas contraire. Ici, en effet, comme le dit très-bien M. de Séré, on reconnaîtra l'enfant mort par le toucher vaginal et l'enfant vivant par l'auscultation ; la tête du premier étant sentie sous le doigt au détroit supérieur, et le cœur du second battant *au-dessus* du niveau de l'ombilic, dans la grande majorité des cas, du moins.

Grossesse anormale ou extrà-utérine.

Il existe plusieurs variétés de cette espèce de grossesse, suivant le point où l'œuf s'est développé. Si c'est dans l'ovaire, la grossesse est dite *ovarique ;* si c'est dans la trompe, *tubaire ;* si c'est dans la partie de la trompe qui traverse la paroi de l'utérus, *tubo-interstitielle ;* enfin, si c'est dans la cavité du péritoine, *abdominale.* La *tubaire* est la plus commune ; la *péritonéale*, la plus grave.

Il est très-difficile, dans les premiers mois, de diagnostiquer une grossesse extrà-utérine, surtout si, ce qui a lieu communément, les règles sont supprimées ; car, les modifications survenues dans le volume du ventre, dans la consistance du col et dans l'aspect des aréoles mammaires, sont presque les mêmes que dans la grossesse normale.

Mais plus tard, si la grossesse, ce qui est rare, dépasse le 5ᵉ mois, il y a des signes propres à éclairer le diagnostic. Ainsi, le ventre a une forme irrégulière ; au palper, on sent que l'œuf développé n'est pas à sa place ordinaire ; au palper et au toucher réunis, en renvoyant la matrice d'une main à l'autre, on s'aperçoit qu'elle est vide, quoiqu'un peu grossie, et déjetée par côté ; et, enfin, si la partie inférieure du kyste occupe le détroit supérieur, on peut y déterminer le ballottement qu'on reconnaît parfaitement ne pas se produire dans l'utérus lui-même. Puis, si le fœtus a des mouvements spontanés et des bruits du cœur, la main perçoit les premiers et l'oreille les seconds plus superficiels que d'habitude. Les mouvements spontanés sont, du reste, dans ce cas, toujours plus ou moins douloureux pour la mère.

Plus tard encore, si le kyste ne crève pas, il survient d'autres symptômes fort curieux. D'abord, à 9 mois révolus, que le fœtus soit mort ou encore vivant, il y a des douleurs comme pour accoucher, qui durent, en moyenne, 3 ou 4 jours, puis se dis-

sipent, sans que le col se soit dilaté et ait livré
passage à quoi que ce soit. Le calme rétabli, il y
a continuation de la grossesse pendant des années
de 2 ans à 30 ans et plus ; et, chose singulière,
durant ce temps-là les règles, en général, ne re-
paraissent pas, la sécrétion du lait, au contraire,
reste permanente, — et, tous les 9 mois, la femme
est prise de douleurs qui durent 3 ou 4 jours,
qui simulent réellement, à part l'état du col,
un vrai travail, et qui n'aboutissent pourtant à
rien.

Quelques auteurs citent des exemples de femmes ayant été fécondées de nouveau, dans le cours
d'une grossesse extrà-utérine et ayant même mis
au monde pendant ce temps des enfants vivants (1). Mais la chose n'est possible, évidemment, qu'autant qu'il n'y a pas suppression des
règles et que l'aptitude à l'évolution ovulaire est,
par conséquent, conservée. Dans le cas contraire,
toute fécondation nouvelle est impossible.

Fausse grossesse.

On doit appeler ainsi la grossesse dont le produit s'altère et se convertit, sans qu'on sache pourquoi, en une masse ou *hydatique* ou *charnue*
(môle hydatique et môle charnue). Dans la môle

(1) Voir, entre autres, dans l'*Abeille médicale*, 1846, le fait
relaté par le docteur Vardley.

hydatique, on ne trouve pas trace d'embryon ; mais, dans la plupart des môles charnues, il existe une cavité contenant, soit un embryon entier, soit quelque vestige du cordon ombilical.

La fausse grossesse a donc commencé par être vraie ; il y a eu fécondation et développement d'un œuf ; mais, au bout de quelques semaines, l'embryon est mort et s'est trouvé englobé dans le placenta qui, lui, a continué de s'accroître, en subissant une transformation ou hydatique ou charnue.

Quoi qu'il en soit, il y a alors suppression des règles, grossissement progressif du ventre, engorgement sympathique des seins, etc., absolument comme dans la vraie grossesse ; et, dans les premiers mois, si la femme croit elle-même être enceinte, il n'y a pas moyen de reconnaître qu'on a affaire à une fausse grossesse plutôt qu'à une vraie. Il faut être arrivé au 5⁰ mois, époque où apparaissent les signes de certitude, le *ballottement*, les *mouvements actifs* et les *bruits du cœur du fœtus*, pour pouvoir se prononcer. Ces trois signes étant cherchés *avec soin, à plusieurs reprises*, et *dans les moments différents*, et n'ayant pu être perçus, on est en droit de conclure qu'on n'a pas sous les yeux une vraie grossesse.

Mais il y a aussi des maladies qui peuvent simuler la grossesse, telles que : la rétention des règles, l'hydromètre, la tympanite utérine et certains états nerveux hystériformes.

4.

La *rétention du sang des règles* dans la cavité de
l'utérus, peut faire croire à une grossesse commen-
çante ; car cette rétention détermine souvent les
réactions sympathiques que nous avons signalées
sous le titre de signes *rationnels;* mais, plus tard
après 5 mois de durée, la maladie est facile à
distinguer d'une vraie grossesse, puisque, outre
l'absence des signes sensibles qui appartiennent
exclusivement à celle-ci, on constate une forme
ovoïde *parfaitement régulière* de l'utérus, un développement de cet organe par saccades, aux époques où les menstrues devraient paraître, et souvent une imperforation de l'hymen ou une occlusion du col utérin.

L'*hydromètre*, ou accumulation dans la matrice
d'un liquide clair, légèrement citrin, quelquefois
mélangé de sang, peut aussi simuler la grossesse
et il en est de même de l'accumulation de gaz dans
le même organe, ou *tympanite utérine.* En effet
ces deux affections s'accompagnent habituellement
de suppression des règles et de plusieurs des phénomènes sympathiques observés au début de la
gestation. Mais, évidemment, la méprise ne peut
avoir lieu que durant les 4 ou 5 premiers mois
puisque on a ensuite, pour trancher nettement la
question, la constatation ou l'absence des signes
de certitude de la grossesse.

Du reste, dans la tympanite utérine, l'utérus est
extrêmement léger et donne, à la percussion, une
résonnance caractéristique.

Enfin, il est *certains états nerveux hystériformes* qui peuvent quelquefois simuler, pendant 3 ou 4 mois, une véritable grossesse. Ce sont, en général, des femmes de 35 à 40 ans, fortes, brunes, nerveuses, plus ou moins hystériques, et avec cela possédées d'un désir immodéré d'avoir des enfants, qui, atteintes tout simplement d'une névrose ou utérine ou intestinale, ou, tout au plus, d'un commencement d'altération organique dans la matrice ou l'ovaire, s'imaginent, un beau jour, être enceintes, malgré la persistance de leurs règles, parce que leur ventre a un peu grossi et qu'elles y sentent de petits mouvements extraordinaires. Or, ces hallucinées en viennent parfois à se faire une illusion si complète, qu'elles indiquent avec précision, comme si elles les éprouvaient réellement, les diverses sensations qui se rapportent d'ordinaire à la grossesse, et finissent même, à force de conviction, par faire naître en elles la plupart des symptômes dits *signes rationnels*. Ainsi, leur ventre et leurs mamelles se développent réellement un peu ; elles ont du ptyalisme, des nausées, des vomissements, des dépravations du goût ; — bien mieux, se méprenant sur la nature des mouvements qui se passent dans leur intestin tympanisé ou dans leur utérus pris de petites contractions spasmodiques, elles vont jusqu'à annoncer que leur enfant remue, et enfin, quand elles se croient à terme, jusqu'à se plaindre de douleurs partant des reins et venant mourir aux pu-

bis, comme les véritables douleurs prodromique
de l'accouchement (douleurs qu'elles ont entend
dépeindre), et à faire toutes leurs disposition
pour recevoir un enfant qui n'a d'existence qu
dans leur imagination malade. Toutefois, il est rar
que l'illusion se prolonge autant. Ordinairement
ces pauvres monomaniaques sont désabusées, ver
le 5° mois de leur prétendue grossesse, soit parc
qu'elles voient bien que leur ventre n'a pas tout l
volume qu'il devrait avoir, soit parce que le méde
cin qu'elles consultent, n'arrivant à percevoi
aucun des signes de certitude de la grossesse nor
male, leur démontre clairement qu'elles ne son
pas réellement enceintes.

Disons, dès à présent, que l'accoucheur, con
sulté par une femme de ce genre, doit, avant tout
s'enquérir de la manière dont se comportent le
règles : si elles viennent chaque mois régulière
ment, et coulent pendant un nombre de jour
normal chaque fois, donnant une quantité de san
normale aussi, — il doit, quelle que soit la con
viction de la femme, l'engager de suite à renonce
à ses chères illusions. — Mais si, par hasard, le
règles manquent et s'il y a réellement quelques
uns des phénomènes sympathiques qui se lien
d'ordinaire aux débuts de la grossesse, — il doi
remettre au 5° mois révolu à faire un exame
plus sérieux; il cherche, alors, à plusieurs re
prises et à des moments différents, les signes di
sensibles, particulièrement les battements du cœu

fœtal, et s'il ne les trouve pas, il déclare nettement à la femme qu'elle est dans l'erreur en se
croyant enceinte. Il est bien entendu qu'il met, à
faire cette cruelle déclaration, tous les ménage-
ments possibles.

Hygiène de la femme enceinte.

Si la femme suit d'ordinaire un régime alimen-
taire convenable, il ne faut pas qu'elle se fasse une
obligation d'en changer, par cela seul qu'elle est
enceinte. Elle ne doit alors opérer, en fait de
changements, que ceux qui lui sont commandés
par un dégoût ou par une appétence invincibles.
Et encore faut-il que le nouvel aliment ou la nouvelle boisson qu'elle désire substituer à d'autres
qui lui sont devenus antipathiques, ne puisse en
rien lui être nuisible, comme le seraient, par
exemple, les viandes fumées ou trop fortement
épicées et les boissons alcooliques prises en trop
grande quantité.

Ses vêtements seront faits de manière à la ga-
rantir parfaitement du froid, mais sans la gêner en
rien, sans entraver sa circulation nulle part et sans
lui comprimer ni le ventre ni les mamelles.
C'est dire que les corsets garnis de baleines trop
rigides doivent être sévèrement proscrits. Il serait
même bon que ce fussent les épaules, et non la
ceinture épigastrique, qui supportassent le poids
des jupons. Et, comme ceux-ci, par la saillie du

ventre, sont projetés très en avant, de façon à
laisser pénétrer l'air trop librement jusqu'aux parties génitales, il serait encore convenable que la
femme, en hiver surtout, ajoutât à ses vêtements
ordinaires un caleçon large, léger et chaud tout à
la fois.

Dans quelques cas, le ventre, en se développant
arrive à un degré d'obliquité extrême en avant et
tombe sur le haut des cuisses; l'usage d'une ceinture hypogastrique bien faite est alors nécessaire,
comme aussi celui d'un demi-corset sans baleines
pour soutenir les seins, quand ils ont pris un volume et un poids considérables.

Si la femme avait l'habitude des bains généraux,
elle doit les continuer ; car ils lui sont bons et
comme moyen de propreté et comme moyen d'accroître la souplesse des parties génitales externes.

Quant aux pédiluves *chauds*, ils lui sont défen-
dus ; un lavage rapide des pieds à l'eau *tiède*, voilà
tout ce qu'elle peut se permettre.

La station assise prolongée disposant évidemment aux congestions utérines, la femme enceinte
doit se donner du mouvement dans son intérieur
et mieux encore au dehors, au grand air, et à la
campagne surtout, si c'est possible ; car des promenades répétées, dans de semblables conditions,
ne peuvent être que très-favorables, en régularisant
l'hématose et la circulation. Ces promenades, du
reste, doivent être faites à pied de préférence ; ou
si c'est en voiture, dans une calèche bien suspen-

due et sur des routes non cahoteuses. L'équitation, la danse, la course, tout exercice, en un mot, s'accompagnant de secousses plus ou moins violentes, ne saurait être que préjudiciable, et il en est de même, à plus forte raison, de tout travail nécessitant de grands efforts musculaires. Sans doute, nous voyons des femmes, bien délicates en apparence, se livrer à des mouvements désordonnés et faire même d'horribles chutes, sans que leur grossesse en soit le moindrement troublée ; mais combien aussi n'en voyons-nous pas qui avortent rien que pour le plus léger ébranlement !...

Quant à ce qui regarde le moral, les passions, les facultés affectives, il serait à désirer aussi que la femme enceinte pût maintenir tout cela dans un calme parfait. La colère, la frayeur, le chagrin et la joie elle-même sont, en effet, des causes fréquentes d'avortement. Et il en est encore de même des plaisirs sexuels, quand on en use sans modération et sans prudence. Pendant tout le cours de la gestation, la femme devrait en être très-sobre : mais, plus particulièrement encore du 2ᵉ au 4ᵉ mois, époque où se font presque tous les avortements, et dans le 9ᵉ mois, alors que l'utérus ne demande souvent que la plus légère cause d'excitation pour entrer en travail ; et cette continence devrait surtout être observée par les femmes qui ont fait déjà des fausses couches. Car, il est certain que l'abus du coït est une cause d'avortement plus commune qu'on ne le pense. Son mode d'ac-

tion est, d'ailleurs, très-facile à concevoir : ou
coït est trop impétueux, — ou, sans être imp
tueux, il s'accompagne d'un plaisir très-vif. Da
le premier cas, il y a ébranlement direct de l'u
rus, décollement de l'œuf quelque part, épanch
ment de sang entre lui et la face interne de la m
trice, contraction de celle-ci et expulsion hâti
du produit. Dans le second cas, il y a congesti
de la matrice, par le seul effet de l'orgasme vé
rien, hémorrhagie, décollement de l'œuf et, enf
encore expulsion du produit.

Dans les derniers mois de sa grossesse, la fem
est presque toujours constipée ; or, l'accumulati
de matières fécales durcies dans le gros intest
pouvant gêner l'utérus, l'agacer et le pousser à d
contractions prématurées, il est sage que
femme dans cet état fasse un usage presque jo
nalier du clysopompe ; comme il est sage éga
ment qu'elle ne résiste jamais trop longtemps
besoin d'uriner, pour les mêmes raisons.

Enfin, si la femme se propose de nourrir s
enfant de son lait, il y a quelques soins particul
à donner à ses seins. D'abord, on doit veiller à
que ces organes, qui vont avoir à remplir un r
si intéressant, ne soient gênés en rien dans leur
veloppement. Puis, si l'on juge les mamelons t
courts, il faut les former, les faire saillir dav
tage, soit en les soustrayant, pendant un mois
moins, à toute pression de la part des vêteme
au moyen d'anneaux de corne ou de buis de la gr

seur du doigt, ou, mieux encore, de bouts de sein en cuir bouilli ou en caoutchouc assez épais ; — soit en les faisant sucer tous les jours, à plusieurs reprises, par un chien nouveau-né de forte taille, ou par une personne à bouche saine. Et, si les mamelons, quoique bien faits et suffisamment développés, paraissent revêtus d'une peau trop délicate, il faut, pour prévenir les excoriations et gerçures que déterminent si souvent les premières succions de l'enfant, laver ces mamelons deux ou trois fois par jour, pendant les deux derniers mois de la gestation, avec du vin rouge rendu plus astringent par l'addition d'une décoction de roses de Provins ou tout simplement d'un peu d'alun.

Là se bornent les soins à donner à la femme enceinte qui n'a d'autres troubles dans ses fonctions que ceux occasionnés par le grossissement graduel de son ventre. Mais, malheureusement, la santé ne reste pas toujours aussi parfaite pendant tout le cours de la grossesse. Voyons donc, à présent, quelles sont les maladies qui peuvent venir troubler cet état physiologique, et quels remèdes nous avons à opposer à chacune d'elles.

Pathologie de la grossesse.

Il ne peut être question ici, bien entendu, de toutes les maladies qui pourraient compliquer la grossesse ; nous ne nous occuperons que de celles qui lui appartiennent presque spécialement, parce

qu'elles se rattachent à elle comme effet plus ou
moins direct.

1° Lésions de la digestion.

Ce sont : l'anorexie, le pica, la gastralgie, le vomissement, la constipation et la diarrhée.

Anorexie. — Avant de rien prescrire, il faut
voir s'il y a ou non état saburral de la langue.
Dans le premier cas, on donne un léger purgatif,
par exemple, 2 à 4 grammes de rhubarbe, 2 grammes de magnésie calcinée, ou 8 à 10 grammes
d'huile de ricin. — Dans le second cas, c'est évidemment à un trouble purement nerveux de l'estomac qu'on a affaire, et alors il n'y a qu'à essayer
d'une infusion amère ou aromatique quelconque,
en attendant que les progrès mêmes de la grossesse ramènent l'appétit.

Pica. — C'est un état nerveux contre lequel les
remèdes échouent généralement, et, d'un autre
côté, s'adresser à la raison de la femme est inutile ; elle a réellement, dans le moment, l'esprit
un peu dérangé, et elle est conséquemment sourde
aux bons conseils qu'on lui donne. Quand la grossesse n'en sera plus à son début, la dépravation
du goût disparaîtra d'elle-même. En attendant, il
faut veiller attentivement à ce que nulle matière
nuisible ne reste à la portée de la femme, et lui
permettre l'usage modéré des substances qui contiennent quelques principes alibiles. S'il y avait

chloro-anémie prononcée, peut-être les amers, les vins généreux et les préparations de fer donneraient-ils un bon résultat.

Gastralgie. — Cette affection que caractérisent, ici comme ailleurs, des crampes, des aigreurs, de la dyspepsie, de la constipation, etc., a besoin d'être traitée sans délai, attendu que, si elle était intense et de longue durée, elle pourrait bien déterminer l'avortement. Les moyens à employer sont : la magnésie à dose de 1 à 2 grammes, chaque matin ; 3 ou 4 pastilles de Vichy par jour ; un peu de sous-nitrate de bismuth (60 centigr.) un quart d'heure avant chaque repas ; de l'eau de Seltz avec le vin ; un vésicatoire morphiné sur la région épigastrique ; du sirop de morphine à l'intérieur, seul ou mieux uni à parties égales de sirop d'écorce d'orange amère ; mais, en même temps, l'usage journalier de lavements mucilagineux, pour combattre la constipation qui suffit souvent à entretenir la maladie.

Vomissement. — S'il n'y a qu'un ou deux vomissements *glaireux* par jour, c'est un accident insignifiant auquel il n'y a à opposer qu'une infusion aromatique (thé, mélisse, feuilles d'oranger, camomille, etc.), et une exhortation à un peu de patience ; car il est rare qu'au 4e ou 5e mois de la grossesse, ce trouble sympathique de l'estomac persiste.

Mais, si les vomissements se répètent souvent dans la journée, s'ils deviennent bilieux et s'ils

font rejeter presque tout ce que la femme a in-
géré d'aliments aux repas, ce n'est plus un accident insignifiant, mais bien, au contraire, un phénomène pathologique des plus sérieux, qui peu
tuer la mère par inanition et épuisement nerveux,
— et l'enfant par trouble dans la circulation utérine ou par hémorrhagie et expulsion prématurée.
Car, c'est un fait bien curieux, observé par la plupart des accoucheurs, — que l'enfant ne meur
peut-être jamais d'inanition comme sa mère. Si
celle-ci, malgré ses souffrances et son émaciation
extrême, peut être conduite jusqu'à terme, ell
met généralement au monde un enfant bien développé et en bon état, — comme si le fœtus vi-
vait dans la matrice d'une vie indépendante de
celle de sa mère.

Les *moyens de traitement* du vomissement in-
coercible sont nombreux et encore échouent-il
tous, dans bien des cas, tant le spasme de l'estomac est rebelle chez certaines femmes nerveuses.

Il faut commencer par essayer de l'action de
infusions aromatiques (menthe, mélisse, feuille
d'oranger, etc.); des limonades gazeuses au citron ou à la groseille ; de la potion de Rivière o
de De Haen ; du sirop d'éther; du sirop de morphine ; des boissons glacées prises par petite
gorgées, mais continuées un certain temps san
relâche, ou de petits morceaux de glace avalé
entiers; — d'une infusion de fleurs de dauph-
nelle commune (celle des jardins); — de l

teinture d'iode alcoolisée (teinture d'iode du codex 1 gramme, alcool rectifié 5 grammes et demi) à dose de 10 à 20 gouttes par jour, dans un demi-verre d'eau sucrée à prendre par cuillerées; — de l'oxalate de cérium, conseillé par Simpson (5 centigr. en suspension dans un peu d'eau, 2 ou 3 fois par jour); — si cela ne suffit pas, administrer 60 cent. de sous-nitrate de bismuth, ou 3 cent. d'extrait d'opium, un quart d'heure *avant* chaque repas, ou bien un peu de kirsch ou d'élixir de garus immédiatement *après* ; — et enfin, si ces moyens ne font pas garder une portion suffisante d'aliments, en venir à des onctions sur le col utérin avec de l'extrait de belladone (Cazeaux); — à l'application sur l'épigastre d'un petit vésicatoire qu'on pansera avec de l'hydrochlorate de morphine; — à l'administration de quarts de lavements fortement laudanisés (de 30 à 40 gouttes de laudanum dans 150 grammes de mucilage) ; — à l'ingestion d'eau-de-vie ou de vin de Champagne jusqu'à ivresse (Rayer, Moreau) ; — à la quinine, pour peu qu'il parût y avoir périodicité dans le retour des vomissements; — ou même à la *pepsine*, bien qu'on ne se rende pas facilement compte, en pareil cas, de l'action de ce médicament.

Mais, il faudrait avoir soin, en même temps, de diviser les repas, de les rendre peu copieux chacun, mais plus nombreux; et voir encore si par hasard les aliments ne seraient pas mieux supportés froids que chauds.

Mais, supposons que tous ces moyens aient
échoué, que fera-t-on ? s'autorisant de faits asser
nombreux où l'on voit l'expulsion accidentelle de
produit mettre immédiatement fin aux spasmes de
l'estomac, devra-t-on provoquer l'avortement? Aujourd'hui que nous avons sous les yeux le travail s
complet que M. P. Dubois a lu à l'Académie de
médecine, lors de la solennelle discussion sur le
accidents qu'entraînent les vomissements incoercibles et sur l'indication de provoquer alors l'a
vortement, nous abandonnons complétement notr
première opinion à ce sujet. Avec MM. Chailly (I)
Paul Dubois et Grisolle, nous pensons donc qu
faut provoquer l'avortement, et encore mieux l'ac
couchement prématuré : 1° lorsque les vomissements sont presque incessants et que la femm
rejette tout aliment et toute boisson ; 2° lorsqu
y a un amaigrissement et une faiblesse tels, que
malade est condamnée à un repos absolu ; 3° lor
que des syncopes surviennent à l'occasion d
moindre mouvement ou même de l'émotion
plus légère ; 4° lorsque les traits sont profond
ment altérés ; 5° lorsqu'il existe une réaction f
brile forte et continue (le pouls à plus de 120)
6° lorsque la bouche est chaude et l'halei
excessivement acide, et que, toutes les médic
tions ayant été épuisées, le médecin semble ê
complétement désarmé (2).

(1) *Traité pratique de l'art des accouchements.*
(2) *Bulletin de l'Académie de médecine.* Paris, 1852, t. XV
p. 557.

Du reste, pour ce qui est de la limite de l'expectation, c'est une affaire de tact de la part de l'accoucheur, qui, — tout en se rappelant que Burns, Chomel, et MM. Dubois, Moreau, Cazeaux, etc., ont vu des femmes, réduites pourtant au dernier degré de marasme, se refuser à l'opération, arriver jusqu'à terme et guérir, — n'oubliera pas non plus qu'il manquerait à son devoir le plus sacré, s'il attendait, pour agir, que sa malade fût dans un état complétement désespéré (1).

Constipation. — Là constipation entretenant l'anorexie et s'accompagnant souvent de troubles nerveux qui pourraient réagir sur l'utérus et provoquer l'avortement, il faut chercher à la vaincre par l'usage répété de lavements mucilagineux ou même huileux, et, s'ils ne suffisent pas, par l'administration, de temps à autre, de 6 ou 8 grammes d'huile de ricin, ou de 2 à 4 grammes de magnésie ou de rhubarbe.

Pour administrer avec avantage des lavements aux femmes un peu avancées dans leur grossesse, il est presque indispensable d'ajuster à la canule de la seringue ou du clysopompe, un tube élastique assez long pour que son extrémité puisse arriver jusqu'au-dessus de la partie du gros intestin comprimée par le segment inférieur de

(1) Dès 1857, l'avortement provoqué avait déjà sauvé la vie de 8 ou 10 femmes qui, par cause de vomissements, semblaient vouées à une mort inévitable. (Grisolle , *Traité de Pathologie interne*, t. II, p. 769, 7° édit.)

l'utérus. Sans cette précaution, les lavements ne sont qu'incomplétement reçus et, la plupart du temps, ne ramènent rien ou presque rien avec eux.

Diarrhée. — La diarrhée est bien plus rare que la constipation, chez les femmes enceintes. Cependant, on l'observe encore assez souvent, surtout dans les premiers mois. Sitôt qu'elle apparaît, il faut la combattre activement, car elle dispose beaucoup à l'avortement. Par la diète, quelques tasses d'eau de riz gommée et tiède et des quarts de lavements laudanisés, on en vient, en général, très-facilement à bout. Si, par hasard, cela ne suffit pas, on prescrit quelque astringent.

2° Lésions de la respiration.

Dyspnée. — La dyspnée qui incommode la plupart des femmes dans les derniers temps de la gestation, a pour cause ordinaire le grand développement de l'utérus, qui gêne le redressement du diaphragme et, par suite, la libre ampliation des poumons; mais elle peut bien aussi, dans certaines circonstances, ne tenir uniquement qu'à l'état chloro-anémique du sujet. Dans le premier cas, l'accouchement seul peut la faire cesser; dans le second, on peut, en attendant la délivrance, rendre l'anhélation moins pénible par les amers, les ferrugineux et un régime tonique. Si la gêne de la respiration était extrême, une saignée dépletive

tive, dans l'un et l'autre cas, serait parfaitement indiquée.

3° Lésions de la circulation.

Pléthore vraie et *pléthore fausse* ou *hydrémie*. — « Pendant la grossesse, et surtout dans la seconde « moitié, la circulation générale est presque tou- « jours plus active ; et cette activité plus grande se « manifeste par de la fréquence dans le pouls, qui « souvent même est plus dur et plus plein que d'or- « dinaire. Cet état peut être considéré comme l'é- « tat normal. Mais il s'exagère dans quelques cas « et devient la cause de phénomènes qui consti- « tuent un léger état morbide. Ainsi, quelquefois, « les femmes éprouvent en même temps des ver- « tiges, des éblouissements, des tintements d'o- « reilles, des rougeurs subites à la face, des cha- « leurs spontanées par tout le corps et surtout à « la tête. Si, dans ces conditions, on pratique une « saignée, le sang que l'on tire de la veine offre « parfois un caillot volumineux, consistant, avec « peu de sérosité ; mais, bien plus souvent, un « caillot petit, assez mou et nageant dans beau- « coup de sérosité. » (Cazeaux.)

Voilà donc deux états, identiques par la forme, mais bien différents au fond, et qu'il serait de la plus haute importance de distinguer nettement l'un de l'autre dans la pratique, puisque le traite- ment qui convient à l'un ne convient pas à l'autre. Dans l'un, il y a pléthore vraie, qui doit être trai-

tée par la saignée générale et un régime peu sub-
stantiel; dans l'autre, il y a pléthore fausse ou hydrémie, qui demande l'usage des amers, des
ferrugineux et d'un régime tonique.

Mais comment arriver à les distinguer? Si l'on
a cru devoir pratiquer une saignée, pour combattre
la céphalalgie, l'oppression ou les palpitations, —
rien n'est plus facile, par la seule analyse du sang
obtenu, qui, dans un cas, donnera une grande
quantité de globules et peu d'eau, et, dans l'autre,
tout le contraire, très-peu de globules et beaucoup
d'eau. Mais si l'on n'a pas de sang à analyser, le
diagnostic devient souvent fort difficile. Néanmoins, en tenant compte de ces trois propositions
si bien démontrées par les belles recherches héma-
tologiques de MM. Andral et Gavarret (1), Becque-
rel et Rodier (2), Cazeaux, etc. : 1° que chez la plupart des femmes enceintes, dans les 4 premiers
mois, et surtout dans les 3 derniers, le sang devient
pauvre en globules (en même temps qu'en albumine, du reste), et riche en sérosité ; — 2° que
les troubles fonctionnels qu'on attribuait toujours
autrefois à la pléthore vraie, chez ces mêmes
femmes, sont dus bien plus souvent à l'hydrémie
comme chez les chlorotiques ordinaires ; — 3° et

(1) *Recherches sur les modifications de proportion à quelques principes du sang dans les maladies.* Paris, 1842. —
Essai d'hématologie pathologique. Paris, 1843.

(2) *Recherches sur la composition du sang dans l'état de
santé et de maladie.* Paris, 1844.

fin, que si la pléthore vraie se montre çà et là, durant la grossesse, chez des femmes constitutionnellement sanguines, la pléthore fausse est infiniment plus commune, la règle, en un mot, et non pas l'exception; — on ne se laissera pas tromper par l'apparence symptomatique; on songera d'abord à un état chloro-anémique, et l'on essaiera des amers, des ferrugineux et des toniques, avant d'en venir à la saignée. Ou, si l'on commence par celle-ci pour diminuer les pesanteurs de tête, les vertiges, l'oppression, etc., on s'empressera ensuite de reconstituer le sang sur de meilleures bases par un bon régime, des vins généreux, des amers et du fer surtout. — La saignée, du reste, chez les femmes enceintes, doit être tout au plus de 250 à 300 grammes, quitte à y revenir plus tard, et, surtout, *ne pas entraîner la syncope.*

Pléthore locale de l'utérus. — La pléthore utérine, que caractérisent un sentiment de pesanteur, de tension, de gêne dans le bas-ventre et les aines; des douleurs de reins; des tranchées utérines, etc., peut être une dépendance de la pléthore générale et, par conséquent, s'observer chez les femmes sanguines, à règles ordinairement abondantes; mais on la voit bien plus souvent naître sous l'influence de la chloro-anémie, d'un état nerveux général et de l'albuminurie.

Dans tous les cas, c'est surtout durant la première moitié de la grossesse et aux époques où les règles devraient paraître, que la congestion utérine se manifeste. Or, pendant sa durée, le fœtus lui-même a sa circulation troublée, embarrassée ; s'il avait déjà donné signe de vie, ses mouvements deviennent plus rares, plus faibles et quelquefois nuls ; et, si l'on ne vient au secours de la femme, l'avortement est imminent.

Que la femme soit pléthorique vraie ou fausse, le meilleur moyen de faire cesser l'état dangereux où se trouve le fœtus, est la saignée du bras déplétive et révulsive tout à la fois ; mais elle doit ne pas dépasser 250 grammes et être faite de manière à éviter la syncope.

Après cela, le traitement est subordonné à l'état général de la femme. Si elle est de nature réellement pléthorique, on lui prescrit des manuluves sinapisés, des sinapismes entre les épaules, des ventouses sèches sur le haut de la poitrine, le repos horizontal, une boisson un peu laxative, un régime ténu. Tandis que si elle est chloro-anémique, nerveuse ou albuminurique, tout en appliquant des sinapismes entre les épaules et des ventouses sur la poitrine, on se hâte de donner non plus des débilitants, mais des amers, des ferrugineux et des aliments substantiels. Cazeaux dit avoir dû au fer, administré dès le début de la grossesse, de voir un grand nombre de ses clientes, qui avaient déjà fait plusieurs fausses couches, arriver jusqu'à terme et accoucher heureusement. Il est vrai qu'il leur faisait aussi garder le repos horizontal, sur une chaise longue, tant que la

poque des avortements antérieurs n'était pas passée.

Varices, hémorrhoïdes et œdème. — Lorsque ces
maladies, qui tiennent à de la gêne dans la circulation, soit de la veine porte, soit des veines iliaques, restent à un degré modéré, elles ne présentent aucun danger et ne demandent même pas de
soins particuliers. Dans le cas contraire, on oppose : aux *varices*, une compression douce et uni-
forme à l'aide d'une bande de flanelle ou d'un bas
élastique; à l'*œdème*, des frictions et des lotions
toniques; et aux *hémorrhoïdes*, des laxatifs, des lavements frais et des bains de siége froids. Mais tous
ces moyens ne sont évidemment que des palliatifs;
l'accouchement peut seul être curatif.

4º Lésions des sécrétions et excrétions.

Ptyalisme. — Tant que la perte de salive ne
dépasse pas une certaine limite, il n'y a rien à
faire; mais si elle va jusqu'à entraîner du dépé-
rissement, on doit essayer d'un léger purgatif sa-
lin, de gargarismes astringents et du séjour prolongé dans la bouche soit de fragments de glace,
soit de petits morceaux de sucre candi, — moyens
qui ont été quelquefois, dit-on, couronnés de succès. Mais, bien plus souvent, la femme n'aura qu'à
s'armer de patience et à attendre la fin du 3ᵉ mois
de sa grossesse, époque à laquelle le ptyalisme
cesse ordinairement de lui-même.

Albuminurie et urémie. — L'albuminurie de
femmes enceintes présente cela de particulie
qu'elle s'accompagne très-rarement d'hypérémi
du rein, et qu'elle consiste uniquement en une a
tération du sang dont l'albumine s'en va peu
peu. Et cela est si vrai que, la plupart du temps
la maladie disparaît d'elle-même après l'accouche
ment, au lieu d'offrir cette ténacité désolan
qu'elle montre dans la vraie maladie de Brigh
Toutefois, il y a réellement des cas avec néphrit
et alors, on le conçoit, l'albuminurie survit à l'a
couchement.

On dit que le sang des femmes enceintes albu
minuriques se charge d'urée à mesure qu'il pe
son albumine. S'il en est ainsi, on expliquera
très-bien par cet excès d'urée dans le sang (ur
mie) les divers symptômes nerveux qui accom
pagnent l'albuminurie : céphalalgie, amauros
paralysies, contractures, convulsions éclampt
ques, etc.

Dans les cas légers, quand il n'y a pas grand
infiltration du tissu cellulaire, le *pronostic* n'e
pas grave ; mais il n'en est plus de même quar
l'infiltration est générale et considérable ; car il
a alors imminence d'éclampsie et, par conséquer
grand danger pour la mère et pour l'enfant.

Le *traitement* est simple. A moins de forte co
gestion rénale, pas de saignée, — mais, tout :
contraire, une médication tonique, savoir : u
bonne nourriture animale, des *vins généreux*, d

mers, du *quinquina* et du *fer.* Le sang est appauvri; c'est à le refaire qu'on doit viser avant tout.

Leucorrhée. — Dans les derniers mois de leur grossesse, beaucoup de femmes ont un écoulement vaginal abondant, blanc ou verdâtre, sans avoir pour cela rien de syphilitique. C'est tout simplement une vaginite granuleuse, qu'on peut reconnaître, du reste, au toucher, et, à plus forte raison, à la vue. Il n'y a là rien de grave assurément; cependant, comme l'écoulement, s'il est abondant, entretient des troubles digestifs, de la gastralgie entre autres, il est sage de s'en occuper. La femme, qui a une chaleur âcre dans les parties génitales, est, d'ailleurs, la première à demander les soins. Or, le traitement consiste tout bonnement en bains, lotions ou injections à l'eau blanche, et pansement avec interposition, entre les grandes lèvres exulcérées, d'un petit linge fin enduit de cérat de Goulard. Mais ce ne sont là, généralement, que des palliatifs, l'accouchement seul pouvant mettre fin à la maladie.

Hydropisie de l'amnios (hydramnios). — Cette hydropisie ne se montre guère que dans le cas de grossesse gémellaire; puis, elle ne survient pas généralement avant le 5ᵉ mois de la grossesse.

Est-elle, comme le pense le docteur Mercier, le résultat d'une inflammation de la membrane amnios? C'est assez probable; mais ce n'est pas encore suffisamment prouvé.

Quoi qu'il en soit, dès que cette hydropisie de-

vient considérable, elle peut mettre en danger e
la mère et l'enfant; la mère, par une gêne extrêm
de la respiration; — l'enfant, par le développe
ment de contractions utérines prématurées qu
amènent l'avortement. L'hydramnios mérite don
toute l'attention du médecin.

On a conseillé, dans le but d'enrayer la mar
che de la maladie, la *diète sèche*, les *bains froid*
les *diurétiques* et les *sudorifiques*. Mais ces moyen
sont presque toujours restés sans résultat avan
tageux. Ordinairement, en effet, quoi que l'o
fasse, le mal augmente jusqu'à ce que, par exce
de distension, l'utérus se contracte et chasse ea
et fœtus tout ensemble. On pourrait cependan
prévenir, dans certains cas, ce mode fâcheux d
terminaison, en ponctionnant l'œuf, soit par l'or
fice utérin, si cet orifice se présentait bien po
cela, soit au travers du segment inférieur de l'ut
rus; dans le premier cas, on se servirait de
sonde à dard de Meissner, et, dans le second, d'u
grand trocart courbe ordinaire. Avec la sonde
dard, on irait, suivant le conseil de Guillemot, a
taquer les membranes assez loin du col, après l
avoir décollées de l'utérus dans l'espace d'au moi
quelques centimètres, et, de cette façon, on pou
rait modérer à son gré la sortie du liquide; o
n'en laisserait couler que le trop-plein, que jus
ce qu'il faudrait pour empêcher l'utérus de s'ag
cer et d'entrer en contractions prématurées; e
la femme étant ensuite tenue au lit et dans un r

pos absolu pendant quelques jours, on abandon-
nerait la grossesse à elle-même. — Si l'on ponc-
tionnait l'utérus, en avant de la base du col, à
l'aide du trocart, on aurait à prendre absolument
les mêmes précautions. Cette dernière opération
est bien plus facile, bien plus simple que la première; mais n'est-elle pas plus dangereuse?

Hydrorrhée. — Les Allemands ont donné ce
nom à de petites pertes d'eau qui surviennent particulièrement dans les derniers mois de la grossesse, sans contractions utérines et sans menace
manifeste d'avortement (1).

Il n'y a pas de prodromes; la femme est bien
portante, et tout à coup elle se sent mouillée; pas
de douleurs ni avant ni après l'écoulement; parfois, néanmoins, si la déplétion se fait par flot un
peu considérable, il peut y avoir quelques légères
contractions utérines.

L'eau qui s'écoule est ordinairement un peu
jaune et dans quelques cas teinte d'un peu de
sang; puis, elle laisse sur le linge des taches roi-
des et d'une odeur spermatique assez prononcée.

D'où vient cette eau? On a émis à ce sujet un
assez grand nombre d'opinions plus ou moins in-
génieuses. Mais la seule admissible, suivant nous,
est celle adoptée par Nægelé, Cazeaux et P. Du-

---

(1) L'accident est très-rare au commencement de la grossesse; cependant Cazeaux en avait observé un cas entre le
3° et le 4° mois; et nous venons nous-même d'en observer
deux autres à la même époque.

bois, qui pensent que ce liquide est un produit
de sécrétion de la face interne de l'utérus, produit
qui s'accumule lentement entre cet organe et l'œuf
décollé quelque part, et s'échappe enfin au dehors,
dès que le décollement des membranes est arrivé
jusqu'à l'orifice interne.

Le traitement consiste à faire garder de suite à
la femme, dès que l'accident paraît, le repos le
plus absolu dans la position horizontale, et à lui
éviter, en même temps, toute secousse morale. Si,
malgré cela, il survenait quelques contractions
utérines, on ajouterait à ces précautions l'usage
de quarts de lavements *laudanisés*. — Dans tous
les cas, on ne doit permettre à la femme de se
lever et marcher que lorsque l'écoulement est
bien terminé depuis déjà quelques jours.

Il ne nous semble pas possible qu'on prenne
jamais cet écoulement pour un commencement
de travail, avec rupture de la poche des eaux. Le
toucher suffirait seul, du reste, à faire éviter une
semblable erreur.

5° Lésions de la locomotion.

*Relâchement et inflammation des symphyses pel-
viennes.* — Si le relâchement de ces symphyses,
qu'on n'observe que dans les deux derniers mois
de la grossesse, est peu considérable, il gêne à
peine la femme et passe inaperçu ; mais s'il est
porté au point de permettre un jeu sensible des

surfaces articulaires, c'est alors une véritable maladie qui rend la marche et même la station debout très-pénibles et peut entraîner, d'un moment à l'autre, le développement d'une inflammation grave des ligaments et cartilages des symphyses relâchées.

Dès que la femme enceinte s'aperçoit d'un jeu inaccoutumé dans ces articulations, avec incertitude des mouvements et douleurs plus ou moins vives, il faut lui conseiller le repos horizontal jusqu'à l'accouchement ; et, après, s'occuper de rendre aux ligaments toute leur solidité première par le repos toujours, mais aidé, cette fois, d'applications résolutives, de douches froides et salines, de vésicatoires volants et d'un bandage circulaire solidement appliqué. Mais ces moyens doivent être continués longtemps ; car la guérison est ici très-lente. Dans beaucoup de cas, elle s'est fait attendre 8 mois et plus. — Si, après cela, il restait encore dans les symphyses une mobilité gênante, il faudrait prescrire l'usage continu de la ceinture d'acier de M. Ferd. Martin et beaucoup de précautions dans la marche.

6° Lésions de l'innervation.

Dérangement des facultés sensoriales, affectives et intellectuelles. — Toutes ces facultés sont parfois troublées pendant la grossesse, comme elles le sont si souvent chez les filles chlorotiques. C'est

que, chez les femmes enceintes, il y a généralement, ainsi que nous l'avons dit, la même altération du sang que chez les filles à *pâles couleurs.* Il
n'est donc pas étonnant qu'on observe chez les
premières les mêmes troubles fonctionnels que
chez les secondes; savoir : vertiges, éblouissements, syncopes, dépravations du goût, amaurose,
surdité, perversions du caractère, antipathies
inexplicables pour des personnes chéries dans
l'état ordinaire, impatiences, colères, manies, tristesse, morosité, découragement, désespoir, etc.

Si la cause gît réellement dans un appauvris-
sement du sang (moins de globules et plus d'eau),
il est évident que les ferrugineux, les amers, une
nourriture tonique et un exercice bien entendu, à
la campagne surtout, seront les seuls moyens sur
lesquels on pourra compter. Et, s'ils échouent, il
n'y aura plus rien à faire, qu'à attendre l'accouchement qui ramènera très-certainement les fonctions dérangées à leur état normal.

Prurits vulvaires. — Quelques femmes enceintes
sont mises au supplice par des prurits vulvaires
intolérables et dont il faut, par conséquent, s'occuper. En attendant la délivrance, qui les fera sûrement disparaître, on leur opposera les bains
tièdes répétés, des lotions fréquentes avec l'eau
de Saturne ou de borax et, mieux encore, avec
une dissolution très-chaude de sublimé corrosif.

Formule.

Prenez : Sublimé corrosif..............   1,00
Faites dissoudre dans : Alcool rectifié....   10,00
Et versez dans : Eau.................... 500,00
A employer *très-chaud.*

Le liniment suivant, préconisé par le docteur Debout contre les démangeaisons en général,

Prenez : Glycérine anglaise.............   20,00
Chloroforme...................   0,50
Teinture de safran.............   0,50
Et mêlez exactement.

pourra produire aussi de bons effets.

Mais ce qui sera encore plus efficace, c'est le moyen employé de préférence par Paul Dubois, *la cautérisation avec l'azotate d'argent.* Une pratique de vingt ans a démontré à M. Dieudonné, de Bruxelles, que ce moyen est sans contredit celui qui a le plus de succès contre la pénible affection dont il s'agit. Le prurit ayant ordinairement pour siége le clitoris, les petites lèvres et la marge de l'anus, c'est sur ces parties qu'il faut promener le crayon de nitrate d'argent. « Nous sommes telle-
« ment convaincu de la puissance de cet agent,
« dit M. Dieudonné, que nous n'hésitons pas à
« promettre une guérison sûre et rapide (après
« deux cautérisations au plus) aux malades qui
« veulent bien s'y soumettre et renoncer à l'essai
« d'une foule de médications qui sont presque
« toujours sans résultats. »

Douleurs utérines, rhumatisme utérin. — A cet

accident, qui est rare, il faut opposer le repos, les bains, les lavements fortement laudanisés, et même la saignée générale, si les douleurs sont assez vives pour faire redouter l'avortement.

Vertiges, éblouissements, syncopes. — Ces acci-dents dépendent habituellement ou de la plé-thore vraie, ou, ce qui est bien plus fréquent, d'une grande susceptibilité nerveuse naturelle et qui s'ac-croît encore, pendant la grossesse, à mesure que le sang s'appauvrit.

Dans le premier cas, le meilleur moyen à em-ployer pour prévenir le retour de l'indisposition, est évidemment la saignée du bras. Dans le se-cond cas, c'est aux amers, aux ferrugineux et à un bon régime qu'il faut recourir. Quant aux moyens de faire cesser, chez une femme enceinte, une syncope existante dans le moment, ils sont ceux employés d'ordinaire, savoir : eau froide jetée vivement au visage, vinaigre ou alcali sous les narines et décubitus horizontal.

Éclampsie ou convulsions puerpérales. — L'é-clampsie s'observe ordinairement pendant le tra-vail de la parturition, ou immédiatement après; mais, comme elle peut aussi se manifester pendant les trois derniers mois de la grossesse (elle est excessivement rare dans les six premiers) ; nous allons placer ici sa description succincte, quitte à revenir plus tard sur quelques particularités de son traitement au moment de l'accouchement.

On appelle *éclampsie,* chez les femmes en couches, une maladie caractérisée par des accès convulsifs, avec extension des membres, et par une abolition complète des facultés sensoriales et intellectuelles.

Elle ne se montre guère que chez des primipares ; à une seconde couche, elle est déjà très-rare ; à plus forte raison, à une troisième.

Elle est ensuite, chose remarquable ! toujours précédée et accompagnée d'un état albuminurique des urines. C'est un fait parfaitement avéré aujourd'hui que toutes les femmes enceintes éclamptiques sont albuminuriques ; ce qui ne veut pas dire, pourtant, que toutes les albuminuriques soient éclamptiques ; il n'y en a guère qu'une sur cinq.

Que trouve-t-on à l'ouverture d'une femme morte d'éclampsie ? des congestions sanguines diverses ; quelquefois un premier degré de néphrite albumineuse ; mais toujours une trop forte proportion d'urée dans le sang.

De sorte qu'au fond l'éclampsie ne serait pas tant une névrose véritable qu'une *intoxication urémique* avec surexcitation de la moelle épinière et phénomènes nerveux des plus violents.

Le nombre des accès constituant une attaque n'est pas de moins de deux ; mais il peut aller jusqu'à soixante et plus.

Le premier accès est toujours le moins violent et le plus court ; les autres sont de plus en plus longs et effrayants.

La durée du premier accès n'est pas de plus

d'une à deux minutes; mais celle des derniers peut être de cinq à sept.

Enfin, les intervalles des accès sont variables aussi de quelques minutes à quelques heures. Dans le premier cas, il n'y a pas de reprise de lucidité, la femme reste dans le coma en attendant un nouvel accès. Dans le second, il y a lucidité plus ou moins complète, mais ne revenant que peu à peu.

Peut-on confondre l'éclampsie avec une autre névrose, avec l'*épilepsie*, par exemple, qui lui ressemble le plus ? Non ; car dans l'épilepsie les accès ne sont pas aussi répétés, ne sont pas suivis d'un coma aussi profond et aussi prolongé, et, enfin, il n'y a pas d'albumine dans les urines.

Quant à l'*hystérie*, elle ne s'accompagne pas d'une abolition complète des sens et de l'intelligence; et cela seul suffit à la distinguer de l'éclampsie.

Et puis, enfin, il y a pour servir encore le diagnostic différentiel, le fait même de la grosesse.

Quand donc, chez une femme arrivée aux derniers mois de sa grossesse, et mieux encore au commencement du *travail*, on verra survenir de violentes convulsions, analogues à celles de l'épilepsie, avec prédominance de contraction dans les muscles *extenseurs*, roideur de tout le corps, renversement des globes oculaires, lèvres en mouvement, mâchoires serrées, tête inclinée d'un côté ou de l'autre, écume souvent sanguinolente à la bouche, et, enfin, avec abolition complète des facultés sensoriales et intellectuelles, on saura qu'on assiste à un accès d'éclampsie, à un accident qui, s'il se répète un grand nombre de fois et à courts intervalles, va faire courir un très-grand danger à la mère et à son enfant.

L'éclampsie, en effet, tue, en moyenne, une femme sur trois et un enfant sur deux. C'est donc une maladie d'une gravité extrême (1).

Traitement. — Quand on sait qu'une femme enceinte est albuminurique, nerveuse et, par conséquent, disposée à l'éclampsie, on doit songer à prévenir, chez elle, le développement de cette dangereuse affection; et, pour cela, ce qu'il y a de mieux à faire, c'est de lui prescrire des bains tièdes répétés, des amers, du fer et une alimentation fortifiante; et, aux approches du travail, outre tout cela, un peu d'opium en potions et mieux encore en lavements. On a soin de veiller aussi à ce que la femme urine quand elle en a besoin, car l'agacement de tout le système nerveux naît souvent d'un agacement particulier de la vessie.

---

(1) L'éclampsie tue le fœtus, non pas en faisant participer l'utérus aux convulsions générales, mais en amenant, chez la mère, un état d'asphyxie intermittent. Il n'aborde alors dans les parois de la matrice qu'un sang noir, altéré, impropre à la vie de l'enfant. (Depaul, *Bulletin de l'Acad. de médec.*, Discussion sur l'opération césarienne *post mortem*, avril 1861, t. XX.)

Mais, dès que les convulsions sont déclarées, il y a autre chose à faire.

S'il arrive pendant l'accès, le médecin doit tout d'abord s'occuper de la langue, pour empêcher qu'elle ne soit mordue ; et, à cet effet, il tâche de glisser et de maintenir entre les mâchoires un coin de bois mou et non un simple bouchon, qui ne résisterait pas assez. Puis, il s'occupe de vider la vessie, si elle lui paraît distendue. Et, enfin, il charge l'un des assistants de contenir la malade sur son lit. Ce n'est pas qu'elle ait des mouvements désordonnés ; mais, à chaque contraction tétanique qui s'empare d'elle, elle se déplace sensiblement, et, si le lit est étroit, elle pourrait finir par gagner le bord et tomber à terre.

L'accès passé, alors que la convulsion fait place au coma, on s'empresse de pratiquer une saignée du bras, proportionnée à la force du sujet ; c'est le moyen le plus sûr de combattre la congestion dont le cerveau et les poumons sont le siége. Mais on n'en reste pas là ; on applique, toujours dans le même but, 10 à 12 sangsues derrière chaque oreille et des cataplasmes sinapisés aux extrémités inférieures ; on fait administrer un lavement avec une poignée de sel de cuisine en dissolution dans 250 grammes d'eau ; et l'on place sur la tête une vessie remplie de glace ou des compresses trempées dans de l'eau très-froide.

Dès que la déglutition est possible, on fait avaler un peu de sirop d'éther et de sirop de morphine dans de l'infusion de tilleul ; et, un peu plus tard, si l'on s'aperçoit que le lavement purgatif n'ait pas suffisamment agi, on mêle 1 gramme de calomel à 10 grammes de miel que l'on introduit dans la bouche, par fractions grosses comme une noisette, d'heure en heure.

On dit qu'un grand bain tiède prolongé est alors un sédatif par excellence du système nerveux ; quand on le pourra, on fera donc bien d'y avoir recours.

Enfin, MM. Trousseau, Grisolle et Pajot sont d'avis d'essayer des inhalations anesthésiques, qui ont, disent-ils, réussi quelquefois à faire avorter des accès déjà parfaitement caractérisés. C'est au début de chaque accès, qu'il faudrait faire respirer l'agent anesthésique.

Mais tous ces moyens n'ont pas grande influence sur le résultat définitif, si l'accouchement n'a pas lieu. Au contraire, si le fœtus est expulsé avant qu'il y ait eu un trop grand nombre de forts accès, n'eût-on employé ni saignée, ni sangsues, ni révulsifs, la femme, en thèse générale, guérira. S'ensuit-il donc de là qu'il faille *toujours* provoquer l'accouchement ? A ce sujet, les avis sont partagés. Paul Dubois en est pour la négative, et il se fonde, premièrement, sur ce que la déplétion de l'utérus, quel que soit le moyen employé pour y parvenir, n'est pas assez prompte pour qu'on puisse en retirer de l'avantage dans une affection qui menace aussi immédiatement la vie de la malade ; deuxièmement, sur ce que les procédés à employer pour provoquer le plus vite possible l'expulsion du produit, *la perforation des membranes et l'introduction d'un cône d'éponge préparée*, entre autres, sont d'une application très-difficile dans l'état de contraction où se trouve la femme, outre qu'ils ne sont pas eux-mêmes sans danger.

MM. Stoltz et Chailly (1) en sont, au contraire, pour l'affirmative. Ils voient une femme en grand péril, qui n'a guère de chances de salut que dans l'interruption prompte de la grossesse, et dès lors, malgré les difficultés, ils n'hésitent pas à employer les moyens propres à hâter l'accouchement. Du reste, ils ont réussi l'un et l'autre à sauver ainsi mère et enfant tout à la fois. Mais, pour en venir là, c'est-à-dire *à l'accouchement prématuré*, il faut évidemment que les jours de la malade soient très-sérieusement menacés par la fréquence et la force des accès.

Quant à la *provocation de l'avortement*, dans le cas d'éclampsie, elle est généralement condamnée, parce qu'elle ne peut jamais amener une délivrance assez prompte pour enrayer de tels accidents. Au 6ᵉ mois de la grossesse, et même au 7ᵉ mois, en effet, l'utérus n'est pas apte à entrer en contractions comme il le devient plus tard.

Nous verrons, ailleurs, ce qu'il faut faire quand,

_____

(1) *Traité pratique de l'art des accouchements*, 4ᵉ édit.

en arrivant près de la femme, on trouve le travail commencé et le col déjà rendu à un certain degré de dilatation.

7ᵉ Déplacements de l'utérus, considérés sous le rapport des accidents qu'ils peuvent produire pendant la grossesse.

Descente, chute de matrice. — Une femme affectée de descente de matrice, et même de chute complète de cet organe, peut très-bien, malgré cela, être fécondée. Durant les premiers mois de la gestation, l'utérus reste bas, un peu plus bas même qu'il n'était étant vide; mais, vers le commencement du 4ᵉ mois, il s'élève d'ordinaire et va se loger dans le ventre; de sorte que tout rentre dans l'ordre pour le reste du temps de la grossesse. Cependant, il arrive (rarement, il est vrai) que l'utérus, si on ne l'aide pas à s'élever au-dessus du détroit supérieur, quand le 4ᵉ mois approche, reste au fond de l'excavation. Cazeaux cite un cas où le segment inférieur de l'organe est resté sur la vulve, durant tout le temps de la grossesse, et cela, chose extraordinaire, sans qu'il survînt aucune espèce d'accident; et Vimmer, ce qui est bien plus remarquable encore, un cas où le fœtus a pu achever tranquillement son développement dans une matrice à l'état de prolapsus complet, c'est-à-dire, pendante entre les cuisses.

A la femme qui deviendrait enceinte, ayant une descente de l'utérus, le col reposant sur la vulve,

6.

il faudrait prescrire le repos horizontal, avec l'u-
sage, en outre, ou d'un pessaire Gariel ou d'une
éponge remplissant le même office, jusqu'à ce que
l'organe eût pris assez de volume pour ne plus
pouvoir retomber dans l'excavation, c'est-à-dire,
jusqu'à la fin du 4ᵉ mois ; — et à celle qui porterait par hasard un utérus gravide en prolapsus
complet, comme celui observé par Vimmer, on
prescrirait le coucher horizontal, pendant tout le
temps de la gestation, et, si elle était forcée de se
lever, l'usage d'un suspensoir solide et bien con-
fectionné.

Rétroversion de l'utérus. — La rétroversion de
l'utérus gravide est un accident qui n'est pas excessivement rare chez les femmes qui ont le sacrum très-recourbé, l'excavation ample, par conséquent, et le détroit supérieur, au contraire,
rétréci par une saillie très-prononcée du promontoire.

Cette rétroversion se produit, du reste, ou lentement ou brusquement. Dans le premier cas, le
fond de l'utérus, à la fin du 3ᵉ mois de la grossesse,
au lieu de s'échapper par le détroit supérieur pour
passer dans l'abdomen, s'arrête par son fond sous
l'angle sacro-vertébral et s'y fixe. Il en résulte déjà
un sentiment de pesanteur dans tout le bassin et
de la difficulté pour aller à la selle et pour uriner.
Mais, que la matrice dans cette position continue
de s'accroître, et l'on verra bientôt les accidents
prendre peu à peu une tout autre gravité ; il y aura

des douleurs vives, comme dans tout étranglement ; des symptômes d'une violente inflammation ; une rétention complète des matières fécales
et des urines ; des vomissements, une angoisse
inexprimable et enfin imminence d'un avortement.

Dans le second cas, celui d'une rétroversion
brusque, l'utérus qui, vers le commencement du
4e mois, venait de franchir le détroit supérieur
pour remonter dans l'abdomen, est tout à coup
renversé en arrière, à l'occasion d'une chute sur
le siége, d'un effort considérable pour soulever
un fardeau, ou encore d'une secousse violente de
toux, d'éternument, de vomissement, etc. ; son
fond va se loger sous le promontoire et y reste engagé ; de là, le développement des accidents si-
gnalés plus haut, mais marchant, cette fois, avec
une rapidité extrême, comme dans tout étranglement aigu, au lieu de se développer graduellement.
Si l'avortement n'a pas lieu, ou si les manœuvres
de réduction restent infructueuses, l'inflammation
se termine par gangrène, il survient une fièvre
nerveuse et la malade périt.

Le pronostic de la rétroversion utérine, dans
l'état de grossesse, est donc toujours très-grave ;
car, d'abord, il y a menace d'avortement, et, avant
l'avortement, il peut se développer des accidents
inflammatoires et nerveux qui mettent la femme
en grand danger.

La première chose à faire, en pareille circonstance, est de tenter la réduction de l'utérus. Or,

voici comment doit se pratiquer cette opération :

On commence par vider la vessie et le rectum, — la première par le cathétérisme, — le second par des lavements, administrés au moyen d'une seringue à *longue canule élastique* dont l'extrémité puisse dépasser le point comprimé du gros intestin.

On place ensuite la malade sur le bord de son lit, comme si on voulait l'examiner au speculum, et l'on attire le col de l'utérus en bas, vers la concavité du sacrum, avec deux doigts de la main gauche introduits dans le vagin, pendant qu'avec deux doigts de la main droite ou le bâton-repoussoir d'Évrat, portés dans le rectum, on repousse le fond de l'utérus en haut, vers le centre du détroit supérieur.

M. Godefroy, comme le faisaient Hunter et Boyer, en vue de soustraire le fond de la matrice au poids des viscères abdominaux, et de rendre, par suite, la réduction de l'organe plus facile, a fait placer ses malades de préférence, *à plat ventre et en travers, sur un lit très-étroit, le front reposant presque sur le plancher*, — avant d'en venir aux manœuvres de réduction qui étaient, du reste, les mêmes que tout à l'heure, et a réussi dans plusieurs circonstances difficiles. On ne saurait donc mieux faire que de l'imiter, le cas échéant. Cependant, nous conseillerions, avant d'en venir à une position aussi pénible pour la femme, d'essayer de la position *à quatre pattes* (sur les genoux et les coudes) comme l'a fait avec succès Cazeaux.

Sans doute, on rend l'avortement presque inévitable par ces manœuvres ; mais qu'est-ce que le
danger d'un avortement à côté des dangers d'un
étranglement inflammatoire? L'avortement est
même alors si peu à redouter pour la malade, qu'on
devrait le provoquer dès que la réduction de la
matrice est reconnue impossible. Pour cela, on
n'aurait qu'à ponctionner l'œuf avec un trocart,
au travers du segment inférieur de l'utérus, *en arrière et près de la base du col,* et à attendre ensuite
le travail d'expulsion de l'embryon.

Si la réduction a pu être opérée, on tient la
femme en repos au lit jusqu'à la fin de 4º mois,
avec défense de se livrer à aucun effort qui pourrait reproduire le déplacement ; et l'on veille, dans
le même but, à ce qu'elle ne s'enrhume pas, de
peur de la toux ou des éternuments, et aussi à ce
qu'elle n'ait pas d'efforts à faire pour rendre ses
matières fécales ou ses urines. Lorsque la grossesse en est au 5º mois, l'utérus a acquis un volume qui ne permet plus la récidive ; et alors toutes les précautions ci-dessus indiquées deviennent
inutiles.

Il est bien entendu que si l'avortement a eu lieu,
d'une façon quelconque, la femme doit être traitée
en conséquence.

La *rétroflexion* de l'utérus gravide, si elle per-
sistait jusqu'après le 3º mois révolu, donnerait lieu
évidemment aux mêmes accidents que la *rétroversion.* Seulement, l'étranglement se produirait un

peu plus tardivement, dès l'instant que l'organe,
à cause de son incurvation, exigerait moins de
place pour se loger suivant sa longueur. Quant à
la réduction, elle serait, au contraire, plus difficile
à obtenir, l'utérus ayant moins de tendance naturelle à se redresser.

8° Lésions de rapports de l'œuf avec l'utérus.

*Hémorrhagie utérine pendant la grossesse et
avortement.* — L'hémorrhagie utérine, survenant
pendant la grossesse, se lie si fréquemment, comme
cause ou comme effet, à *l'avortement,* qu'il est presque impossible de faire une étude séparée de ces
deux accidents. Nous les réunirons donc dans une
même description.

L'hémorrhagie utérine, chez la femme enceinte,
est ordinairement *externe ;* mais elle peut aussi
être *interne.*

A. HÉMORRHAGIE EXTERNE, VISIBLE. — C'est de
beaucoup la plus fréquente.

Ses *causes* sont très-nombreuses. Il y en a de
prédisposantes qui suffisent à la production de l'a-
vortement dit *spontané,* et qui, le plus souvent,
restent *occultes ;* il y en a d'*occasionnelles,* qui produisent l'avortement dit *accidentel,* et dont le mode
d'action est parfaitement appréciable, dans bien
des cas du moins.

Les causes *prédisposantes* sont évidemment des
états maladifs ou de la matrice ou de l'œuf.

Les maladies de la matrice, lésions vitales ou lésions organiques, agissent, pour la production de l'hémorrhagie et par suite de l'avortement, en ôtant à l'organe la faculté de distension dont il a besoin, ou en lui donnant un excès d'irritabilité qui le porte à se contracter prématurément; et l'on devrait peut-être ajouter encore, en laissant, dans certains cas, le corps de l'utérus avec sa dilatabilité et sa contractilité normales, et faisant perdre, au contraire, au sphincter utérin une grande partie de son ressort.

Toujours est-il que l'action de ce genre de causes s'exerce principalement dans les trois premiers mois de la gestation, alors que la matrice n'a pas encore perdu l'habitude de la congestion menstruelle et alors que la caduque, masse fongueuse à peine organisée, est encore très-vasculaire. Il est certain que c'est dans les trois premiers mois, et tout particulièrement au moment où les règles apparaîtraient s'il n'y avait pas grossesse, que s'observe le plus communément l'avortement *spontané*.

La vicieuse implantation du placenta sur le col est encore une cause prédisposante de métrorrhagie, mais qui ne se dévoile guère que dans les derniers mois de la grossesse, quand le segment inférieur de l'utérus s'est assez évasé pour briser quelques-unes des adhérences du placenta.

Mais les maladies de l'œuf lui-même, ainsi que le fait remarquer si judicieusement M. Velpeau, jouent, comme causes prédisposantes de l'avorte-

ment, un rôle bien plus important encore que le
maladies de l'organe gestateur. L'œuf, en effet
objet délicat et complexe dans son organisation
est susceptible de lésions de toutes sortes, vitales,
physiques ou chimiques ; le chorion et l'amnios
peuvent être pris d'inflammation ; le liquide amniotique peut se décomposer et détruire l'embryon ; enfin, le placenta lui-même, qui relie l'œuf
à l'utérus, peut être le siége d'une congestion sanguine qui entraîne celle de l'œuf entier, etc., etc.
Il peut donc y avoir de ce côté une infinité de
causes capables d'amener la fausse couche.

Quant aux causes *occasionnelles,* elles sont très-
nombreuses aussi ; car il est à peine, comme le
dit Désormeaux, une circonstance dans la vie so-
ciale que l'on n'ait rendue responsable d'un avortement : on conçoit parfaitement le décollement
subit de l'œuf par une chute, une secousse brusque, un coup sur le ventre, un exercice violent, etc.,
et même par une impression très-vive ou une grande
secousse morale ; mais il s'en faut qu'on s'explique
aussi facilement l'action d'une *odeur désagréable,*
d'une *contrariété,* d'un *bain ou trop froid ou trop
chaud,* d'un *pédiluve intempestif,* d'un *faux pas,* ou
d'un léger *cahot de voiture.* Quand on réfléchit que
les femmes qui voudraient bien avorter, et qui font
tout ce qu'elles peuvent pour cela, n'en viennent
pas à bout cependant, malgré une foule d'impru-
dences réelles parfaitement calculées, on est porté
tout naturellement à révoquer en doute l'influence

de toutes ces prétendues causes et à se ranger de l'avis de M. Velpeau, qui pense que la grande majorité des fausses couches a lieu par le fait des causes prédisposantes signalées plus haut. « La fausse « couche facile, dit cet illustre praticien, n'arrive « presque jamais que par suite d'une maladie de « l'œuf ou de l'utérus (1). »

Il y a, pourtant, deux causes *occasionnelles* sans violence manifeste, qui font exception et qui produisent *à elles seules* un assez grand nombre d'avortements, dans les premiers mois du mariage surtout. Ce sont : l'usage d'un corset à baleines tenu trop serré, et l'abus du coït. Un corset trop

(1) Voici quelques faits bien avérés propres à démontrer combien l'avortement est parfois difficile chez les femmes sans prédisposition organique :

Une femme, enceinte de 7 mois, voulant échapper à l'incendie de son appartement, se laisse glisser le long de draps attachés les uns aux autres, lâche prise en route par frayeur, tombe d'un troisième étage sur des pierres, se fracture l'avant-bras et n'avorte pas. (Mauriceau.)

Une jeune fille, enceinte de cinq mois, désespérée de l'abandon de son amant, se jette dans la Seine du haut du Pont-Neuf, et sa grossesse n'en continue pas moins son cours. (Cazeaux.)

Une jeune dame, enceinte de cinq mois, étant dans un cabriolet, est lancée jusqu'au delà de la tête du cheval qui s'est abattu, et n'en arrive pas moins au terme de sa grossesse. (Gendrin.)

Une jeune fille, devenue enceinte contre son gré, et ne pouvant supporter sa honte, se jette dans la rue d'un deuxième étage, se brise les membres, mais n'avorte pas. (Velpeau.)

Etc., etc.....

serré, embrassant tout le ventre, gêne nécessairement le libre développement de l'utérus, et, à
un moment donné, cet organe se révolte contre
cette malencontreuse compression, entre en contractions prématurées, décolle l'œuf et l'expulse.
Quant au coït immodéré, nous avons déjà dit, à
propos de l'hygiène des femmes enceintes, que,
trop impétueux, il ébranle directement la matrice, décolle l'œuf, produit une perte sanguine et
enfin des contractions expulsives ; et que, sans
être impétueux, s'il s'accompagne d'un orgasme
trop vif, il détermine un certain degré de congestion dans l'utérus, une hémorrhagie et le décollement de l'œuf, qui, ensuite, est bientôt expulsé.

Symptômes. — Lorsque l'hémorrhagie utérine et
l'avortement arrivent dans les premiers jours de la
grossesse, ils s'accompagnent de peu de phénomènes généraux remarquables ; aussi, sont-ils pris
pour un simple retour des règles un peu douloureux et passent-ils inaperçus, attendu que la femme
n'a pas l'idée de demander le secours d'un médecin et de soumettre à son examen les caillots
qu'elle a rendus.

Mais, vers le 2ᵉ ou le 3ᵉ mois, les symptômes
sont beaucoup plus tranchés, tout en variant, cependant, suivant le genre de cause. Si l'avortement a lieu par l'effet d'une cause occasionnelle
violente, d'une chute sur le siége, par exemple,
la femme se relève inondée de sang, et, au milieu
de ce sang, on trouve assez souvent l'œuf lui-

même, dont l'expulsion a été alors instantanée. Il
faut dire néanmoins que, si l'œuf a plus de deux
mois, il n'est pas généralement expulsé aussi vite,
quelle que soit la violence de la cause; il y a bien
perte de sang subite, mais l'œuf n'est rendu que
quelques jours après.

Si, au contraire, l'avortement a lieu par l'effet
d'une maladie générale de la femme, ou d'une
maladie particulière soit de l'utérus, soit de l'œuf,
on observe ordinairement les symptômes suivants :
frissons suivis de chaleur; inappétence, nausées,
soif; lassitudes spontanées, palpitations, pâleur,
tristesse, abattement, lividité des paupières, perte
de l'éclat des yeux; sentiment de faiblesse dans
le ventre, de froid vers les pubis, de pesanteur
vers l'anus et la vulve; douleurs dans les lombes ;
ténesme vésical; affaissement et flaccidité des
mamelles, qui laissent quelquefois échapper de la
sérosité, etc. ; et ce n'est qu'après 8 ou 9 jours de
durée de ces symptômes, que les douleurs utérines expulsives se déclarent et que l'œuf est
chassé de la matrice. Quelquefois il se passe un
mois et plus avant l'arrivée de ce travail d'expulsion. L'œuf est mort, cependant, depuis l'apparition des symptômes précurseurs de l'avortement;
mais comme ses membranes n'étaient pas rompues, il ne s'est pas putréfié ; et, dès lors, il a pu
séjourner aussi longtemps dans la cavité utérine,
tout en restant inoffensif pour la santé de la mère.
Quand les membranes résistent aux efforts ex-

pulsifs et ne se déchirent pas, tout sort à la fois,
l'embryon et le placenta ; mais si les membranes
se déchirent dès les premières contractions un
peu fortes, l'embryon seul s'échappe avec l'eau de
l'amnios, et le placenta ne sort que plus tard, après
des douleurs prolongées et presque aussi pénibles
que dans l'accouchement à terme, si ce n'est même
plus. C'est ce qui a fait dire qu'à l'inverse de ce
qui s'observe dans l'accouchement, ici, dans l'avortement, l'expulsion du placenta est tout et celle
du fœtus rien. Il est certain qu'à la suite de beaucoup de fausses couches, l'expulsion du placenta,
loin d'avoir lieu dans les 48 heures qui suivent la
rupture de l'œuf, ainsi que cela se voit habituellement, se fait attendre de 8 à 15 jours et quelquefois plus ; ce qui tient, évidemment, à ce que
l'utérus n'a encore qu'une très-faible contractilité
de tissu.

L'hémorrhagie qui provient d'un placenta vicieusement implanté sur le col ne peut finir que
par l'accouchement ; et souvent, avant que celui-
ci arrive, elle a plongé la femme dans un grand
épuisement.

Diagnostic. — Le diagnostic de l'avortement
comprend la solution des quatre questions suivantes :

1° Peut-on prendre un simple retour douloureux des règles pour un avortement ? Non. Dans
la menstruation difficile, les douleurs précèdent
l'hémorrhagie et cessent dès que l'écoulement est

bien établi ; et, d'ailleurs, si l'on porte le doigt sur l'orifice externe du col, on le trouve fermé. Tandis que, s'il s'agit d'un avortement, outre qu'on trouve bientôt le col entr'ouvert, on voit les douleurs suivre l'hémorrhagie, et persister, malgré l'écoulement, jusqu'à ce qu'une masse solide soit expulsée. Enfin, si l'on peut examiner les caillots expulsés, on trouve dans un cas un œuf qui ne se trouve pas dans l'autre. Cet œuf, dans le cas d'avortement, est le *corps du délit*, comme on dit en médecine légale, et, quand on l'a, tous les doutes sont dissipés.

2° Y a-t-il des signes indiquant si l'avortement est inévitable ou non ? Oui. Si l'on voit la perte sanguine s'arrêter, sans qu'il y ait eu expulsion d'une masse solide ; — si les douleurs, au lieu d'aller en augmentant, vont en diminuant ; — si la poche des eaux, que l'on peut sentir dans l'orifice utérin, est encore intacte ; — et si surtout, la grossesse étant assez avancée, on acquiert, par l'auscultation, la certitude que le fœtus continue à vivre, on est en droit d'espérer que la fausse couche n'aura pas lieu. Tandis que, si l'on voit l'hémorrhagie persister malgré un traitement rationnel, — les douleurs aller toujours croissantes, — la dilatation du col se faire peu à peu, — et surtout la poche des eaux se rompre, on peut dire la fausse couche inévitable. Et il en serait encore de même, si, la grossesse étant assez avancée, on constatait seulement la mort réelle du fœtus ;

car un fœtus *mort* ne peut pas séjourner longtemps dans l'utérus; c'est un corps étranger qui
doit être tôt ou tard expulsé. Si c'est une cause
violente qui l'a tué, il ne séjourne guère que deux
ou trois jours dans le sein de sa mère; si c'est
par cause lente, organique, qu'il est mort, il peut
séjourner dans l'utérus de 9 à 40 jours et plus;
mais, enfin, il finit toujours par être éliminé.

3° A quoi reconnaîtra-t-on que l'avortement
est fait ou encore à faire? La vue de l'œuf sorti
est le seul signe qui permette d'*affirmer* que la
fausse couche est effectuée. Cependant, on a bien
encore la certitude que l'œuf a été expulsé, bien
qu'on n'en ait pas trouvé trace dans les caillots
présentés par la femme, quand on voit, à des douleurs violentes, manifestement expulsives, succé-
der un calme complet, et quand, en portant le
doigt dans le col utérin, on le trouve mou, dilaté,
vide de toute poche élastique tendant à s'en échapper, et ne contenant, s'il contient encore quelque
chose, qu'un caillot facile à briser, ou bien le
placenta, qu'un praticien tant soit peu exercé ne
peut pas confondre avec l'œuf encore entier.

Quelquefois l'œuf, chassé de l'utérus, s'arrête
un certain temps dans le vagin; le calme est survenu, la perte sanguine s'est arrêtée, on demeure
convaincu que l'œuf a été expulsé au dehors, et,
cependant, on le cherche en vain au milieu des
caillots. C'est qu'il est resté dans le conduit vaginal, dont l'orifice, chez beaucoup de primipares,

est très-étroit. Et qu'on ne s'étonne pas qu'il y ait eu, malgré cela, cessation des douleurs et de l'hémorrhagie : du moment que l'utérus s'est débarrassé du corps étranger, l'hémorrhagie et les douleurs doivent cesser, comme s'il était tout à fait dehors ; sa présence dans le vagin n'a plus aucune valeur et l'irritation utérine n'a plus de raison d'être. (Velpeau, *Leçon de clinique* du 26 novembre 1860.)

Mais on affirmera que l'avortement n'est pas encore effectué, quand on verra les douleurs aller toujours en augmentant ; — qu'il ne sera sorti du vagin que du sang liquide, sans un seul caillot ; — et qu'en portant le doigt dans le col de la matrice, on y trouvera l'extrémité d'une poche élastique, qui se tend au moment des douleurs et se relâche après. Il suffirait même, selon M. Depaul, de constater par le toucher que le col de l'utérus n'a pas sa cavité distincte de celle du corps de l'organe, en d'autres termes, que l'orifice interne du col n'a pas commencé à revenir sur lui-même, pour pouvoir presque affirmer que la fausse couche n'est pas achevée. On ne sent pas la poche élastique dont nous parlions tout à l'heure ; c'est une preuve que l'œuf est crevé et que l'eau s'est écoulée ; mais il n'en peut pas moins rester encore dans l'utérus l'embryon avec ses annexes.

Toujours est-il que cette 3e question, *l'avortement est-il fait ou encore à faire*, est importante à élucider, dès l'instant que l'expérience est là pour démontrer que, *tant que l'œuf est entier dans la matrice,* il est permis d'espérer le voir rester à place et continuer son développement.

4° Est-il possible de distinguer de toute autre hémorrhagie celle par insertion du placenta sur le col? Oui. Lorsque, dans les deux derniers mois de la gestation, on voit des pertes sanguines revenir à plusieurs reprises, par la cause la plus légère, et souvent même sans cause apparente, vers le matin, par exemple, la femme étant encore au lit, on peut regarder comme presque certain que le placenta est vicieusement implanté (P. Dubois). Du reste, si le sang coule au moment où l'on est appelé, on peut établir plus sûrement son diagnostic en pratiquant le toucher. Mais si l'hémorrhagie est arrêtée, on doit se contenter d'une quasi-certitude, et ne pas aller avec le doigt, pour en savoir davantage, courir le risque de détacher les caillots qui obstruent momentanément les sinus déchirés ; ce serait une grande faute que l'on commettrait là ; et cependant, pour la conduite à tenir, il serait important — nous le verrons bientôt — de savoir au juste quelle est la cause de l'hémorrhagie.

Pronostic. — Les hémorrhagies utérines survenant pendant la grossesse, à part celle par insertion du placenta sur le col, mettent très-rarement la femme en danger; mais elles tuent presque toujours l'enfant, puisqu'elles amènent presque toujours l'interruption de la grossesse.

C'est donc, en somme, un accident très-grave.

Quant à la gravité de l'avortement en lui-même, pour ce qui regarde la mère, elle varie suivant la nature de la cause, les conditions organiques où se trouve la femme, et l'âge du produit. Ainsi, la fausse couche est plus grave par cause externe violente que par cause simplement prédisposante ; — plus grave chez une femme faible et déjà malade, que chez une femme forte et bien portante ; — et plus grave du 4e au 7e mois de la grossesse, que plus tôt ou plus tard. (P. Dubois.) Dans les trois premiers mois, l'œuf est assez petit pour sortir facilement de l'utérus, bien que celui-ci ne se contracte alors que très-faiblement. Passé le 6e mois, l'œuf est gros sans doute ; mais l'utérus est déjà susceptible de contractions fortes qui l'expulseront sans beaucoup de difficulté ; tandis qu'entre le 4e et le 7e mois, existent les conditions les plus défavorables à une délivrance facile, c'est-à-dire un œuf déjà gros et une contractilité de l'utérus encore très-faible.

Si nous envisageons les *suites* de l'avortement, nous les trouvons plus graves, en général, que celles de l'accouchement : non pas, qu'après le premier, il y ait plus de chances de métro-péritonite qu'après le dernier ; mais bien parce qu'une première fausse couche dispose à une seconde, une seconde à une troisième, et qu'après plusieurs accidents de ce genre, il est bien rare qu'il ne surgisse pas quelque lésion organique de l'utérus, et

7.

que la femme ne soit pas dans un état équivalant
à une stérilité absolue.

Toutefois, si la prédisposition organique à l'a-
vortement était la *rigidité* du tissu du corps de
l'utérus (comme chez beaucoup de primipares
âgées), ou l'*irritabilité extrême* de la même partie
(comme chez certaines femmes nerveuses), on
pourrait ne pas désespérer de voir la grossesse
arriver un jour à terme, après deux ou trois
fausses couches de plus en plus tardives.

Tandis que, si la prédisposition organique était
une trop grande *faiblesse du sphincter utérin*, cette
faiblesse ne pouvant que s'accroître, — ce qu'on
reconnaîtrait à des fausses couches de plus en
plus faciles et précoces, — on pourrait considérer
la femme comme véritablement stérile.

Traitement. — Le traitement comprend quatre
indications : 1° tâcher de prévenir l'avortement;
2° s'efforcer de l'arrêter, s'il n'est pas encore
effectué; 3° faciliter l'expulsion du produit, si l'a-
vortement est inévitable; 4° combattre les accidents dangereux qui peuvent le précéder, l'accompagner ou le suivre.

1° *Pour prévenir l'avortement*, il faut tâcher de
reconnaître la prédisposition organique qui a déterminé la fausse couche ou les fausses couches
antérieures.

Si c'est un état de pléthore, soit générale, soit
seulement utérine, le meilleur moyen à employer
est une petite saignée de 200 à 250 grammes, pra-

tiquée un peu avant l'époque menstruelle ; puis, on prescrit un repos presque absolu sur une chaise longue, un régime doux, une boisson délayante et l'usage de lavements journaliers, *presque frais*, s'il y a constipation ; tout cela à continuer jusqu'à ce que l'époque menstruelle soit passée.

Si c'est un état névropathique, avec plus ou moins de chloro-anémie, la saignée n'est plus indiquée, car elle ne ferait qu'accroître l'irritabilité nerveuse ; — au lieu de cela, c'est aux toniques, aux ferrugineux, aux antispasmodiques, aux bains frais et à un exercice modéré, au grand air, à la campagne surtout, qu'il faut avoir recours. Mais on doit, en même temps, éviter avec le plus grand soin à la femme les émotions vives, les contrariétés, etc., tout ce qui peut, enfin, ébranler le système nerveux.

Si l'on suppose l'existence, chez la femme, d'une syphilis constitutionnelle, on la combat le plus tôt possible par le mercure et l'iodure de potassium réunis.

Si la femme mène un genre de vie trop sédentaire, on lui conseille les promenades journalières à pied, mais avec l'attention de ne les jamais pousser jusqu'à la fatigue.

Si elle mène, au contraire, une vie de plaisirs sans fin, de soirées prolongées, bals, spectacles, etc., on lui conseille le séjour à la campagne avec le plus d'exercice possible, à pied particulièrement, mais toujours sans fatigue réelle.

S'il y a un déplacement de la matrice connu, soit descente, soit rétroversion, soit rétroflexion, on soumet la femme au repos horizontal presque absolu, et à l'usage d'un pessaire gariel ou tout simplement d'une éponge vaginale, jusqu'à la fin du 4e mois, époque à laquelle l'utérus a pris assez de développement pour ne plus retomber dans l'excavation.

Si la femme est habituellement constipée, il faut l'engager à user du clysopompe tous les deux jours au moins, et, si le moyen est inefficace, à prendre de temps en temps 1 ou 2 grammes de magnésie, ou 8 grammes d'huile de ricin.

Enfin, si elle a un utérus d'une excitabilité extrême, on lui prescrit l'usage fréquent des bains tièdes, celui d'une préparation antipasmodique appropriée, et surtout une grande modération dans le coît, tout particulièrement aux approches des époques menstruelles.

La femme qui vient de faire une fausse couche devrait même rester dans un repos génésique complet pendant plusieurs mois, pour laisser le temps à l'organe gestateur de se refaire et de perdre ses mauvaises dispositions organiques.

2° *Pour tâcher d'arrêter un avortement en train de se faire*, il faut, tout d'abord, si la femme est forte, lui pratiquer une saignée du bras, de 200 à 250 grammes ; — puis lui faire garder le repos horizontal le plus absolu, dans un appartement frais et sur un lit un peu dur, disposé de manière que le siége soit un peu plus élevé que le reste du tronc. On la met, en outre, à la diète, ou, si on lui permet quelque aliment, c'est seulement un peu de bouillon froid; — on lui donne pour tisane de la limonade froide; — on lui applique des compresses froides sur les aines; — et, pour engourdir l'utérus, prévenir ou enrayer ses contractions, on fait administrer des quarts de lavement *frais et fortement laudanisés* (25 à 30 gouttes de laudanum pour 150 grammes d'eau).

Si la femme est faible, on ne la saigne pas; mais on insiste sur les autres moyens qui viennent d'être indiqués, et on y ajoute même quelques révulsifs vers les extrémités supérieures et le haut du tronc, tels que sinapismes sur les avant-bras ou entre les épaules et ventouses sèches sur la poitrine (non sur les seins mêmes, bien entendu).

3° *Pour faciliter l'expulsion du produit si l'avortement est inévitable,* on a recours au seigle ergoté dont on donne 3 ou 4 prises de 50 centigr. chacune, à 10 minutes d'intervalle, et, si ce remède ne suffit pas, on va chercher l'œuf avec la pince à faux germe de Levret (*fig.* 28) ou celle de Charrière (*fig.* 29), dès que le col paraît suffisamment dilaté. Mais si l'on éprouvait de la difficulté à introduire cet instrument et que l'hémorraghie fût inquiétante, il y aurait un autre moyen à employer, ce serait le *tamponnement vaginal* (dont nous reparlerons plus loin), moyen excellent, puisqu'il suffit alors à tout, à arrêter d'abord la perte, puis

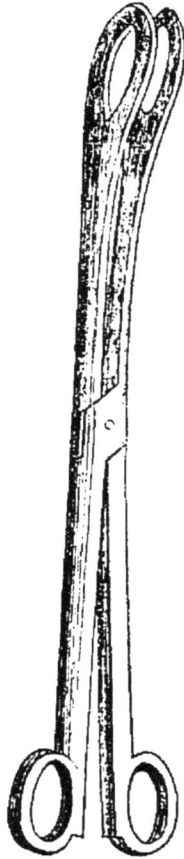

Fig. 28. Pince à faux germe
de Levret.

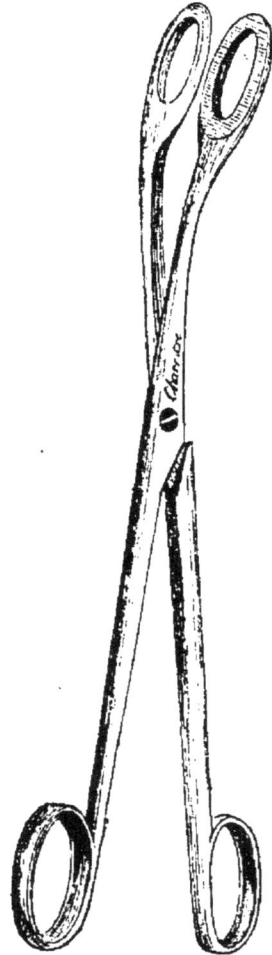

Fig 29. Pince à faux germe
de Charrière (1).

à exciter la matrice à des contractions expulsives.

(1) Ce nouveau modèle est beaucoup plus délicat, tout en
ayant la même force que lui donne la trempe en ressort; le
nouveau système du tenon permet de la démonter. On peut
alors se servir d'une branche isolée.

4° *Pour combattre les accidents qui peuvent se présenter, il n'y a pas de règle absolue à établir;* le traitement varie nécessairement avec la nature de la complication.

Il n'y a qu'un seul accident qui puisse précéder ou accompagner la fausse couche, c'est l'*hémorrhagie;* mais, après la fausse couche effectuée, il peut y en avoir deux autres principaux à redouter, savoir : la *rétention du placenta* et la *métrite;* l'œuf sorti, il n'y a plus, en général, d'hémorrhagie.

Hémorrhagie. — Nous l'avons dit plus haut, la seule perte sanguine dangereuse qui puisse survenir durant la grossesse est celle qui tient à l'insertion vicieuse du placenta sur le col. Mais ce n'est point alors, qu'on le remarque bien, un accident des premiers mois de la gestation, mais bien seulement des deux derniers. — Dès qu'il se manifeste, on doit lui opposer le repos, les réfrigérants et même la saignée, quand la femme est forte; et, si ces moyens sont inefficaces, recourir de suite au *tamponnement,* qui aura le double avantage d'arrêter sûrement la perte et de hâter l'expulsion de l'œuf, si elle doit avoir lieu (1). Mais *on s'abstient,* en pa-

_____

(1) Voici comment M. le professeur Pajot procède, dans ce cas, au tamponnement : Ayant préparé d'avance de 12 à 15 bourdonnets de charpie et autant de morceaux d'agaric tomenteux, tous gros comme le pouce et armés de longs fils qui resteront hors de la vulve et serviront à les retirer plus tard, — il introduit dans le vagin un spéculum plein, en re-

1

reil cas, *de donner du seigle ergoté*, parce qu'il pourrait éveiller la contractilité de la matrice, faire
dilater le col, augmenter le décollement du pla-

tire l'embout et verse plusieurs verres d'eau fraîche, successivement, jusqu'à ce que tous les caillots soient en'ev's et
que le col de l'utérus soit bien nettoyé ; alors, il saisit un des
bourdonnets avec une pince à polype, *l'imbibe d'une solution
concentrée de perchlorure de fer* et, après l'avoir légèrement
exprimé, le porte jusque dans le col, si c'est possible, ou au
moins exactement sur son orifice, qui, en pareille circonstance, est toujours un peu entr'ouvert. Il entoure ce bourdonnet de 4 ou 5 autres, *également imbibés de perchlorure*,
de manière à remplir tout le fond du vagin, et, après cela,
introduit 4 ou 5 bourdonnets *secs*, puis 4 ou 5 morceaux
d'agaric, puis 4 ou 5 nouveaux bourdonnets, tous également
secs, et ainsi, alternativement, jusqu'à ce que le vagin soit aux
trois quarts rempli. Cela fait, il se sert de bourdonnets *imbibés
d'huile* et *non munis de fils*, pour achever de bourrer le vagin, et, arrivé à la vulve, soutient le tout par un bouchon de
linge et un bandage en T.

Ainsi disposé, l'appareil tient très-bien et suffît généralement à former au sang une barrière solide. Aussi, le médecin
peut-il se retirer en toute sécurité.

Mais, combien de temps convient-il de laisser ce *tampon* en
place ? La réponse est simple : — *Autant de temps que la femme
peut le supporter*. Il y a des malades qui ne peuvent pas le
tolérer plus de 2 heures ; d'autres qui le tolèrent plusieurs
jours. En général, on ne doit l'enlever que 10 à 12 heures
après son application, si quelque chose, comme un besoin
irrésistible d'uriner ou un commencement de travail expulsif,
ne vient pas contraindre à l'enlever plus tôt. Si on l'a enlevé
trop tôt, du reste, on en est quitte pour le réappliquer, après,
toutefois, avoir fait vider encore préalablement la vessie et le
rectum, comme on a dû le faire également avant la première
application.

centa, et produire, conséquemment, la continuation de l'écoulement sanguin c'est-à-dire, juste le
contraire de ce que l'on se proposait. — Quoi
qu'il en soit, lorsqu'on reconnaît que la dilatation
du col, amenée par une cause quelconque, est suffisante pour permettre l'introduction de la main,
il faut procéder à l'extraction du fœtus *par la version*. Sans doute, on pourrait aussi employer le
forceps; mais, comme cet instrument est d'une
application assez longue et assez difficile au détroit supérieur, et qu'on est en présence d'un accident qui force à aller vite, on lui préfère généralement la version qui, si l'opérateur est habile,
demande moins de temps et donne, par conséquent, plus de chances d'arrêter promptement
l'hémorrhagie.

Rétention du placenta. — Si le placenta ne suit
pas presque immédiatement la sortie de l'embryon
ou du fœtus, il n'y a pas trop à s'en préoccuper
tout d'abord, parce qu'il n'est pas rare que son
expulsion se fasse attendre plusieurs heures, un
jour entier même, sans que ce retard entraîne
avec lui le moindre danger. On prescrit quelques légères doses de seigle ergoté, et, le plus
souvent, sous l'influence de ce médicament,
le délivre est promptement expulsé. Mais si, en
dépit de ce moyen, le placenta reste dans
la matrice, on doit le supposer anormalement
adhérent à la paroi utérine, et, dès lors, songer
sérieusement à l'extraire. Car, s'il restait seule-

ment 5 ou 6 jours dans l'utérus, il se putréfie-
rait, et, comme il se trouve en contact avec des
bouches veineuses béantes, on aurait à redouter
le développement des accidents d'une résorption
putride. Il y a donc un très-grand intérêt à extraire le placenta ainsi retenu, s'il ne sort pas par
l'action seule de la contractilité utérine.

Lorsqu'il est déjà engagé en grande partie dans
le vagin, deux ou trois doigts suffisent pour le saisir et l'entraîner jusqu'au dehors. Mais quand il
ne fait qu'une légère saillie dans l'orifice utérin,
les doigts ne suffisent plus, même avec l'attention
de fixer et d'abaisser le fond de l'utérus avec l'autre main portée sur l'hypogastre, et il faut alors
avoir recours à la pince à faux germe (*fig.* 28 et
29) ou à la curette articulée de M. Pajot (*fig.* 55).

Dans tous les cas, le placenta saisi d'une façon
quelconque, on doit l'attirer *lentement, en le tordant doucement sur lui-même*, et bien veiller à ne
pas rompre sa partie saillante. Car, s'il devenait
nécessaire d'abandonner l'expulsion à la nature,
cette partie engagée dans le col servirait tout à la
fois à dilater l'orifice et à stimuler la contractilité
du corps de la matrice. — Mais, enfin, il peut arriver, — quelque soin qu'on apporte à bien saisir
et bien entraîner le placenta, — que cet organe
se déchire et qu'une portion plus ou moins considérable reste adhérente au fond de l'utérus. Il
ne faudrait pas, alors, trop s'acharner à l'extraction de cette portion adhérente ; car de telles ma-

nœuvres, répétées coup sur coup, auraient assurément de graves inconvénients : mieux vaudrait
donc, sans contredit, livrer l'expulsion à la nature,
— tout en s'occupant, bien entendu, de prévenir
l'infection putride par des injections vaginales
(avec de l'infusion de camomille légèrement chlo-
rurée, par exemple), et par le genre de médication employé d'ordinaire pour combattre la fièvre
adynamique.

Métro-péritonite. — Enfin, s'il se déclare une
métrite ou une métro-péritonite, quoi qu'on ait
pu faire pour en prévenir le développement, il faut,
sans perdre un seul instant, la combattre avec
toute l'énergie possible.

B. Hémorrhagie interne ou cachée. — Il n'y a,
pendant la grossesse, que les hémorrhagies pla-
centaires ou inter-utéro-placentaires qui puissent
rester réellement cachées. Il n'est pas rare de rencontrer des placentas parsemés de petits foyers
apoplectiques, d'âges différents, c'est-à-dire les
uns contenant du sang liquide, d'autres du sang en
caillots mous, d'autres de la fibrine solide. Mais
il n'est pas aussi commun, à beaucoup près, de
trouver dans le placenta des foyers assez vastes
pour contenir plusieurs onces de sang. A la clinique de M. P. Dubois, en 1858, nous avons vu un
placenta creusé d'une cavité contenant un caillot
de la grosseur d'un œuf de dinde. L'hémorrhagie
avait passé inaperçue pour le médecin et pour la
femme elle-même, et, cependant, elle avait suffi

à tuer l'enfant, qui vint au monde exsangue. Or, les auteurs rapportent plusieurs faits du même genre ; mais le plus remarquable est encore celui cité par Albinus. Une femme était morte subitement vers la fin de sa grossesse, et Albinus, appelé à rechercher la cause de la mort, trouve le placenta adhérent à l'utérus par sa circonférence, mais décollé partout ailleurs et formant une vaste cupule pleine de sang. — Si un accident semblable pouvait être soupçonné, il faudrait évidemment prescrire la saignée du bras, et tous les autres moyens que nous avons indiqués dans le traitement de l'hémorrhagie externe.

DEUXIÈME PARTIE

DE L'ACCOUCHEMENT NATUREL OU SPONTANÉ.

Au moment de sa naissance, le fœtus peut se présenter au détroit supérieur de cinq façons différentes : par le sommet, par la face, par le siége, par l'épaule droite ou par l'épaule gauche; et, dans chacune de ces *présentations*, affecter diverses *positions*.

Voici, du reste, quelle est la classification des présentations et positions adoptée généralement aujourd'hui; c'est celle de M. Nægelé, complétée par M. Paul Dubois.

INDICATION DE LA PRÉSENTATION.	INDICATION DE LA POSITION PRINCIPALE.	INDICATION DE LA VARIÉTÉ DE POSITION.	
Sommet ou vertex.....	Occipito-iliaque gauche. Occipito-iliaque droite.		
Face.	Mento-iliaque droite. Mento-iliaque gauche.		Antérieure.
Siége ou pelvis.......	Sacro-iliaque gauche. Sacro-iliaque droite.	Trois variétés.	Transversale.
Côté droit du tronc, ou épaule droite.......	Céphalo-iliaque gauche. Céphalo-iliaque droite.		Postérieure.
Côté gauche du tronc, ou épaule gauche...	Céphalo-iliaque gauche. Céphalo-iliaque droite.		

Les présentations et positions indiquées dans ce tableau ne sont pas toutes également fréquentes ni également favorables pour la mère et pour l'enfant.

La présentation du sommet est de beaucoup la plus fréquente; sur 20 accouchements, il y en a 19 par le sommet. Après, vient la présentation du siége (1 sur 35, y compris les accouchements prématurés); puis, celles de la face et du tronc, aussi rares l'une que l'autre (1 sur 200).

Dans la présentation du sommet, 14 fois sur 20, l'occiput est à gauche et en avant (occipito-iliaque gauche, variété antérieure); puis, 5 fois sur 20, l'occiput est à droite et en arrière (occipito-iliaque droite, variété postérieure); et 1 fois sur 20 seulement, le sommet est en variété de position autre que les deux précédentes.

Dans la présentation de la face, on n'observe guère aussi que deux variétés de position : le menton est tourné à droite et en arrière (mento-iliaque droite, variété postérieure), ou tourné à gauche et en avant (mento-iliaque gauche, variété antérieure); la première variété est à la seconde :: 45 : 38 (P. Dubois) (1).

(1) M. Stoltz appelle la position mento-iliaque droite postérieure du nom de *fronto-iliaque gauche antérieure,* — et la mento-iliaque gauche antérieure du nom de *Fronto-iliaque droite postérieure,* — parce que, dit-il, *le front* étant plus facile à atteindre du doigt que le menton, c'est lui qui doit servir à indiquer le genre de position de la face (1).

(1) *Nouveau Dictionnaire de médecine et de chirurgie pratiques.* Paris, 1864, t. I, art. Accouchement.

Dans la présentation du pelvis, il n'y a guère également que deux variétés de position : le sacrum regarde à gauche et en avant (sacro-iliaque gauche, *variété antérieure*), ou regarde à droite et en arrière (sacro-iliaque droite, *variété postérieure*); la première variété est à la seconde :: 121 : 42 (Nægelé).

Peu importe, du reste, que la présentation soit complète ou non, c'est-à-dire que les fesses se présentent les premières ou après les pieds ; ce ne sont là, comme l'a fait observer judicieusement Mme Lachapelle (1), que des modifications assez insignifiantes de la présentation, puisqu'elles ne changent en rien le mécanisme de l'accouchement naturel. — Sur 85 cas de présentation pelvienne, M. P. Dubois a vu 54 fois les fesses être expulsées les premières, les jambes étant relevées sur le plan antérieur du fœtus ; et 31 fois les pieds descendre avant les fesses. Sur 2000 accouchements, le même praticien n'a pas observé une seule fois la présentation des genoux, tant elle est rare.

Enfin, dans les présentations du tronc, les positions avec le dos du fœtus tourné en avant sont plus fréquentes que celles avec le dos tourné en arrière; ce qui s'explique parfaitement, après tout, par la disposition différente des parois antérieure et postérieure de la matrice, et par la différence de pesanteur des plans antérieur et postérieur du

(1) *Pratique des accouchements.* Paris, 1825.

fœtus, quand ce fœtus est pelotonné sur lui-même, ainsi que nous l'avons vu.

Pour ce qui est du *pronostic* à porter dans ces diverses présentations et positions, voici ce que l'expérience permet d'établir :

La présentation du sommet est la plus favorable, — sinon à la mère, qui souffre, en général plus longtemps que dans la présentation du siège (parce que, dans ce dernier cas, l'accoucheur intervient ordinairement pour hâter la délivrance, — du moins à l'enfant, qui est aussi peu exposé que possible ; les statistiques démontrent qu'il ne meurt pas 1 enfant sur 50 naissant ainsi.

La présentation de la face, au contraire, est fâcheuse et pour la mère et pour l'enfant. En effet, le travail est alors très-long et très-épuisant pour la mère, qu'il faut le plus souvent accoucher de force à l'aide du forceps ; et l'enfant lui-même, pendant ce temps, court de très-grands dangers, exposé qu'il est à périr, soit par compression du cordon, qui est souvent procident, — soit par trouble dans la circulation inter-utéro-placentaire — soit enfin par apoplexie méningienne ; ce qu'il y a de certain, c'est qu'il meurt 1 enfant sur 4 venant au monde par la face.

La présentation pelvienne, si toutefois le travail est abandonné à lui-même, n'est pas beaucoup plus avantageuse que la précédente, ni pour la mère ni pour l'enfant. D'abord, la dilatation du col se fait lentement ; puis, la poche des eaux crève souvent avant que cette dilatation soit complète ; et, enfin, souvent aussi la matrice est épuisée, précisément quand il faudrait qu'elle se contractât énergiquement pour pousser la plus grosse partie qui arrive la dernière, la tête ; si l'accoucheur n'intervient pas, la femme souffre donc longtemps. Quant au fœtus, pour peu que sa tête tarde à se dégager, il court grand risque de périr asphyxié par suite de la compression du cordon. — Dans la statistique établie par M. P. Dubois, l'accouchement par le siége donne 1 enfant mort sur 10 ; d'autres disent même 1 sur 8.

Enfin, la présentation de l'épaule est plus grave encore que celle de la face : elle compte au premier rang parmi les causes de dystocie. En effet, le fœtus ne peut naître alors, par les seuls efforts de la nature, que dans certains cas tout à fait exceptionnels, quand, par exemple, le bassin est très-large et le fœtus très-petit. Il faut donc presque toujours aller chercher celui-ci avec la main, c'est-à-dire l'extraire par la version podalique ; or, cette opération n'est pas sans danger. L'enfant, d'abord, est exposé à l'asphyxie, comme il l'est toujours en venant par les pieds, et la mère, que l'on fait souffrir et dont on irrite le vagin et l'utérus lui-même, est, après l'opération, tout particulièrement disposée à une phlegmasie dangereuse de la matrice ou même du péritoine.

En pratiquant la version, alors que les membranes ne sont pas encore rompues ou ne font que de se rompre, on perdrait peu de femmes (pas 1 sur 20) et on sauverait au moins 7 enfants sur 8. Mais si l'on attend que la matrice soit complétement vide d'eau et que la femme se soit épuisée en efforts inutiles, le résultat de l'opération est bien loin d'être le même ; car il meurt alors 1 femme sur 10 et 2 enfants sur 3. Cas simples et cas difficiles mélangés, on a, dit Churchill, 1 enfant mort sur 3, et 1 femme morte sur 15. La version est donc toujours une grave opération. Mais combien, néanmoins, n'est-elle pas préférable au simple travail de la nature (*évolution spontanée* dont nous parlerons plus tard) qui donne 27 enfants morts sur 30 (Denman et Velpeau), et 2 femmes mortes sur 3 !

Rapports du fœtus avec les parois abdominales de la mère, dans chacune des positions principales.

Dans la position occipito-iliaque gauche antérieure, le fœtus a la tête en bas, sur l'orifice utérin, — le pelvis en haut, vers le fond de l'utérus, — le dos en avant et à gauche, — le côté droit regardant à droite et en avant, — et le côté gauche tourné à gauche et en arrière. A cause de l'obliquité de l'utérus en avant, c'est la bosse pariétale droite, et non le sinciput lui-même, qui se trouve correspondre au centre du détroit supérieur. Et, vu la direction du dos du fœtus, c'est au-dessous de l'ombilic de la mère et un peu à gauche de la ligne médiane, qu'on devra rencontrer le summum d'intensité des bruits du cœur.

Dans la position occipito-iliaque droite postérieure, la tête est sur l'orifice utérin, — le pelvis vers le fond de l'utérus, — le dos en arrière et à droite, — le côté gauche en avant et un peu à droite, — et le côté droit en arrière et un peu à gauche. Ici, c'est la bosse pariétale gauche qui correspond au centre du détroit supérieur; et, pour trouver le summum des bruits du cœur, c'est au-dessous du niveau de l'ombilic de la mère et en arrière et à droite, qu'il faudra le chercher.

Dans les deux positions principales de la face, les rapports du fœtus sont absolument les mêmes que dans les deux positions principales du sommet, ce qui se comprend parfaitement, du reste, puisque la présentation de la face n'est, à bien prendre, qu'une irrégularité de celle du vertex. Il n'y a qu'une seule différence, c'est que la face a remplacé le sommet sur l'orifice utérin. Dans la position mento-iliaque droite postérieure, la joue droite, et non le nez, se trouve correspondre au centre du détroit supérieur; et dans la position mento-iliaque gauche antérieure, c'est la joue gauche que le doigt, dans le toucher, rencontre au centre même du détroit. En pratiquant l'auscultation, on cherchera nécessairement le summum d'intensité des pulsations cordiales, aux mêmes places que s'il s'agissait d'une présentation du sommet.

Dans la position sacro-iliaque gauche antérieure,
le fœtus a le pelvis en bas, sur l'orifice utérin, —
la tête en haut, vers le fond de l'utérus, — le dos
en avant et à gauche, — le côté gauche en avant
et à droite, — et le côté droit à gauche et en arrière. En raison, toujours, de l'obliquité de la matrice en avant, c'est la fesse gauche, et non le coccyx, qui correspond au centre du détroit supérieur;
et, vu l'élévation de la région post-cordiale du fœtus, c'est un peu au-dessus du niveau de l'ombilic
de la mère et sur la ligne médiane même, qu'il faut
chercher le summum des bruits du cœur.

Dans la position sacro-iliaque droite postérieure,
le siège est sur l'orifice utérin, — la tête vers le
fond de la matrice, — le dos à droite et en arrière,
— le côté droit en avant et un peu à droite, — et
le côté gauche en arrière et un peu à gauche. Ici,
c'est la fesse droite qu'on trouve sous le doigt au
centre du détroit; et, pour rencontrer le summum
des bruits du cœur, c'est un peu au-dessus du niveau de l'ombilic de la mère et à droite et en arrière, qu'il faut aller le chercher.

Dans les présentations du tronc, le fœtus a sa
tête sur l'une ou l'autre des fosses iliaques et son
siège, malgré cela, presque aussi directement en
haut, vers le fond de l'utérus, que dans le cas de
présentation du vertex. C'est une erreur de croire
que les pieds doivent se trouver dans le flanc opposé à la fosse iliaque occupée par la tête. Le fœtus
n'est disposé en travers que par la moitié supé-

rieure de son tronc ; la moitié inférieure se relève vers le fond de la matrice, de sorte que le fœtus est réellement plié en deux sur le côté, et que si, dans la version, on veut aller droit aux pieds, c'est vers le fond même de l'utérus qu'il faut porter la main (P. Dubois et Pajot).

Dans la position céphalo-iliaque gauche de l'épaule droite, la tête est sur la fosse iliaque gauche, — le pelvis en haut, — et le dos tourné en avant et en bas. Le doigt rencontre le moignon de l'épaule droite, au centre du détroit supérieur, dès que le travail, bien entendu, a duré un certain temps et que la dilatation du col est complète (avant cela, on ne rencontrait rien); et si l'on cherche le summum des bruits du cœur, c'est un peu au-dessus des pubis et juste sur la ligne médiane qu'il faut placer le pavillon du stéthoscope. Ces bruits sont ici, d'ailleurs, forts et rapprochés.

Dans la position céphalo-iliaque droite de l'épaule droite, la tête est sur la fosse iliaque droite. — le pelvis en haut, — et le dos tourné en arrière et un peu en haut. Le moignon de l'épaule droite est encore au centre du détroit supérieur, et le summum des bruits du cœur se fait encore entendre entre les pubis et l'ombilic, sur la ligne médiane, mais loin de l'oreille et très-faible, par conséquent.

Dans la position céphalo-iliaque gauche de l'épaule gauche, la tête est sur la fosse iliaque gau-

8.

che, — le pelvis en haut, — et le dos tourné en arrière et un peu en haut. Le moignon de l'épaule gauche (en supposant toujours le travail avancé et la dilatation du col complète) se trouve, sous le doigt, au centre du détroit supérieur, et le summum d'intensité des pulsations cordiales se fait entendre à peu près à la même place et avec les mêmes caractères que dans le cas précédent.

Enfin, dans la position céphalo-iliaque droite de l'épaule gauche, la tête est sur la fosse iliaque droite, — le pelvis en haut, — et le dos tourné en avant et un peu en bas. Le moignon de l'épaule gauche est au centre du détroit supérieur; et le summum des bruits du cœur se perçoit, fort et rapproché, un peu au-dessus des pubis et presque sur la ligne médiane.

Diagnostic des présentations et positions.

Les moyens de diagnostic sont ici, comme pour la grossesse, le *toucher vaginal*, le *palper abdominal* et l'*auscultation*.

La présentation du sommet est la seule qui puisse être diagnostiquée *avec certitude* avant la dilatation du col. Le doigt, porté sur le segment inférieur de la matrice, fait, en effet, reconnaître qu'un corps volumineux, rond et dur, se présente au détroit supérieur, et ce corps, évidemment, ne peut être que le crâne; car, ni le pelvis, ni l'épaule, ni même la face, ne donnent jamais la

même sensation. Du reste, le palper et l'auscultation viennent souvent confirmer cette reconnaissance opérée par
le toucher ; le
palper, en ne fai-
sant découvrir
nulle part, dans
le corps de l'u-
térus, rien qui
rappelle la forme
et la dureté d'une
tête d'enfant (à
moins que la
grossesse ne soit
gémellaire) : et
l'auscultation, en
localisant le sum-
mum d'intensité
des battements

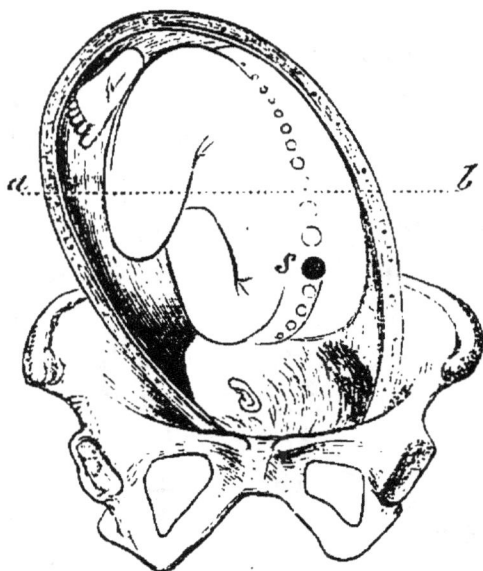

Fig. 30. Présentation du sommet. *a b*, ligne
fictive horizontale passant un peu au-dessous de l'ombilic. *s*, siége du summum d'intensité des bruits du cœur.

du cœur *au-dessous* du niveau de l'ombilic maternel (*fig.* 30).

Quant aux positions du sommet, elles ne sauraient être nettement reconnues qu'après la dilatation du col et même la rupture des membranes ;
et c'est alors le toucher vaginal qui est le principal moyen du diagnostic. Il suffit que le doigt reconnaisse dans quel sens se dirige la grande suture du crâne et vers quelle partie du bassin se
trouve la fontanelle antérieure, pour qu'il ne reste
aucun doute sur la position. On ne touche pas

toujours du doigt, aisément, la fontanelle antérieure, si la tête est fortement fléchie ; mais qu'importe, si le doigt reconnaît bien la fontanelle postérieure ou au moins sa place ?

Il peut, cependant, y avoir sur le crâne, — si
les membranes se sont rompues de bonne heure,
et si la dilatation du col s'est achevée lentement,
malgré des contractions utérines très-énergiques,
— il peut y avoir, disons-nous, une bosse séro-
sanguine (1) qui masque tout à la fois et la grande
suture et la fontanelle la plus proche du doigt;
mais qu'importe encore, dès l'instant qu'il est
avéré que cette bosse ne s'offre, bien marquée,
que sur le vertex, — qu'elle confirme, par conséquent, le mode de présentation, au lieu de l'obs-
curcir ; — et qu'en ce qui regarde la position,
qui est, il est vrai, complétement cachée par la
bosse sanguine, il y a 80 chances sur 100 pour
ne pas se tromper, en annonçant au hasard une
position occipito-iliaque gauche antérieure, les
20 autres chances restant presque toutes en faveur
d'une position occipito-iliaque droite postérieure.

Si le col n'est pas dilaté, il est impossible de
reconnaître nettement la présentation de la face;
on ne peut que la soupçonner, et voici comment:
si c'était le sommet, on le diagnostiquerait par-

_____

(1) Sorte d'épanchement qui résulte de l'afflux des liquides
du fœtus vers le seul point de sa surface qui soit soustrait à
la compression.

faitement ; si c'était le siége ou l'épaule, on ne sentirait rien sous le doigt, au travers du segment inférieur de la matrice ; au lieu de cela, on sent quelque chose, mais quelque chose d'irrégulier et de mal déterminé, et l'on en conclut, avec quelques chances de tomber juste, que c'est à une présentation de la face qu'on a affaire. Du reste, le palper et l'auscultation peuvent éclairer un tant soit peu le diagnostic, — le premier, en constatant qu'il n'existe rien qui rappelle une tête de fœtus, soit dans les fosses iliaques, soit vers le fond de l'utérus (à moins de grossesse gémellaire); — le second, en localisant le summmum des bruits du cœur à

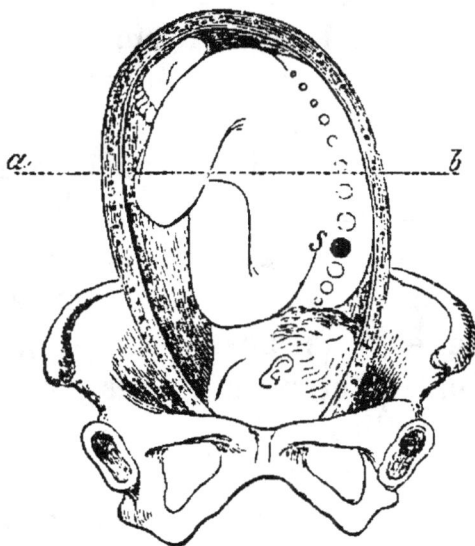

Fig. 31. *a b*, ligne fictive horizontale passant un peu au-dessous de l'ombilic. *s*, siége du summum d'intensité des bruits du cœur.

la même hauteur que dans le cas de présentation du vertex (*fig*. 31).

Pour que le diagnostic de la présentation et surtout des positions de la face puisse être clairement établi, il faut que le col utérin soit largement dilaté et la poche des eaux, sinon rompue, du moins assez souple. Alors, le toucher peut faire reconnaître successivement, d'un côté à l'autre du bassin : le front, la racine du nez, le nez, la bouche et le menton. C'est le nez qui est, ici, l'élément principal du diagnostic et de la présentation et de la position; car, il n'y a rien, sur les autres parties du corps, qui ressemble à cette petite pyramide triangulaire percée de deux trous sur l'une de ses faces. Par le point du bassin vers lequel regardent ces deux trous ou narines, on sait où se trouve le menton et, par conséquent, quelle est la position.

Il naît, cependant quelques difficultés, quand il y a longtemps que l'orifice utérin est dilaté, la poche des eaux rompue et l'utérus en travail énergique. La face, répondant alors au vide du bassin, devient le siége d'une tuméfaction considérable, d'une vraie bosse séro-sanguine; et les joues, gonflées et rapprochées l'une de l'autre, laissent entre elles un sillon assez profond qu'on pourrait prendre au premier abord pour le sillon interfessier. Mais l'obscurité se dissipe bientôt, dès qu'on arrive à toucher le nez qui, nous le répétons, ne ressemble qu'à lui-même.

Dans la présentation du siége, si elle est complète, c'est-à-dire si les pieds sont plus haut que les fesses, le doigt porté au fond du vagin ne fait rien reconnaître, tant que le col n'est pas dilaté. Il n'y a que le palper et l'auscultation réunis qui puissent donner alors quelques soupçons de la présentation et de la position; le palper, en fai-

sant constater la présence, dans le fond de l'utérus, d'un corps gros, rond et dur, comme la
tête du fœtus : et l'auscultation, en localisant le
summum des bruits du cœur *au-dessus* du niveau
de l'ombilic (*fig.* 32). Si, avec cela, le toucher vaginal ne fait absolument rien reconnaître sur le segment inférieur de
la matrice, il y a
de grandes proba-
bilités en faveur
d'une présentation
pelvienne *com-*
plète.

Lorsque les pieds
sont plus bas que
les fesses, au con-
traire, il peut ar-
river que les ta-
lons soient sentis
par le doigt au tra-
vers du segment
inférieur de l'uté-

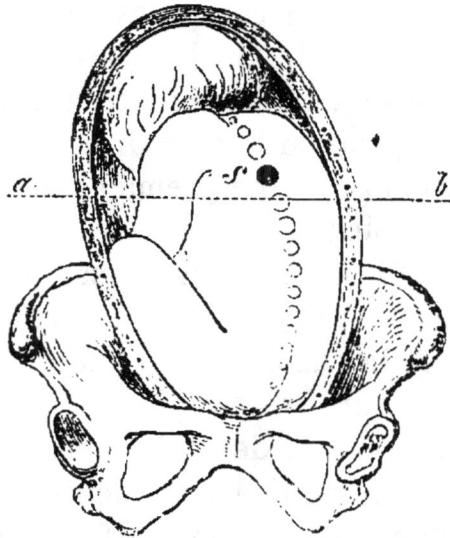

Fig. 32. *a b*, ligne fictive horizontale passant un peu au-dessous de l'ombilic.
s, siége du summum d'intensité des bruits
du cœur.

rus, malgré l'épaisseur de celui-ci ; et, alors, les
signes fournis par le palper et l'auscultation venant en aide, on arrive encore plus près de la vérité que tout à l'heure.

Toutefois, ce n'est que lorsque la dilatation du
col est très-avancée et la poche des eaux rompue,
que le diagnostic peut être solidement établi.
Alors, en effet, si ce sont les fesses qui se présen-

tent les premières, le doigt rencontre, au centre
de l'orifice utérin, une grosse tumeur molle (la
fesse antérieure), en arrière de laquelle est un
sillon oblique où se font reconnaître successivement, d'un côté à l'autre de l'excavation, le coccyx, l'anus et les organes génitaux externes. La
pointe du coccyx est, ici, l'élément principal du
diagnostic de la présentation et de la position;
suivant que ce petit os est en rapport avec le côté
gauche ou le côté droit du bassin, on sait qu'on a
affaire à une première ou à une seconde position
du siége.

Si, au lieu des fesses, ce sont les pieds qui s'engagent dans l'orifice utérin, le diagnostic est plus
facile encore ; car, avec un peu d'attention, on ne
prendra pas ces pieds pour des mains ; et la direction seule des talons fera ensuite déterminer la
position. Il arrive même assez fréquemment que
l'on reconnaisse parfaitement les pieds et leur
direction au travers des membranes encore intactes.

Quant aux genoux, s'ils se présentaient (ce qui
est, nous le savons, excessivement rare), on les
distinguerait des coudes, d'abord à leur volume
un peu plus considérable, mais surtout à la présence de leur petite rotule mobile ; et la direction
des tibias donnerait ensuite la position.

Enfin, dans le cas de présentation de l'un ou
l'autre côté du tronc, le diagnostic, comme dans
le cas de présentation du siége *complète*, ne peut

guère être nettement établi qu'après la dilatation du col et même la rupture des membranes. Jusque-là, on ne peut avoir que des soupçons, soupçons que l'on fonde : 1° sur la forme du ventre, qui est généralement aussi large que haut ; 2° sur la présence, dans l'une des fosses iliaques, d'une grosse boule du-re, donnant l'i-dée d'une tête de fœtus ; 3° sur la localisation du summum des bruits du cœur très-au-dessous du

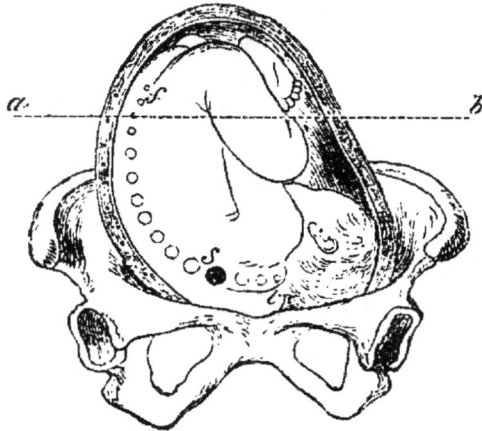

Fig. 33. Présentation du tronc. *ab*, ligne fic-tive horizontale passant un peu au-dessous de l'ombilic. *sf*, grande ligne de décrois-sance de ces bruits. *sl*, petite ligne de dé-croissance.

niveau de l'ombilic, et particulièrement sur la di-rection *transversale* suivant laquelle l'oreille per-çoit le plus longtemps les pulsations décroissantes (*fig.* 33).

Ceci nous conduit naturellement à dire quelques mots de la théorie ingénieuse de M. Depaul, re-lativement à la détermination des présentations et positions du tronc par l'auscultation seule.

Ce savant professeur admet, d'abord, comme démontré, que les bruits du cœur, qui vont en s'affaiblissant à mesure qu'ils s'éloignent du point de leur summum d'intensité, se propagent plus

loin dans le sens de la colonne vertébrale du fœtus — (tige solide et favorable, par conséquent,
à la transmission des vibrations), — que dans
tout autre sens, et plus loin, dès lors, en descendant le rachis qu'en le remontant, puisqu'à partir
de la région *post-cordiale*, la portion de rachis qui
descend vers le coccyx, est plus longue que celle
qui monte vers la tête. Puis, il divise l'utérus, —
arrivé, bien entendu, à son plus haut degré de développement, — en deux moitiés, l'une supérieure,
l'autre inférieure, par une ligne fictive horizontale,
passant un peu au-dessous de l'ombilic ; et, chacune de ces moitiés en deux autres parties, l'une
droite, l'autre gauche, par une autre ligne fictive,
perpendiculaire à la première, et passant, de haut
en bas, par le milieu de l'organe. Et, cela posé,
il raisonne ainsi : Le summum des bruits du cœur
siégeant au-dessous du niveau de l'ombilic, on ne
peut avoir affaire qu'à une présentation de la tête
(sommet ou face), ou à une présentation de l'é-
paule. Or, pour distinguer l'une de l'autre, il n'y
a qu'à rechercher dans quelle direction s'en vont
les deux lignes principales de décroissance des
bruits ; si elles s'en vont suivant l'axe longitudinal
de l'utérus, on diagnostique une présentation de
la tête ; mais si elles s'en vont toutes deux à peu
près transversalement, on diagnostique une présentation de l'épaule. Quant à la détermination
de la position, dans ce dernier cas, elle ne peut
être obtenue qu'en précisant bien le siége du sum-

mum des bruits, et en distinguant bien l'une de l'autre les deux lignes de décroissance, de manière à pouvoir dire sûrement où est la tête et où est le siége. — Enfin, pour savoir si le dos du fœtus est tourné en avant ou en arrière, il suffit de tenir compte de la seule intensité des bruits ; s'ils frappent vivement l'oreille, c'est que le dos est en avant ; s'ils paraissent, au contraire, faibles et éloignés, c'est que le dos est en arrière.

C'est là, nous le répétons, une théorie fort ingénieuse, mais qui, à cause des difficultés de son application, n'est point appelée, assurément, à rendre au praticien autant de services que l'avait d'abord pensé son auteur. Dans le cas de présentations céphalique et pelvienne, elle donne de bons résultats, conduit même souvent à une certitude ; mais, quand il s'agit de présentations des côtés, elle n'aboutit jamais qu'à grossir un peu la somme des probabilités fournies déjà par le toucher vaginal et le palper abdominal.

On ne peut donc établir un bon diagnostic d'une présentation, et, à plus forte raison, d'une position du tronc, que lorsque l'orifice utérin est complétement dilaté et que la poche des eaux est rompue. Alors le doigt, porté dans le vagin, rencontrera ou l'épaule elle-même, ou le coude, ou le thorax, ou rien.

Si c'est l'épaule, on la sent sous la forme d'une petite tumeur arrondie, avec une saillie osseuse au centre (l'acromion.)

Si c'est le coude, on le reconnaît à la réunion de trois petites tubérosités, immobiles toutes trois.

Si c'est le thorax, on le distingue aisément à la présence des côtes.

Enfin, si par le toucher on n'atteint rien, le diagnostic n'en est pas, pour cela, rendu obscur. Car, par exclusion, on arrive encore à conclure que c'est le côté du tronc qui se présente. En effet, si c'était toute autre partie, le sommet, la face, ou même le siége, dès l'instant que nous supposons le col complétement dilaté, le doigt la reconnaîtrait parfaitement. On ne touche rien ; donc c'est le tronc. Mais quelle est donc la région du tronc qui se présente au centre du détroit supérieur, pour que le doigt ne l'atteigne pas? Le défaut de l'épaule ou, si l'on veut, le côté du cou.

Quand on rencontre le moignon de l'épaule, le coude ou le côté du thorax, on n'a, pour préciser la position, qu'à chercher le pli de l'aisselle, à voir vers quel point du bassin il regarde, puis à reconnaître si l'omoplate est tournée en avant ou en arrière. On sait, en effet, que l'omoplate fait partie du dos, et que la tête est à l'opposé du point que regarde le pli de l'aisselle. Or, du moment qu'on sait où est la tête et où est le dos, il est évident qu'on connaît la position du fœtus.

Enfin, si la main pend dans le vagin, et à plus forte raison, à la vulve, toutes les difficultés sont levées. La présence de la main indique suffisamment la présentation, et il n'y a plus, pour être certain de la position, qu'à déterminer : 1° si c'est la main droite ou la main gauche qu'on sent ou qu'on voit ; 2° si cette main, quelle qu'elle soit, a son dos tourné vers la cuisse gauche ou vers la cuisse droite de la mère ; 3° si le petit doigt regarde la partie antérieure ou la partie postérieure du bassin.

Quand le dos de la main *droite* regarde la cuisse gauche de la mère et le petit doigt l'arcade pubienne, on diagnostique une première position de l'épaule *droite* (céphalo-iliaque gauche) ; — quand le dos de la même main regarde la cuisse droite et le petit doigt le périnée, — une deuxième position de l'épaule *droite* (céphalo-iliaque droite) ; — quand le dos de la main *gauche* regarde la cuisse gauche et le petit doigt le périnée, — une première position de l'épaule *gauche* (céphalo-iliaque gauche) ; — et, enfin, quand le dos de la même main regarde la cuisse droite et le petit doigt les pubis, — une deuxième position de l'épaule *gauche* (céphalo-iliaque droite).

En résumé, l'espèce de main indique l'espèce d'épaule ; la direction du dos de la main, le point vers lequel est la tête ; et la direction du petit doigt, le point vers lequel est tourné le dos du fœtus.

L'inspection seule de la main qui se présente suffit donc, pourvu toutefois qu'elle n'ait pas été tordue par quelque manœuvre maladroite, à fournir tous les éléments du diagnostic dans la présentation du tronc.

Mécanisme de l'accouchement spontané.

L'utérus ne se débarrasse, en général, du fœtus et de ses annexes, que lorsque la grossesse est à terme et qu'elle a, par conséquent, 9 mois révolus de durée.

Mais, quelques jours auparavant, le travail de la parturition a pu, si surtout la femme est primipare, s'annoncer par certains symptômes *prodromiques*. Ainsi, dans la dernière quinzaine, la matrice s'est peu à peu abaissée en totalité, *le ventre est tombé*, selon l'expression commune, ce qui a rendu la digestion stomacale et la respiration plus faciles, mais la marche, par contre, excessivement gênée ; et comme la tête du fœtus, bien que coiffée de la paroi utérine, s'est déjà engagée dans le détroit supérieur, le col de la vessie, le rectum et les nerfs sacrés sont comprimés et agacés : de là, des *besoins fréquents d'uriner*, un peu de *ténesme rectal* et des *impatiences* ou même de *vraies crampes* dans les cuisses et les mollets.

Si l'enfant se présentait par une autre partie que la tête, ces derniers symptômes n'existeraient pas, attendu qu'il n'y aurait pas compression des organes intra-pelviens au même degré ; il s'ensuit donc que les besoins fréquents d'uriner, le ténesme rectal et les crampes dans les extrémités inférieures, indiquent, non-seulement que l'heure de l'accouchement approche, mais encore que le fœtus se présente de la manière la plus favorable, c'est-à-dire par le sommet : les exceptions sont très-rares.

Mais il y a d'autres signes qui annoncent un travail prochain : *le vagin*, par exemple, *s'humecte de glaires inaccoutumées; les grandes lèvres se ramollissent et se gonflent;* et la *matrice*, comme pour préluder à de vraies contractions, *devient le siége,* — ou de *resserrements spasmodiques*, revenant de temps en temps, partant des reins et allant mourir aux pubis, — ou de *petites douleurs* parcourant la périphérie de l'organe et donnant à la femme la sensation de *pattes de mouches* ou d'*araignées*.

Mais ces petites douleurs, ou plutôt contractions, qui, chez quelques primipares, surviennent 2 ou 3 jours, parfois même de 8 à 15 jours avant terme, ne sont point encore un commencement de travail ; elles ne sont qu'une marque de l'impatience où se trouve l'utérus de se vider de ce qu'il contient. Le travail ne commence réellement que lorsque le col utérin, qui s'est ramolli de plus en plus à mesure que la grossesse a marché, est complétement effacé. Ce col ne s'efface pas *de haut en bas*, comme on le disait encore au commencement de ce siècle et comme l'ont écrit M. Longet (1) et, tout récemment, M. Depaul lui-

(1) *Traité de physiologie*, 1850.

même, — ce qui ne nous a pas peu étonné (1), — mais bien *de bas en haut* (Stoltz, Dubois, Pajot, etc.). L'orifice externe et l'orifice interne se rapprochent de plus en plus l'un de l'autre, et, enfin, le premier finit par s'évaser et disparaître, quand le second reste encore fermé. Si l'on porte le doigt sur le pourtour de l'orifice interne prêt à se dilater, on reconnaît très-bien l'existence d'un bourlet plus ou moins saillant, qui n'est autre chose que l'orifice *externe* tiré en dehors par les fibres longitudinales de la matrice.

(1) *Dictionnaire encyclopédique des sciences médicales*, t. I, 1864, art. ACCOUCHEMENT.

Voici comment s'exprime M. Depaul :

« Au commencement du travail, c'est l'orifice *interne* de « l'utérus qui s'entr'ouvre le premier; petit à petit la cavité « du col se confond avec la cavité du corps, et bientôt une « seule et unique cavité existe, qui n'est plus fermée que par « un bourlet d'épaisseur variable et qui circonscrit l'orifice « *externe.* »

Or, nous le répétons, nous sommes surpris qu'un accoucheur d'une expérience aussi consommée n'ait pas remarqué que les choses ne se passent pas ainsi, et que, tout au contraire, c'est l'orifice *externe* qui s'est déjà effacé peu à peu aux approches du travail, quand l'*interne*, lui, reste encore complétement fermé. Il ne faut qu'avoir l'occasion de toucher de temps en temps le col pendant les douleurs prodromiques, pour s'assurer du fait. L'orifice *interne* est encore fermé que les fibres circulaires de l'orifice *externe* forment déjà, bien en dehors, à 0ᵐ,02 au moins, un bourlet saillant très-facile à percevoir. Et, enfin, il n'y aurait qu'à se rappeler que les fibres *longitudinales* de l'utérus, agent principal de la dilatation du col, sont en dehors des fibres *circulaires*, et qu'elles se recourbent

La cause déterminante des premières contractions franches de cet organe est très-probablement la pression exercée par l'extrémité inférieure
de l'œuf sur l'orifice *interne* déjà agacé et faisant
un dernier effort de résistance. Pour comprendre,
du reste, le mécanisme de la dilatation du col, il
suffit de se rappeler que les parois de l'utérus sont
appliquées sur un corps ovoïde résistant (l'œuf),
— que les fibres du corps sont beaucoup plus
puissantes que celles du col, — et que, dès lors,
la résistance de celui-ci doit être bientôt vaincue,
quand surtout, à l'action dilatante si efficace des
fibres longitudinales ou à anses, vient se joindre
l'effort mécanique exercé de dedans en dehors par
la poche des eaux, poussée dans l'orifice déjà un
peu ouvert, et agissant sur lui à la façon d'un coin.

Mais les *vraies* contractions utérines ne sont
pas permanentes ; elles sont *intermittentes*. Après
20 ou 30 secondes de durée, la *douleur* (car, ici,
douleur et contraction sont synonymes) cesse pour
un temps, variable de 15 minutes à 1 minute,
suivant qu'on est plus ou moins éloigné du moment de l'expulsion du produit; puis, elle repa-

---

en anses sur les plus inférieures de ces fibres circulaires, celles du col, pour comprendre que ce col doit s'effacer de *bas
en haut* et non de *haut en bas*. — Nous demandons bien par-
don à M. Depaul, — à ce savant professeur que nous tenons
en si grande estime, — d'avoir à formuler une opinion si
contraire à la sienne; mais c'est une affaire de conscience,
et avec cela on ne transige pas.

raît, et ainsi de suite jusqu'à la sortie du fœtus, toujours en se rapprochant de plus en plus de celle qui l'a précédée.

L'utérus ne se débarrasse donc, au bout du compte, que par des alternatives d'activité et de repos.

Il y a, d'ailleurs, dans le travail de l'accouchement deux périodes assez distinctes et qu'il est bon de ne pas perdre de vue, à cause de leur utilité pratique : l'une est dite *période de préparation ou de dilatation du col;* l'autre, *période d'expulsion du fœtus.* Dans la première, le col se dilate, comme nous l'avons dit tout à l'heure, par la double action d'une force vitale (contractions de tout le corps de la matrice) et d'une force mécanique (pression excentrique de la poche des eaux engagée dans l'orifice utérin) : à défaut de poche des eaux, la partie fœtale qui s'engage, vertex ou pelvis, active la dilatation.

Dans la seconde période, le corps de l'utérus se contracte plus fortement que jamais (douleurs *expulsives*), et, s'aidant de l'action des muscles abdominaux, chasse le fœtus de sa cavité.

Cette période d'expulsion ne commence que lorsque la dilatation du col est complète ou presque complète, c'est-à-dire est arrivée à avoir de 7 à 8 centimètres. Si la poche des eaux est faible, elle se rompt dès les premières contractions expulsives, et un flot de liquide s'échappe (premières eaux), — après quoi il y a un certain temps de repos avant de nouvelles contractions. Si la poche est forte, au contraire, elle résiste à un haut degré de distension et accompagne la partie fœtale très-loin, parfois jusqu'en dehors de la vulve; or, quand c'est la tête qui s'échappe, ainsi coiffée d'une calotte membraneuse, l'accoucheur, soit dit en passant, ne doit pas oublier de l'annoncer tout haut, puisque c'est encore considéré partout comme un présage de bonheur pour l'enfant.

Mais il y a, dans l'accouchement, lors de la seconde période, des phénomènes que l'on peut appeler *mécaniques*, qui consistent dans l'évolution passive du fœtus à travers le canal pelvien et sur lesquels nous devons nous arrêter, vu leur importance. Comme ils varient, — dans la forme du moins, — suivant l'attitude du fœtus au moment où les douleurs expulsives commencent, nous allons les étudier dans chacune des présentations et positions principales.

A. Accouchement par le sommet.

Si l'enfant se présente par le sommet, la tête, fortement fléchie, s'engage, dès les premières douleurs expulsives, dans l'orifice utérin dilaté et en même temps dans le détroit supérieur (1er temps); — de là elle descend dans l'excavation, en se fléchissant plus fortement encore (2e temps); — arrivée sur le plancher périnéal, elle exécute un mouvement de rotation qui amène l'occiput presque en avant (3ᵉ temps) ; — puis, elle se présente à la vulve et la franchit par un mouvement de déflexion gradué, en pivotant sur la nuque qui s'est arrêtée derrière la symphyse pubienne (4ᵉ temps) ; — et, enfin, une fois hors de la vulve, elle exécute un nouveau mouvement de rotation, déterminé par un mouvement semblable des épaules dans l'excavation (5ᵉ temps).

La tête dehors, il y a un léger temps d'arrêt, pendant lequel la femme reprend un peu haleine ; mais bientôt l'utérus, qui est revenu sur lui-même jusqu'à s'appliquer immédiatement sur le corps du fœtus, entre de nouveau en contractions et achève l'expulsion du produit ; non pas d'un seul coup, mais en deux temps, — la sortie des annexes (placenta et membranes) n'ayant lieu généralement que 10 à 15 minutes après celle de l'enfant. C'est à l'expulsion des annexes ou *délivre* qu'on a donné le nom de *délivrance*, dernier temps de l'accouchement.

Pour tout le travail expulsif, les contractions de la matrice suffiraient seules à la rigueur, comme nous l'avons dit dans les prolégomènes ; mais, dans l'immense majorité des cas, cependant, elles sont très-efficacement secondées par l'action simultanée des muscles abdominaux, quand la femme peut *pousser*. Or, cette contraction synergique des muscles de l'enceinte abdominale peut fort bien être tout à fait volontaire, au début de la *période d'expulsion* ; mais, vers la fin, surtout quand les bosses pariétales arrivent à se dégager, elle devient involontaire; on a beau prier alors la femme de ne pas *pousser*, elle n'obéit plus, *pousse* toujours, et ne s'arrête que lorsque la tête est dehors.

En résumé, il y a 5 temps dans l'expulsion de la tête du fœtus se présentant par le sommet, savoir :

1° Engagement de la tête au détroit supérieur ;

2° Descente de la tête dans l'excavation ;

3° Rotation *intérieure* de la tête, une fois arrivée sur le plancher périnéal ;

4° Dégagement de la tête à la vulve par déflexion graduée ;

5° Rotation *extérieure* de la tête, conséquence d'une rotation *intérieure* des épaules.

(La tête sortie, l'expulsion du tronc est, en général, si facile, qu'on n'en tient pas compte dans le mécanisme de l'accouchement spontané.)

Dans le 1er temps (*fig.* 34), la tête s'engage au détroit supérieur, selon l'axe même de ce détroit; par conséquent, c'est la bosse pariétale, droite ou gauche, suivant qu'il s'agit d'une première ou d'une seconde position du vertex, et non pas la suture longitudinale elle-même, qui est le point le plus déclive, celui sur lequel tombe d'abord le doigt explorateur. En s'engageant ainsi, du reste, la tête se fléchit fortement pour s'amoindrir le plus possible ; car c'est là son seul mode de réduction réelle.

Dans le 2ᵉ temps (*fig*. 35), la bosse pariétale antérieure (que ce soit la droite ou la gauche) s'arc-boute derrière le pilier correspondant de

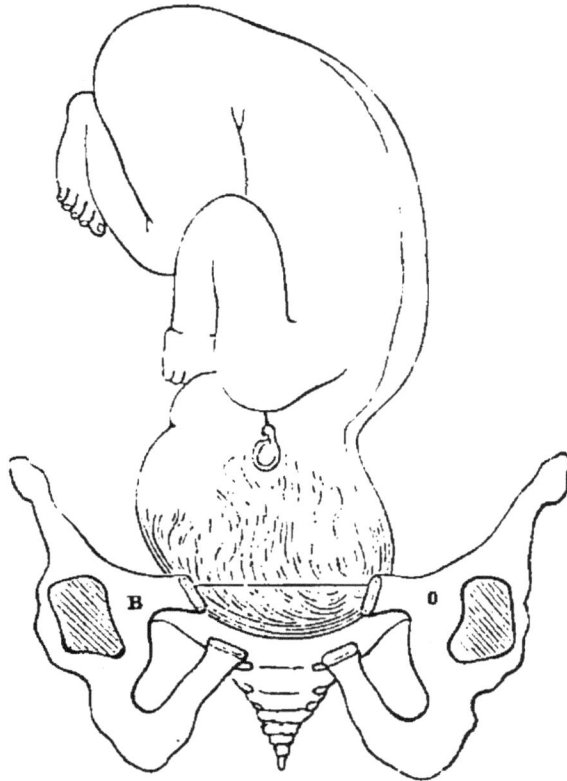

Fig. 34. 1ᵉʳ temps du mécauisme de l'accouchement par le sommet — OB, Diamètre occipito-bregmatique se mettant en rapport avec le diamètre oblique droit du détroit supérieur.

l'arcade pubienne, pendant que la postérieure parcourt toute la hauteur de la paroi postérieure de l'excavation, au niveau de la symphyse sacro-iliaque qui lui correspond ; de sorte que la grande suture crânienne vient s'offrir directement sous le doigt, dès que la tête approche du détroit inférieur.

Dans le 3ᵉ temps (*fig.* 36), qui a pour but de disposer le crâne de manière que son plus grand diamètre, l'occipito-frontal, s'adapte au plus grand diamètre du détroit inférieur, le *coccy-pubien*, — tout en amenant l'occiput vers l'arcade des pubis,

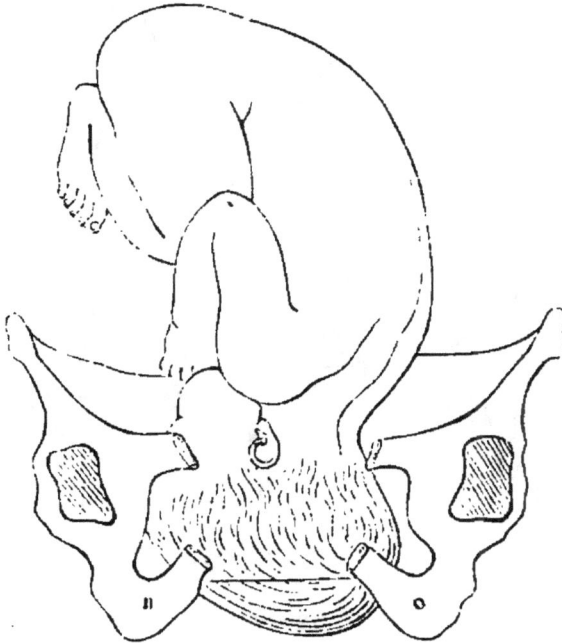

Fig. 35. 2ᵉ temps. — OB, Diamètre occipito-bregmatique resté en rapport, jusqu'au détroit inférieur, avec diamètre oblique droit du bassin.

— la bosse occipitale n'arrive pas à regarder directement en avant, mais seulement à s'appuyer derrière le pilier correspondant de l'arcade (Nægelé, Depaul, Pajot, etc.) ; de sorte que la tête, en définitive, à la fin du 3ᵉ temps, reste toujours un peu oblique au-dessus du détroit inférieur (*fig.* 37). Du reste, il faut bien se figurer que ce mouvement de rotation intérieure ne se fait pas d'un seul coup, mais bien par une suite de petits mouvements de va-et-vient. L'occiput, au moment de la douleur fait un pas en avant, — puis se re-

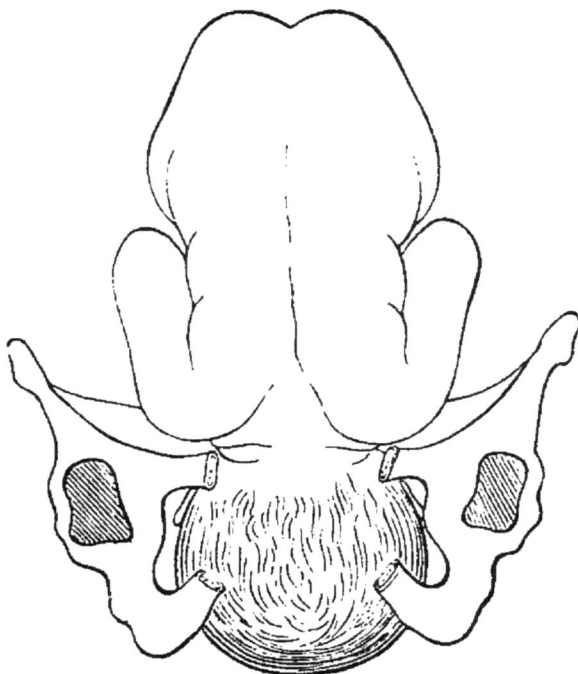

Fig. 36. 3e temps. Rotation intérieure achevée.

tire un peu, une fois la douleur passée, pour revenir un peu plus en avant à chaque contraction, — jusqu'à ce que l'angle postéro-supérieur du pariétal antérieur (et non pas la bosse occipitale elle-même) se présente au niveau de la commissure supérieure de la vulve. Si le sommet est descendu en 1re position, cette rotation est à peine sensible, puisqu'elle n'équivaut pas à un seizième de cercle ; tandis que, si le sommet est arrivé sur le plancher du bassin en 2° position, cette rotation est de plus d'un quart de cercle.

Dans le 4ᵉ temps (*fig.* 38), l'occiput s'engage presque directement sous l'arcade pubienne, jusqu'à ce que la nuque embrasse exactement par

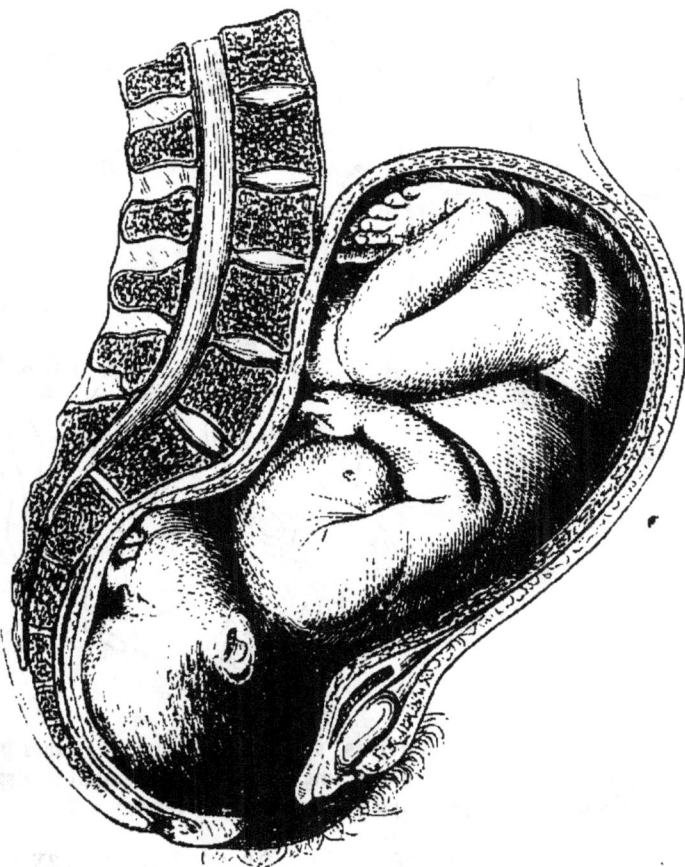

Fig. 37. 3ᵉ temps. Rotation intérieure achevée ; la tête commence même le 4ᵉ temps (déflexion) (1).

derrière la symphyse des pubis ; et alors, sur cette nuque, centre du mouvement, pivote la tête en-

(1) *Nouveau Dictionnaire de médecine et de chirurgie pratiques*. Paris, 1864, t. I, art. ACCOUCHEMENT, par Stoltz.

tière qui se défléchit peu à peu pour franchir la vulve. Nous disons *peu à peu*, parce que ce déga- gement se fait presque toujours avec une certaine lenteur, chez la femme primipare du moins. Ici,

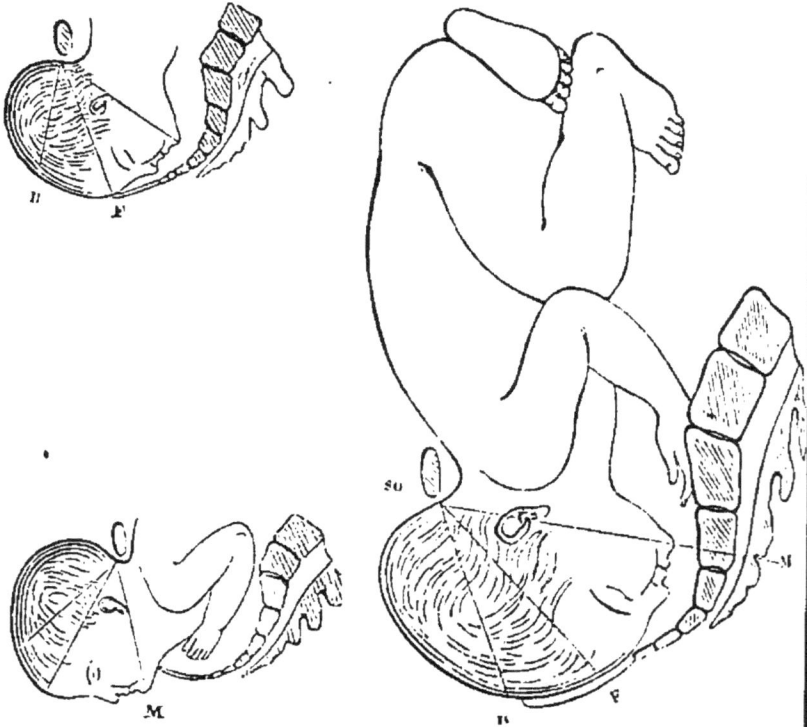

Fig. 38. 4ᵉ temps. Les diamètres sous-occipito-bregmatiques (soB) frontal (soF), mentonnier (soM) se mettent successivement en rapport avec le diamètre coccy-pubien du détroit inférieur.

en effet, ce n'est guère qu'après que le vertex s'est présenté un assez grand nombre de fois à la vulve, descendant, puis remontant, pour descendre de nouveau, toujours un peu plus à chaque fois, — que le périnée et la vulve sont vaincus dans leur résis- tance et se laissent dilater au degré voulu pour que les bosses pariétales passent. Oh ! alors, dans ce moment-là, survient une douleur atroce, douleur *conquassante* des auteurs, qui arrache des cris perçants à la femme, la met hors d'elle et la fait contracter violemment tous ses muscles du tronc et des bras, pour venir en aide à l'utérus et en finir avec un travail si terrible.

Cette marche lente et progressive de la tête, une fois à la vulve, ne doit jamais être perdue de vue; car, dans certains cas, en appliquant le forceps, chez une primipare à périnée solide, par exemple, il conviendra d'imiter cette sage lenteur de la nature, pour ne pas brusquer l'extensibilité des parties génitales externes; — c'est-à-dire qu'au moment où les bosses pariétales seront près de se dégager, il faudra plutôt retenir la tête que la tirer.

Enfin, dans le 5ᵉ temps (*fig.* 39), la tête du fœtus fait un nouveau mouvement de rotation qui porte la face à regarder la partie interne et un peu postérieure de l'une ou l'autre des cuisses de la mère. Les anciens accoucheurs avaient tort d'appeler cette rotation extérieure *mouvement de restitution;* car il n'est nullement le résultat d'une torsion préalable du cou, mais bien tout simplement la conséquence d'une rotation *intérieure* des épaules, dont le diamètre bis-acrominal cesse d'être parallèle à l'un des diamètres obliques de l'excavation, pour devenir *presque* parallèle au diamètre coccy-pubien.

Mais ces cinq temps que nous venons de dé-

crire ne sont pas toujours aussi distincts. Ainsi,
chez beaucoup de femmes ayant eu déjà plusieurs
enfants, il n'est pas rare de voir les deux premiers
et même les trois premiers temps se confondre en
un seul ; et, chez d'autres, sans qu'on puisse en
donner l'explication, le mouvement de rotation

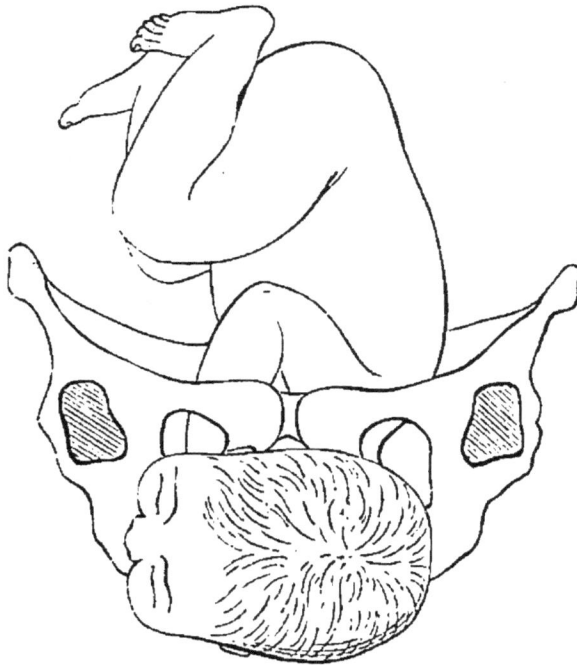

Fig. 39. 5ᵉ temps.

intérieure venir à manquer tout à coup, ou, au
contraire, à s'exagérer, quand tout jusque-là avait
marché régulièrement. Si cette rotation manque,
l'occiput reste en travers ou va même se mettre
en rapport avec le sacrum par un mouvement en
sens inverse. Si, au contraire, elle est exagérée,

l'occiput dépasse la symphyse pubienne et va se mettre en rapport avec la branche des pubis opposée à celle derrière laquelle il aurait dû s'arrêter. Alors, dans le cas de 1re position du sommet, la rotation va jusqu'à 60°, au lieu de 22°, 5 ; et, dans le cas de 2e position, jusqu'à 180° au lieu de 90°. Si la direction qu'affecte la tête au moment de son dégagement à la vulve jetait du doute sur la position primitive du sommet, au détroit supérieur, il n'y aurait qu'à voir quel est le siége précis de la bosse séro-sanguine, s'il y en a une, tant faible soit-elle, pour sortir d'incertitude ; car la bosse en question siége sur le pariétal droit, lorsque le sommet était en 1re position pendant l'achèvement de la dilatation du col, et, au contraire, sur le pariétal gauche, quand, à cette même époque, le sommet était en 2e position.

Parce que la rotation intérieure, dans le cas de 2e position du vertex, serait venue à manquer (fg. 40), ce ne serait point une raison pour que l'accouchement ne pût pas s'achever spontanément. Si la tête reste fortement fléchie, l'occiput finira par se dégager le premier au-devant du périnée, — en le déchirant, il est vrai, plus ou moins ; — et, après cela, la tête n'aura plus qu'à se défléchir pour que le bregma, le front et la face glissent successivement sous la commissure antérieure de la vulve. Mais malheur, si la tête vient à se défléchir avant que l'occiput ait achevé son dégagement au-devant du périnée ; car le diamètre occipito-frontal d'abord, puis l'occipito-mentonnier, se mettront en rapport avec le diamètre coccy-pubien qui n'a pas la même étendue ; il y aura alors en-

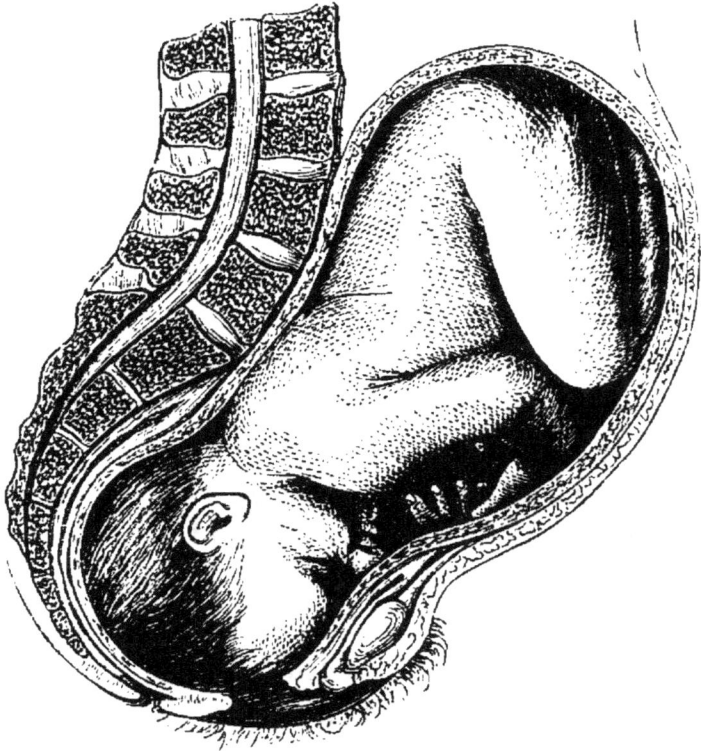

Fig. 40. Présentation du crâne en position occipito-postérieure ; rotation en arrière dans l'excavation (1).

clavement de la tête, et on ne pourra guère extraire celle-ci qu'en la broyant.

Dans les 3e, 4e, 5e et 6e positions du sommet, — positions très-rares, d'ailleurs, — le mécanisme de l'expulsion de la tête n'offre rien de particulier à signaler.

(1) *Nouveau Dictionnaire de médecine et de chirurgie pratiques*. Paris, 1864, t. I, p. 246, fig. 12.

La tête une fois dehors, quelle est l'épaule qui se dégagera la première ? Les auteurs ne sont pas d'accord à ce sujet. Voici ce que nous lisons dans le *Traité d'accouchements* de Cazeaux : « L'épaule « antérieure apparaît à la vulve la première, mais « ne se dégage néanmoins que la seconde, — à « moins pourtant que la femme ne soit une pri- « mipare à périnée très-résistant : alors, en effet, « l'épaule antérieure se dégage parfois la pre- « mière. »

Mais Cazeaux s'est trompé, dit M. Depaul, quand il a soutenu cette thèse, contrairement, au reste, à l'opinion de M. P. Dubois. Dès qu'une partie fœtale est sous l'arcade pubienne, l'extrémité an- térieure de cette partie est comme *hors* du bassin : c'est donc là la première dégagée. Dès lors, il n'y a plus d'hésitations à avoir sur la priorité du dé- gagement des épaules, pas plus que des fesses, comme nous le verrons plus loin. L'épaule anté- rieure se dégage *toujours* la première, pour qui sait donner au mot *dégagement* sa véritable signification.

Quoi qu'il en soit, les épaules sorties, le tronc continue le mouvement de rotation que viennent de faire celles-ci, et le fœtus arrive entre les cuis- ses de sa mère, non pas le dos *en avant*, comme nous le disions dans la 1re édition de cet ouvrage, mais bien, ainsi que le fait observer M. Stoltz (1),

(1) *Nouveau Dictionnaire de médecine et de chirurgie pra- tiques*, t. I, p. 276.

le ventre et, par conséquent, la face en l'air, ce qu[i]
est tout avantageux au libre établissement de [la]
respiration.

B. Accouchement par la face.

Dans le mécanisme de l'expulsion de la tête [se]
présentant par la face, il y a encore 5 temp[s à]
savoir :

1° Engagement au détroit supérieur de la tê[te]
en état d'extension forcée ;

2° Descente jusque sur le plancher périnéal [de]
la tête encore plus fortement défléchie ;

3° Rotation intérieure de la tête, qui amène [le]
menton, et non plus l'occiput, à se loger sous l'a[r]
cade pubienne ;

4° Dégagement de la tête à la vulve, par flexi[on]
graduée ;

5° Rotation extérieure de la tête, conséque[nce]
d'un rotation intérieure des épaules, dont le gra[nd]
diamètre a besoin de se mettre en parallélis[me]
avec le plus grand diamètre du détroit inférie[ur]
le coccy-pubien.

Ici, comme dans le cas de présentation du so[m]
met, la rotation intérieure et le dégagement à [la]
vulve ne se font que par une succession de pe[tits]
mouvements de va-et-vient. Dans le temps du dé[-]
gagement, la tête pivote, pour opérer sa flexi[on]
sur la base de la mâchoire qui s'est arc-bou[tée]
sous l'arcade pubienne, comme le fait la nu[que]

dans l'accouchement par le sommet ; et, pendant le mouvement de flexion de la tête, c'est naturellement le bregma, puis le synciput et l'occiput que l'on voit apparaître successivement en avant du périnée.

Mais revenons un peu sur le 3e temps, qu'il est si important de voir s'effectuer d'une manière régulière.

Pour qu'il y ait accouchement spontané, dans le cas de présentation de la face, il est presque essentiel *que le menton vienne se dégager le premier sous l'arcade pubienne*, la tête étant préalablement dans une forte extension (*fig. 41*) ; sans cela, le diamètre occipito-mentonnier, qui a 13 cent. et souvent même 13 cent. et demi, se mettrait en rapport avec le diamètre coccy-pubien, qui n'a que 12 cent. au plus (en supposant même le coccyx aussi mobile que possible), et, nécessairement, il y aurait enclavement de la tête. Tandis que le menton venant se dégager le premier sous l'arcade des pubis, et non pas le bregma, le détroit inférieur n'a plus qu'à livrer passage successivement aux diamètres trachélo-bregmatique et trachélo-occipital qui n'ont pas plus chacun de 9 cent. et demi et qui, dès lors, passent très-bien, sans même érailler la commissure postérieure de la vulve.

Cependant, il arrive que, bien que le menton reste en arrière, dans le cas de 1re position de la face, faute de rotation (*fig. 42*), l'expulsion spontanée de la tête puisse encore se faire ; c'est qu'alors, très-probablement, le menton, au lieu de butter sur la base du coccyx, s'est logé dans la grande échancrure sciatique en déprimant les parties molles qui

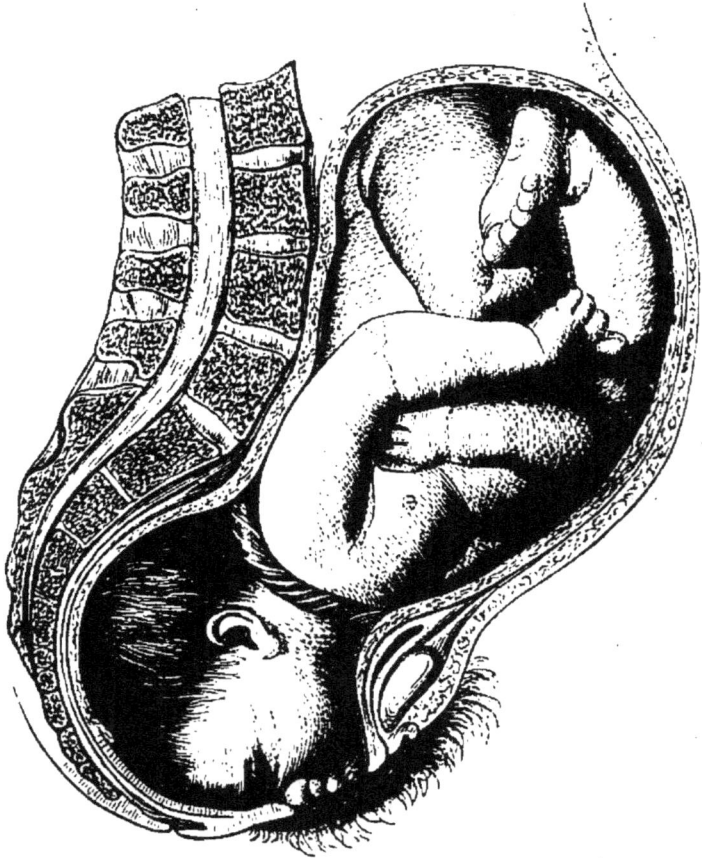

Fig. 41. Présentation de la face ; tête dans l'excavation ; rotation achevée (1).

la recouvrent, et a soustrait ainsi près de 2 cent.

(1) *Nouveau Dictionnaire de médecine et de chirurgie pratiques*. Paris, 1864, t. I, art. ACCOUCHEMENT.

au diamètre occipito-mentonnier, ce qui permet à l'occiput de glisser derrière la branche pubienne qui lui correspond et de venir se dégager le pre-

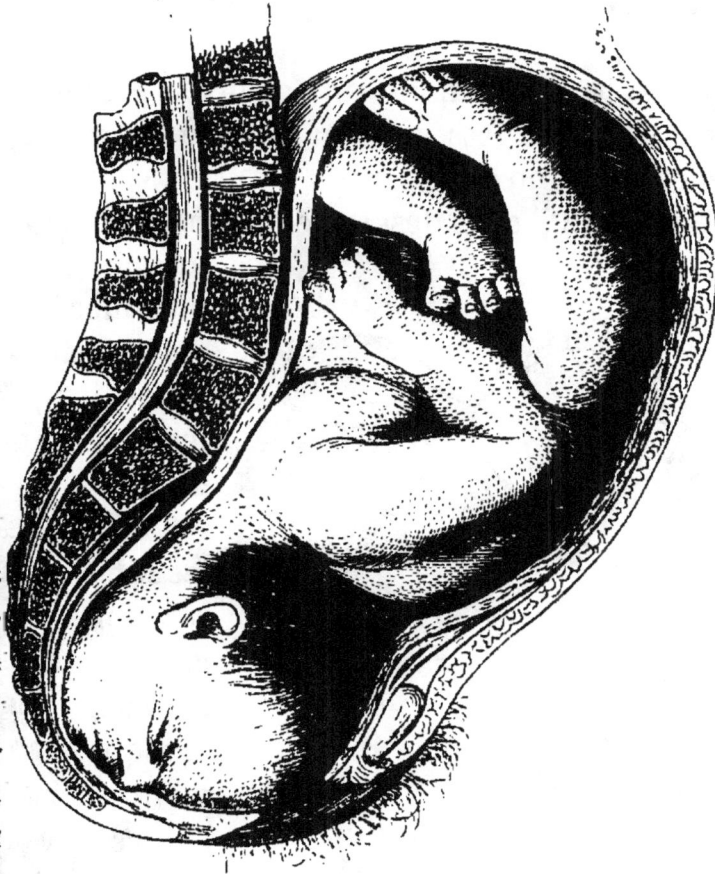

Fig. 42. Présentation de la face, le menton restant en arrière, faute de rotation de la tête dans l'excavation.

mier sous l'arcade. Il y a eu ainsi conversion de la présentation vicieuse de la face en présentation régulière du vertex.

C. Accouchement par le siége.

Dans le mécanisme de l'expulsion du siége, on doit encore compter 5 temps, et non pas 4 seulement :

Dans le 1er (et nous supposons la présentation complète), les fesses s'engagent au détroit supérieur, en s'amoindrissant.

Dans le 2e, elles descendent dans l'excavation, jusque sur le plancher du bassin, en gardant la position qu'elles avaient plus haut.

Dans le 3e, elles subissent une rotation intérieure qui les amène, l'une presque directement en avant, l'autre presque directement en arrière.

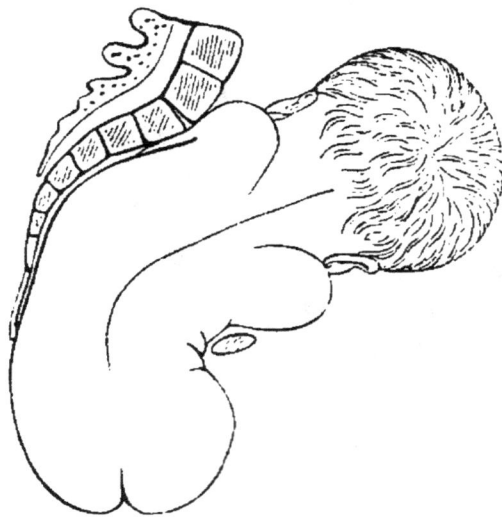

Fig. 43. Dégagement des fesses (4e temps du mécanisme de l'accouchement spontané par cette extrémité).

Dans le 4e (*fig.* 43), elles se dégagent à la vulve par une succession de petits mouvements de va-et-vient; et, comme pour le dégagement des épaules dans les présentations de la tête, c'est la *fesse an-*

térieure qui se dégage toujours la première ; Cazeaux s'est trompé en affirmant le contraire.

Enfin, dans le 5° (*fig.* 44), la partie dégagée exécute une rotation extérieure qui amène le plan antérieur du fœtus à regarder la partie interne et postérieure de l'une ou l'autre des cuisses de la mère suivant la position.

Si les pieds étaient plus bas que les fesses, ce sont eux qui sortent les premiers ; mais quand le siége arrive au détroit supérieur, les 5 temps précédemment décrits commencent à s'effectuer comme dans

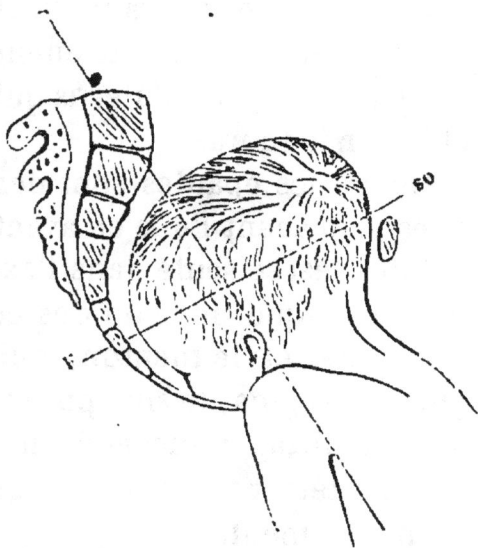

Fig. 44. 5e temps de l'accouchement spontané par les fesses, le diamètre sous-occipito-frontal (*so*F) se met en rapport avec le diamètre coccy-pubien.

le cas de présentation complète, sans aucune différence.

Si les pieds étaient un peu plus haut que les fesses, au contraire, ils se trouvent arrêtés par le bord de l'orifice utérin, au moment où les fesses s'engagent, se relèvent complétement sur le plan antérieur du fœtus, et n'apparaissent au dehors qu'en même temps que le thorax.

Quant aux bras, si l'accouchement se fait par

les seuls efforts de la nature, ils restent généralement appliqués le long de la poitrine et sortent avec elle. Ils ne se relèvent guère sur les côtés de la tête, que lorsqu'on tire sur le fœtus pour hâter son expulsion.

C'est encore en tirant sur le fœtus qu'on fait que la tête se défléchit. Autrement, cette partie, poussée par le fond de l'utérus qui la suit, resterait fléchie sur le thorax.

Quand les épaules sont dehors (et, pour sortir, elles se placent l'une en avant, l'autre en arrière) la tête, restée seule dans l'excavation, s'arc-boute par la nuque sur l'un des côtés de la symphyse pubienne, et le menton, puis le reste de la face, puis le bregma, le sinciput et enfin l'occiput, viennent se dégager successivement en avant du périnée. La tête roule sur la nuque, qui est le centre du mouvement.

Si l'occiput, par une cause quelconque, restait en arrière au lieu de venir en avant, ce serait un accident qui nécessite, en général, l'intervention de l'accoucheur. Cependant, on aurait tort de trop s'en effrayer ; car l'accouchement peut très-bien, malgré cela, se terminer spontanément, soit que, la tête restant fléchie, le front glisse de haut en bas derrière les pubis, pendant que l'occiput reste fixé dans la concavité du sacrum (*fig.* 45); soit que, la tête s'étant défléchie au détroit supérieur, et le menton étant resté accroché au-dessus des pubis, l'occiput glisse sur le sacrum et la face supérieure du périnée, et vienne se dégager le premier à

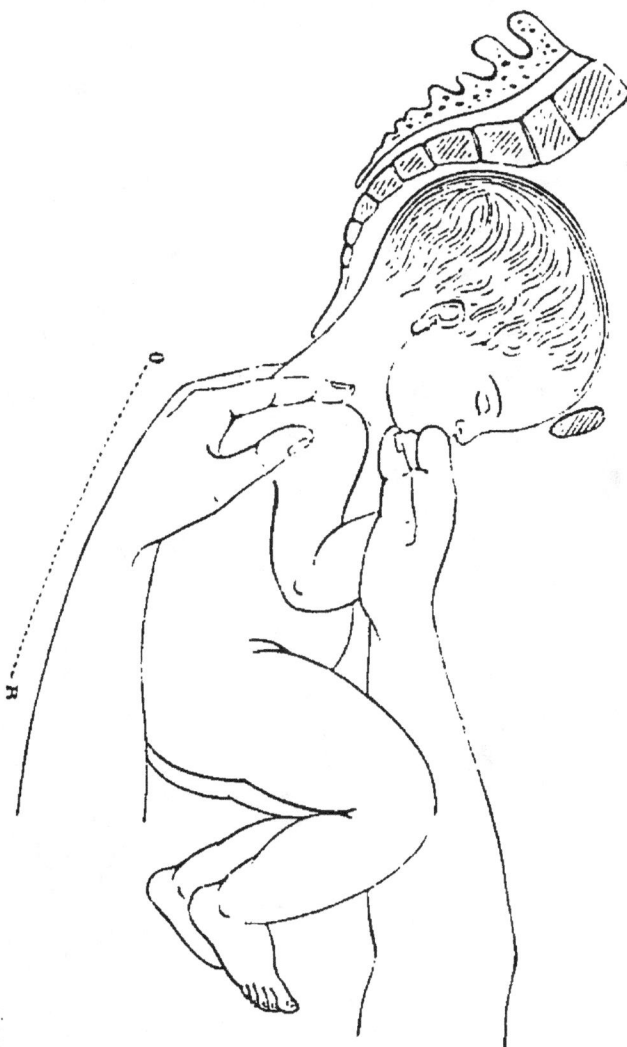

Fig. 45. Accouchement par les pieds, tête se dégageant l'occiput en arrière, et fléchie. Deux doigts de la main droite engagés dans la bouche maintiennent la flexion de la tête pendant que la main gauche tire directement sur le pouce de O en B.

la commissure postérieure de la vulve (*fig.* 46 et 47).

Le seul mauvais côté de la présentation pel-

vienne, c'est d'exposer beaucoup l'enfant à l'asphyxie par compression du cordon. Eh bien, quand
les membres inférieurs sont relevés sur le plan

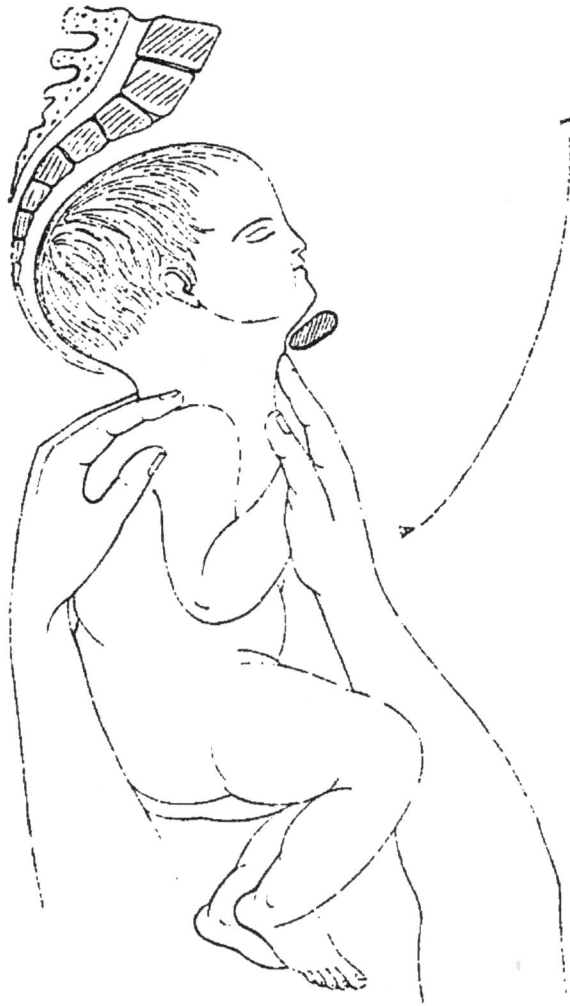

Fig. 46. Accouchement par les pieds, tête se dégageant l'occiput
arrière, défléchie. Le menton étant arrêté au-dessus des pubis,
deux mains élèvent fortement le tronc de A en I.

antérieur du fœtus, les risques de cette compres-

on sont bien moindres ; d'abord, parce que l'o-
fice utérin a été plus dilaté dès le début de la

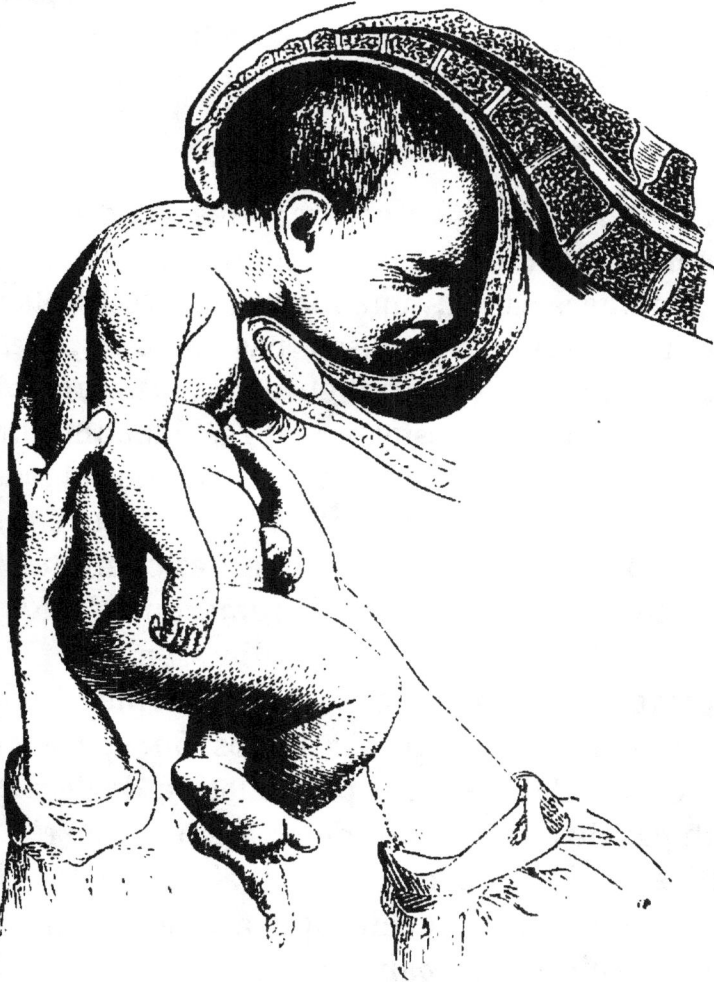

Fig. 47. Menton arrèté au-dessus de la symphyse pelvienne ;
dégagement par l'occiput (1).

riode expulsive et, par conséquent, a perdu plus

(1) *Nouveau Dictionnaire de médecine et de chirurgie pratiques.* Paris, 1864, t. I, art. ACOOUCHEMENT, par Stolz.

de son ressort que si les pieds se fussent présent
les premiers ; — ensuite, parce que le cordon a(
grandes chances de se loger, soit entre les de
jambes, soit à côté de l'une d'elles, et d'y trour
protection contre l'action du cercle utérin.

D. Accouchement par le tronc.

L'utérus, dans ses contractions, tend ordinain
ment à prendre la forme régulièrement ovoïde
à corriger, par là, une mauvaise présentation
fœtus ; mais il n'y réussit pas toujours, chez l
femmes surtout qui ont eu déjà plusieurs enfan
et dont l'organe gestateur est resté affaibli. Jama
il ne laisse persister une présentation directe
ventre ou du dos ; mais il laisse persister trop so
vent une présentation de l'un des côtés du tron
parce que, ainsi que le fait remarquer M. Nægel
ces côtés, étroits et irréguliers, n'ont pas m
forme qui permette à la paroi utérine d'agir s
eux comme elle agit sur le dos ou sur le ventr

Quoi qu'il en soit, la présentation de l'épaule e
un cas de dystocie qui nécessite, comme règle g
nérale, l'introduction de la main pour la versi
podalique. Le médecin, qui arrive à temps pou
intervenir, serait *coupable*, dit M. Depaul, de com
ter sur les efforts de la nature.

Néanmoins, il est bon de savoir que, dans ce
taines conditions, quand le bassin est ample et l
fœtus petit, l'accouchement peut encore se fair
ici, par les seules forces de l'organisme ; l'épau

ngage profondément dans l'excavation, se loge
us l'arcade pubienne et laisse ainsi assez d'es-
ace entre elle et le sacrum, pour que l'extrémité
elvienne du fœtus (que nous supposons peu volumineux) puisse glisser de haut en bas sur la paroi
postérieure du conduit vulvo-abdominal et venir
e dégager la première en avant du périnée. C'est
ce que l'on appelle, — depuis M.P. Dubois, qui,
premier, a parfaitement décrit cette sorte de
rsionp elvienne, — l'*évolution spontanée* du fœtus;
olution qui exige, disons-le de suite, un travail
terrible de la part de l'utérus, que, sur 137 en-
ts naissant ainsi, il y en a 125 qui arrivent morts
alpeau), et que les trois quarts des mères elles-
mes succombent également, soit d'épuisement
rveux, soit de métro-péritonite.

On peut encore compter 5 temps distincts dans
mécanisme de l'*évolution spontanée* (Pajot).

Dans le 1er (temps d'amoindrissement et d'en-
gement au détroit supérieur), le fœtus s'infléchit
tement sur le côté opposé à celui qui se pré-
te (*fig.* 48 et 49) ; la tête s'applique oblique-
nt sur la poitrine ; la fesse et l'épaule supérieu-
se rapprochent l'une de l'autre ; et l'épaule
érieure, allongée par compression circulaire,
ngage au détroit supérieur.

Dans le 2e (temps de descente), l'épaule s'en-
ge encore davantage dans l'excavation, et le flanc
érieur descend lui-mêmepres que à toucher le
cher périnéal (*fig.* 50).

Dans le 3e (temps de rotation *intérieure*), le fœtus, tout ployé qu'il est sur lui-même, exécute de petits mouvements 'de va-et-vient dans le sens horizontal, qui finissent par amener la tête sur les

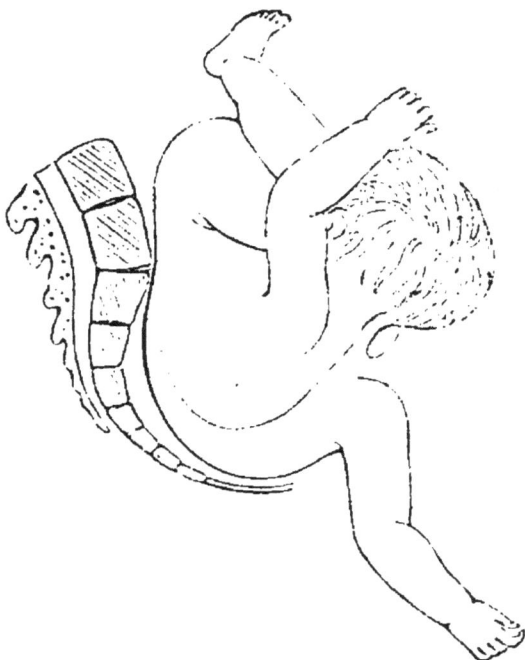

Fig. 48. Présentation de l'épaule droite. Évolution spontanée, 1er temps

pubis, le côté du cou derrière la symphyse pubienne, l'épaule sous l'arcade de même nom et le siége dans la concavité du sacrum (*fig.* 51).

Dans le 4e (temps de déflexion *latérale*), le flanc, puis la hanche du côté correspondant à l'épaule engagée, et enfin les fesses, se dégagent successivement en avant du périnée (*fig.* 52).

Dans le 5e, enfin, il y a une rotation *extérieure* qui amène le dos en avant et qui n'est que la conséquence d'une rotation *intérieure* qu'exécute la tête pour se placer l'occiput en avant, de manière

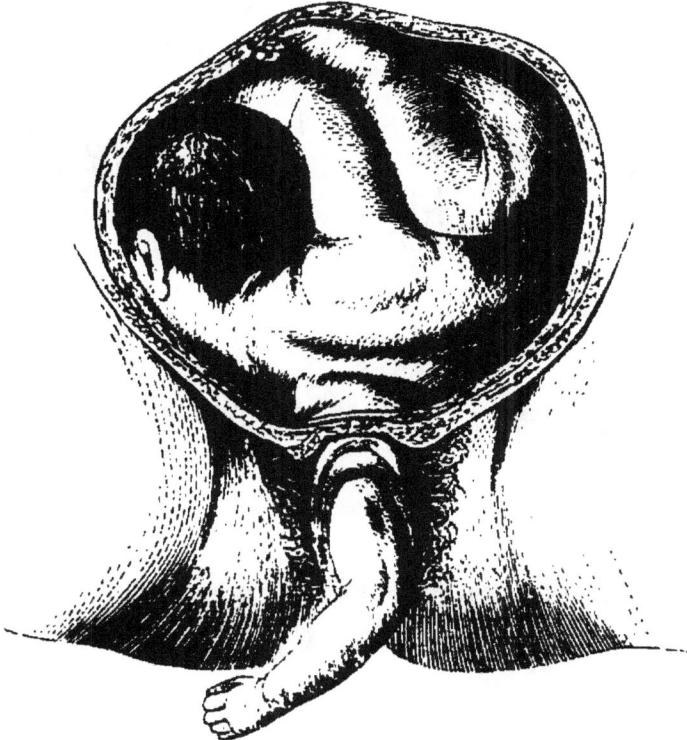

Fig. 52. Présentation de l'épaule gauche, 2ᵉ position le bras sorti.

à se dégager comme dans l'accouchement ordinaire par le siége (*fig.* 53).

Si nous jetons, maintenant, un coup d'œil sur le mécanisme de l'accouchement dans chacune des présentations, nous verrons que M. Pajot, l'un de nos professeurs les plus distingués, a eu parfaitement raison d'avancer (1) qu'il y a, au milieu

(1) Thèse de M. Cozzonis. Paris, 1857.

Lucien Pénard.   11

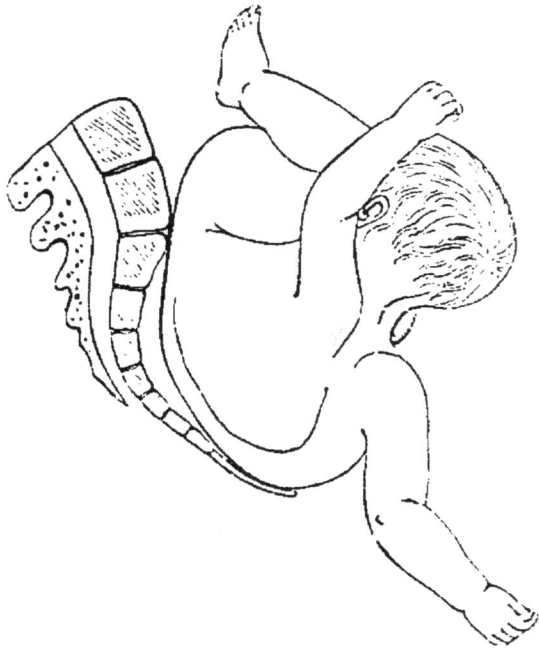

Fig. 50. Évolution spontanée, 2e temps.

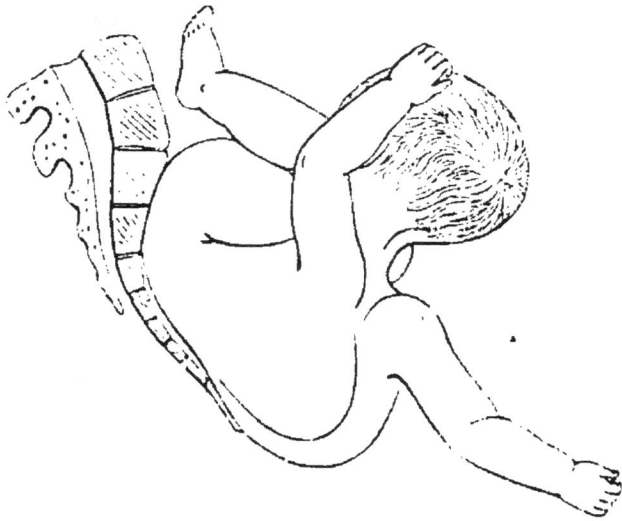

Fig. 51. Évolution spontanée, 3e temps.

des variantes que nous avons données, un *méca-nisme fondamental* qui est toujours le même et se compose de 5 temps ; savoir :

1° Un 1er temps pendant lequel la partie du fœ-

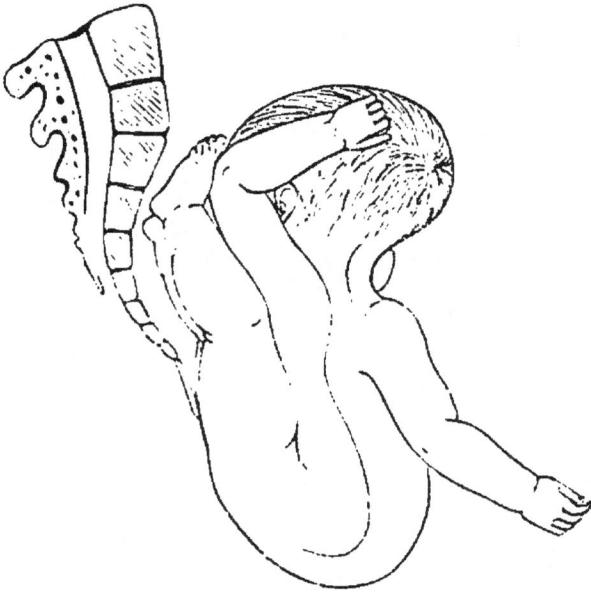

Fig. 52. Évolution spontanée, 4e temps.

tus qui se présente, subit des pressions qui dimi-nuent son volume et modifient même sa forme, pour qu'elle s'engage aussi facilement que possible au détroit supérieur et de là dans l'excavation (*temps d'amoindrissement et d'engagement*). L'a-moindrissement s'obtient seulement par des pro-cédés différents, suivant la partie qui se présente. Pour le siége, où il y a plus de parties molles que d'os, c'est par une véritable diminution de volume ;

pour les épaules, qui sont encore assez réductibles, par une réduction réelle et par le dégagement sous l'arcade pubienne de l'épaule qui se présente;

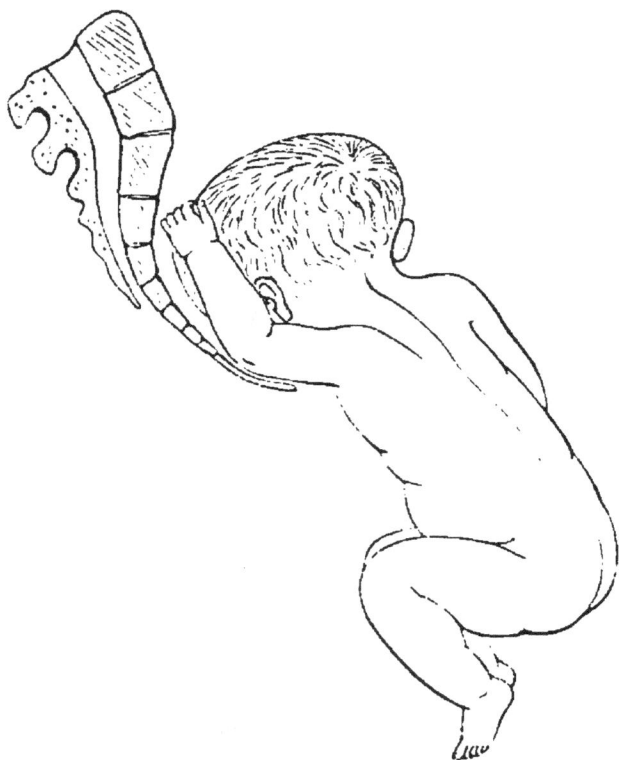

Fig. 53. Évolution spontanée, 5e temps.

et, pour la tête, qui n'est que très-peu réductible, par une flexion forcée, si c'est le vertex, et, au contraire, par une déflexion forcée, si c'est la face qui descend dans le bassin. Mais peu importe la forme; le fond reste toujours le même, *amoindrissement pour la facilité de l'engagement.*

2° Un 2° temps, pendant lequel la partie qui vient de s'engager au détroit supérieur descend jusqu'au fond de l'excavation, autant du moins que sa forme et ses dimensions le lui permettent. C'est donc là un *temps de descente et d'engagement complet*.

3° Un 3° temps, pendant lequel la partie qui est arrivée sur le plancher du bassin, exécute ce que Baudelocque appelait le *mouvement de pivot*, et ce qu'on appelle aujourd'hui le *mouvement de rotation intérieure*, rotation qui a pour but de disposer la partie du fœtus qui va se dégager la première, de façon que son plus grand diamètre se trouve, au détroit inférieur, parallèle au diamètre *coccy-pubien* que la mobilité du coccyx rend, nous le savons, plus grand que les autres.

4° Un 4° temps, pendant lequel la partie qui vient d'opérer cette rotation intérieure se dégage et franchit la vulve. Ce *dégagement à la vulve* se fait par des procédés variables, suivant la partie fœtale qui se présente, et même suivant que cette partie, si c'est la tête, est fléchie ou défléchie; mais le but est toujours le même, le *dégagement de la partie*.

5° Enfin, un 5° temps, pendant lequel la partie du fœtus qui est encore dans le bassin et qui doit se dégager la seconde, exécute un mouvement de *rotation intérieure*, pour adapter son plus grand diamètre *au plus grand diamètre* du détroit inférieur. La *rotation extérieure* de la première partie dégagée n'est évidemment qu'une conséquence de la rotation intérieure de la partie qui suit.

Tel est, d'après M. Pajot, le mécanisme fondamental de l'accouchement spontané, quelles que soient et la présentation et la position du fœtus. En analysant mieux les procédés qu'emploie la nature pour l'expulsion du produit, et en les faisant mieux comprendre qu'on ne l'avait encore fait, ce savant professeur a rendu à l'art obstétrical un véritable service; car il a mis le praticien à même d'intervenir avec plus d'intelligence dans les cas difficiles.

Mécanisme de l'accouchement gémellaire.

Que les deux enfants viennent par la tête, comme c'est le cas le plus ordinaire (134 fois sur 329), ou l'un par la tête et l'autre par les pieds (86 fois sur 329), le mécanisme de leur expulsion ne présente rien de particulier à signaler. Il faut seulement savoir que le travail n'est pas toujours rapide, et qu'au contraire il traîne souvent en longueur; ce qui s'explique, du reste, par la faiblesse des contractions de l'utérus, qui ne peut agir sur le premier œuf, pour l'expulser, qu'au travers du second, et qui, plus tard, quand il doit agir sur ce dernier, est épuisé et a perdu presque toute son énergie.

Si les fœtus ont chacun une poche distincte, formée d'un chorion et d'un amnios, et chacun aussi un placenta distinct, la naissance du second peut fort bien ne pas suivre immédiatement celle du premier ; il peut y avoir entre les deux naissances un intervalle de plusieurs heures et même de deux ou trois jours et plus.

Mais il n'en est plus de même, si les fœtus sont renfermés dans une même poche et ont un placenta à peu près commun : leur expulsion ne peut plus avoir lieu séparément ; le travail, une fois commencé pour l'un, se continue sans interruption pour l'autre. Mais aussi il peut survenir, dans ce cas, des complications fâcheuses : à côté de la tête d'un des fœtus, par exemple, peuvent s'engager les pieds de l'autre ; ou bien, les pieds des deux fœtus peuvent tous se présenter pêle-mêle dans l'orifice utérin ; ou bien encore, les deux fœtus, se présentant de travers, peuvent se trouver croisés, l'un ayant sa tête dans la fosse iliaque droite, quand l'autre l'a dans la fosse iliaque gauche ; etc., etc.

Conduite de l'accoucheur auprès d'une femme en travail.

Le médecin appelé pour faire un accouchement doit toujours emporter sur lui : sa trousse, son forceps (1), son stéthoscope, son tube laryngien et

(1) Nous recommandons le nouveau forceps brisé de M. Charrière ; c'est un excellent instrument, qui joint à une parfaite solidité l'avantage inappréciable d'être vraiment por-

même quelques grammes de seigle ergoté, de laudanum, d'extrait de belladone et de chloroforme. A envoyer quérir ces divers objets chez le pharmacien, même quand on n'est pas sorti de ville, on perdrait souvent un temps précieux.

Arrivé près de la femme, il faut l'accoster avec une physionomie rassurante, et non avec cet air grave et important que certains docteurs se donnent si sottement à tout propos.

, Puis, après s'être enquis de son âge, de son état de santé habituel, de la date des premières règles, des particularités de la menstruation, et de celles des grossesses, avortements ou accouchements antérieurs, s'il y en a eu, on cherche à résoudre immédiatement les trois questions suivantes :

1° La femme est-elle réellement enceinte ?

2° Est-elle à terme ?

3° Est-elle en travail ?

La tournure de la femme et son genre de plaintes, à intervalles presque réguliers, joints à tout ce qu'elle peut énumérer en fait de signes de grossesse, suffisent d'ordinaire à faire résoudre affirmativement la première question. Mais si, par hasard, on restait encore dans le doute, on n'aurait qu'à rechercher le seul signe infaillible, *les bruits du cœur*, en se rappelant bien, toutefois, qu'ils ne

tatif et susceptible même d'être caché aux regards, si l'on a soin de le renfermer, démonté, dans un sac de couleur sombre.

s'entendent pas au moment des douleurs, et que, par conséquent, il faut profiter d'un temps de repos pour ausculter. Si, pendant les contractions un peu fortes, on n'entend plus le cœur du fœtus, ce n'est pas que celui-ci soit comprimé à en être étouffé ; mais bien parce que les sinus utérins compris entre deux couches musculaires sont aplatis et vidés, d'où arrêt momentané dans la circulation fœtale.

Pour savoir si la femme est *à terme*, on se borne généralement à lui demander à quelle époque ont apparu ses règles pour la dernière fois et à calculer si, jusqu'au moment présent, il s'est écoulé 9 mois, plus 7 ou 8 jours ; — s'il y a du doute sur la date des dernières menstrues, on demande quand les premiers mouvements spontanés du fœtus se sont fait sentir, et l'on voit si l'on est réellement à 4 mois et demi au delà ; — on demande encore si le ventre n'a pas *baissé*, ou si la matrice ne s'est pas notablement *inclinée en avant* par son fond (Stoltz), depuis 12 ou 15 jours, ce qui indique, en général, que la grossesse est proche de sa fin ; — s'il n'y a pas eu de douleurs *préparantes* (1) ; — si, depuis 2 ou 3 jours, il n'est pas

_____

(1) Les douleurs dites *préparantes* sont rares chez les primipares qui jouissent d'une bonne santé ; au contraire, elles sont communes chez les pluripares où elles préludent 6, 8 et même 15 jours à l'avance. Elles se montrent d'habitude dans la première moitié de la nuit, intermittentes, empêchant le sommeil, et disparaissent le jour. Elles s'accompagnent, du

survenu un écoulement vaginal glaireux, épais, filant comme du blanc d'œuf ; — et, si tout cela ne paraît pas clair, on pratique le toucher pour juger du degré de mollesse du col ; si la femme est à terme, cet organe est complétement mou et en voie d'effacement ; puis, on sent, dans le cas de présentation du sommet, que le segment inférieur de la matrice plonge dans le haut de l'excavation, d'où ces envies incessantes d'uriner et parfois aussi d'aller à la selle, qui indiquent encore que la grossesse est à terme.

Enfin, on reconnaît que la femme est *en travail*, quand, au moment des douleurs, — qui reviennent, du reste, à intervalles de plus en plus courts et qui *portent* aux pubis ou au fondement, — on trouve, au palper, que le fond de la matrice se durcit, et, au toucher, que le pourtour de l'orifice utérin devient lui-même tendu et presque rigide, ce qui n'a pas lieu si les douleurs sont *fausses.* Mais le signe vraiment caractéristique du début du travail est l'*effacement complet du col avec un commencement de dilatation dans l'orifice interne.* Tant que cet orifice est complétement fermé, chez la primipare, ou ne laisse pénétrer que l'extrémité de la pulpe de l'index, chez la multipare, le travail n'est pas commencé.

reste, de fréquents besoins d'uriner, de poids sur le fondement et de mouvements extraordinaires du fœtus. (Stoltz, *Nouveau Dictionnaire de médecine et de chirurgie pratiques*, t. I, p. 229.)

La *fausse douleur* est continue, ne va pas en augmentant progressivement d'intensité, ne porte pas au fondement ou aux pubis et ne s'accompagne d'aucun changement dans le col. Elle est donc bien facile à distinguer de la *vraie douleur*, qui est tout l'opposé (1). Or, cette distinction est des plus utiles à faire pour le praticien, puisque, s'il prenait de fausses douleurs pour des douleurs vraies, il s'exposerait à perdre son temps auprès d'une femme qui peut être à plusieurs jours encore de son accouchement, et, ce qui est plus fâcheux, à perdre la confiance de ceux qui l'ont fait appeler. Cela revient à dire qu'il ne doit pas s'en rapporter à la femme quand elle annonce qu'elle va accoucher prochainement parce qu'elle souffre, et qu'il doit pratiquer le *toucher* pour juger lui-même de l'état du col. S'il trouve cet organe ayant encore une certaine longueur et l'orifice interne complétement fermé, il sait qu'il a du temps devant lui et qu'il peut se retirer, quitte à revenir dans quelques heures apprécier

(1) « Le point de départ des *vraies* douleurs, comme l'a « très-bien dit Mme Boivin, est véritablement le col qui est « tiraillé et qui se dilate.

« Tandis que les *fausses* douleurs ont leur point de départ « dans un organe du voisinage, ou tout au plus dans le fond « même de l'utérus atteint d'état névralgique, rhumatismal ou « inflammatoire ; puis elles sont continues, varient de siége, « et ne s'accompagnent d'aucune modification dans le col, ni « d'aucune contraction régulière dans le corps de l'organe. « (*Mémoires d'accouchements*).

les changements qui ont pu s'opérer depuis le premier examen ; tandis que, si le col est tout à fait effacé, et que le doigt, porté sur lui, trouve l'orifice interne déjà un peu ouvert et laissant percevoir les membranes qui se tendent au moment de la douleur, il doit considérer le travail comme à son début et se comporter en conséquence.

Plus tard, quand il verra les glaires vaginales se teindre d'un peu de sang, — la femme *marquer*, comme on dit vulgairement, — il en conclura avec assez de raison que le travail se fait ; car ce sang, qui rougit les glaires, provient nécessairement ou de quelques vaisseaux capillaires déchirés dans le décollement des membranes, ou du col lui-même dont l'orifice s'éraille en se dilatant.

En moyenne, la dilatation du col, pour être complète, demande, chez une primipare, de 6 à 8 heures, et, chez une multipare, de 4 à 6 seulement ; quant à la durée de la période d'expulsion, elle est à celle de la période de dilatation :: 1 : 2 ou 3. On se basera là-dessus, si l'on a absolument besoin de s'absenter, — tout en n'oubliant pas qu'il est des pluripares qui accouchent *en deux ou trois heures.*

Il n'est pas nécessaire que le col soit dilaté ni même complétement effacé, pour que l'on reconnaisse très-bien sous le doigt, au travers du segment inférieur de l'utérus, la présentation du sommet ; on peut donc, puisque c'est une bonne nouvelle, s'empresser de l'annoncer tout haut. — Quant à la position, elle ne saurait être précisée que lorsque le col est largement dilaté et même les membranes rompues. Mais on sait qu'il y a 4 chances sur 5 pour qu'on ait affaire à une première position (o. i. g. a.).

Si la femme dit avoir perdu ses eaux, il faut vérifier la chose, et, pour cela, pratiquer le toucher au début d'une douleur, parce que c'est à ce moment-là que les membranes *bombent* si elles sont encore entières. Si donc, touchant pendant une contraction, on s'aperçoit qu'aucune poche ne bombe sous le doigt et que celui-ci se promène, au contraire, dans le champ de l'orifice utérin, sur une surface plissée au lieu d'être tendue, on saura qu'effectivement les membranes sont rompues et les eaux en voie d'échappement ; du reste, si l'on garde le doigt en place jusqu'à la fin de la douleur, on sentira un jet de liquide chaud s'échapper, à ce moment-là, et glisser sur la paume de la main. Si la poche est, au contraire, rénitente pendant la contraction de la matrice, et ne laisse échapper aucun jet de liquide séreux, on a la conviction que la femme s'est trompée, qu'elle a pris des glaires vaginales ou un jet d'urine involontaire pour une perte d'*eaux*, et que les membranes de l'œuf sont encore entières.

En général, elles ne se rompent que lorsque la dilatation du col est achevée, lorsque l'orifice interne est ouvert de 7 à 8 centimètres, et au moment, par conséquent, des premières douleurs expulsives. Alors, l'accoucheur ne doit plus quitter la femme sous aucun prétexte, et doit même toucher à chaque forte douleur, pour suivre exactement les progrès de l'expulsion qui va commencer, et se tenir prêt à réduire de suite une main, un pied, ou une anse de cordon, venant à se glisser subitement à côté de la tête qui s'engage.

Jusque-là, on n'a dû toucher que le moins possible, parce que cette manœuvre déplaît toujours beaucoup à la plupart des femmes; — qu'elle est d'ailleurs sans utilité tant que la dilatation n'est pas complète, si surtout on sait que c'est le sommet qui se présente; — et qu'elle a, au contraire, son danger, en exposant à une rupture prématurée de la poche des eaux, poche qui aide si efficacement à la dilatation du col et qu'il faut laisser, en général, se rompre d'elle-même.

Si, au lieu du sommet, on reconnaissait que c'est la face, le pelvis ou l'épaule qui se présente, il faudrait encore, lors même que la dilatation serait à peine commencée, ne pas s'éloigner de la femme, parce que d'un moment à l'autre il peut y avoir nécessité d'intervenir.

Dans tous les cas, il ne faut pas oublier la vessie et le rectum, qui devraient être vides l'un et l'autre, quand la partie qui se présente est sur le point de s'engager dans l'excavation. On prescrit donc, au besoin, un lavement ; et si la miction est devenue impossible, bien que la vessie soit distendue par une assez grande quantité d'urine, il n'y a pas à hésiter ; quoi qu'il en coûte à la femme, on doit recourir au cathétérisme.

Tant que, dans le cas de bonne présentation, la dilatation du col n'est pas complète, on peut permettre à la femme de se promener dans l'appartement ; car il y a à cela plus d'avantages que d'inconvénients. — Mais il n'en est plus de même lorsque le col est tout à fait dilaté, que les membranes sont rompues et que les douleurs deviennent expulsives : on doit alors engager la femme à se mettre sur le *lit de misère*, ou, à défaut, en travers sur le pied de son lit.

Le *lit de misère* ou *petit lit* est ordinairement un lit de fer ou de sangles, étroit, qu'on n'appuie à la muraille que par la tête, et qu'on a garni de deux matelas, d'un drap, d'une couverture et de quelques oreillers ; le matelas de dessous sera étendu dans toute sa longueur, tandis que celui de dessus sera replié sur lui-même et de haut en bas, dans un peu plus du tiers de sa longueur (*fig.* 54).

La pratique française, qui est la meilleure, veut que la femme se place sur ce lit, de façon que le dos repose bien à plat, que le bassin porte sur l'extrémité du matelas supérieur, que les cuisses et les jambes soient maintenues demi-fléchies et un peu écartées, les pieds s'arc-boutant sur une planche ou un traversin, et que la tête et le haut de la poitrine soient soutenus par un ou deux oreillers.

On s'est occupé de dresser le *lit de misère* dès qu'on

a vu la dilatation du col marcher franchement. Un peu plus tard, on songe à préparer ce qu'il faut : 1° pour ranimer l'enfant, s'il naissait asphyxié; 2° pour lier, couper et panser le cordon ombilical; 3° pour

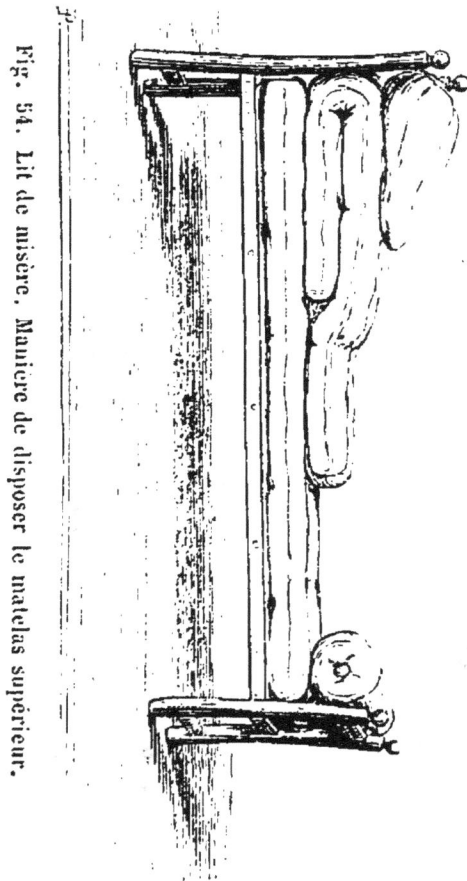

Fig. 54. Lit de misère. Manière de disposer le matelas supérieur.

arrêter, au besoin, chez la mère, une hémorrhagie parinertie utérine consécutive. Mais on a bien soin de faire ces divers préparatifs sans bruit, sans embarras, comme s'ils n'étaient pas importants.

Pour ranimer l'enfant, en cas d'asphyxie, on tiendra prêts : du vinaigre, de l'eau-de-vie, un morceau de flanelle, une plume avec ses barbes, de l'eau chaude, de l'eau froide, une petite baignoire ou un vase assez grand pour qu'on y puisse plonger le fœtus, et un tube laryngien.

Pour la ligature, la section et le pansement du cordon, on aura sous la main : deux lacs de fil ciré, de deux ou trois brins chacun, et longs de 25 à 30 cent. au plus; de bons ciseaux; un petit linge enduit de cérat ou d'axonge et taillé en T; un petit gâteau d'ouate; une compresse mollette; et un bandage de corps, de 8 cent. de largeur sur 40 cent. de longueur, et muni de galons convenablement disposés, pour éviter de se servir d'épingles qui peuvent avoir leur danger.

Enfin, pour remédier à une hémorrhagie par inertie consécutive, chez la femme, on aura : du seigle ergoté (au moins 2 grammes en 3 ou 4 paquets); un citron, ou une éponge fine et du vinaigre de table pur; de l'eau froide; de l'étoupe ou un vieux mouchoir de toile; plusieurs serviettes non dépliées, et un bandage de corps solide, qui, dans tous les cas, servira à *cintrer* la femme, après la délivrance achevée.

Quand les douleurs expulsives, devenues très-fortes, ne laissent presque plus de repos, on doit aller s'asseoir à la droite de la femme, pour être prêt à la secourir et à recevoir l'enfant.

On peut, maintenant, on doit même pratiquer le toucher à chaque douleur, pour juger à point nommé des progrès de l'accouchement et ne pas se laisser surprendre par un obstacle ou un accident quelconques : la femme souffre tellement qu'elle ne met plus opposition à cette manœuvre, qu'on lui représente, du reste, comme nécessaire.

Lorsqu'il y a de grandes douleurs de reins, il faut essayer d'une serviette passée sous les lombes et avec laquelle *deux des assistants* soulèvent un peu la femme ; ou mieux encore, engager un aide vigoureux à exercer avec la paume de la main une forte pression sur la région sacrée, qui est le siége de ces douleurs plus souvent que la région rénale, proprement dite (Stoltz) (1), et, par l'un ou l'autre moyen, on soulage généralement.

Aux crampes dans les cuisses ou les mollets, qui sont pour certaines femmes un véritable supplice, il n'y a à opposer que des frictions, bien insignifiantes au fond, mais qui ont au moins l'avantage d'occuper la femme et de lui faire prendre patience ; il est certain que l'accouchement seul peut mettre fin à ce symptôme fatigant, puisqu'il est occasionné par la compression des plexus sacrés, au moment où la tête descend dans l'excavation.

Contre les vomissements, que nous avons vus

(1) *Nouveau Dictionnaire de médecine et de chirurgie pratiques*, t. I, p. 276.

persister dans quelques cas jusqu'à la sortie du fœtus, et qui sont parfois tellement répétés qu'ils distraient l'utérus de son action et ralentissent le travail, il n'y a vraiment rien à faire non plus, si ce n'est : donner à la femme quelques gorgées d'une boisson froide acidule et l'exhorter à un peu de patience, en lui disant que la fin de son tourment approche.

Enfin, il n'y a guère autre chose que de la patience à prescrire encore dans le cas où la femme est prise de violents frissons; on ne peut que la rassurer et lui faire prendre courage, en lui disant, ce qui est généralement vrai (Dewees), que ces frissons sont un signe de dilatation rapide du col et de prompte délivrance.

Interrogé sur la fin probable de l'accouchement, on devra ne pas trop s'avancer, et ne donner jamais, à ce sujet, qu'une réponse évasive. Ne sachant pas si la contractilité utérine se soutiendra convenablement, — sans parler des autres causes de retard, — on fera bien même d'éloigner un peu les espérances. Car, si la femme accepte avec joie l'accouchement qui devance les prévisions du médecin, il n'en est pas de même des souffrances qui dépassent le terme assigné.

Voici, cependant, sur la durée totale du travail, et sur celle de ses deux principales périodes, des chiffres moyens qui permettent de répondre à la question sans courir grand risque de se compromettre :

			heures.
Durée totale du travail :	Chez la primipare (1)		10 à 12
	Chez la femme déjà mère		6 à 8
Durée des périodes :	Période de dilatation	chez la primipare.	6 à 8
		chez la multipare.	4 à 6
	Période d'expulsion	chez la primipare.	2 à 4
		chez la multipare.	1 à 2

Mais, malgré cela, il vaut encore mieux ne rien préciser et répondre tout simplement : qu'*il est probable que l'accouchement se terminera à telle heure, si les contractions se soutiennent, s'il ne survient aucun accident, si*, en un mot, *les choses marchent bien.* Il est, en effet, impossible de prévoir d'une manière certaine tout ce qui peut arriver.

La poche des eaux n'a pas toujours la même forme. Ordinairement hémisphérique et arrondie, elle est parfois allongée, en *boudin*, comme disent les auteurs. Or, cette dernière forme tient souvent à cette seule circonstance, que les membranes sont très-lâches et ne contiennent que peu de li-

(1) Pour les *primipares*, M. Depaul place la moyenne de la durée du travail entre 15 et 20 heures, y compris, il est vrai, les contractions du début qui sont peu douloureuses et séparées par d'assez longs intervalles, mais qui n'en font pas moins subir au segment inférieur de l'utérus une préparation dont on ne tient pas assez compte. Les femmes qui accouchent, dit-il, après 3 ou 4 heures seulement de souffrances, étaient certainement en travail depuis un temps beaucoup plus long ; mais les contractions utérines n'étaient pas, à proprement parler, *douloureuses* (preuve que les mots contraction et douleur ne sont pas toujours synonymes) et passaient inaperçues.

quide; mais, quelquefois aussi, à l'engagement, dans le col, d'un pied, d'une main, ou d'une anse de cordon volumineuse. La poche des eaux est effectivement peu saillante dans la présentation du sommet, tandis qu'elle l'est généralement beaucoup dans les autres présentations. C'est ce qui faisait dire à madame Lachapelle « qu'elle ne craignait pas les eaux plates (1); » et elle avait raison. Nous avons observé plusieurs fois des poches en boudin et toujours dans des cas de présentation ou des pieds, ou du coude, ou d'une main.

Si la femme a déjà beaucoup souffert quand on arrive près d'elle, on peut croire à un travail avancé et s'attendre, par conséquent, à trouver le col largement dilaté. On touche, avec cette idée, et si l'on manque d'expérience, on peut prendre le segment inférieur de l'utérus, qui est aminci et qui laisse percevoir assez nettement le crâne du fœtus, avec ses sutures et fontanelles, pour une poche plate. Et ce qui conduit encore à commettre une pareille erreur, c'est la difficulté d'atteindre l'orifice de la matrice, quand, ainsi que cela a lieu souvent, il reste très-élevé et tourné presque directement vers la partie supérieure du sacrum. Il est donc bien important de ne pas pratiquer le premier toucher avec négligence et de ne retirer le doigt qu'après s'être bien assuré de la position de l'orifice et de l'état où il se trouve. Si on ne le ren-

(1) *Pratique des accouchements.*

contre pas à la place ordinaire, on le supposera très-haut et très-en arrière ; alors, on fera coucher la femme presque horizontalement sur le dos et le siége un peu élevé, pour corriger le plus possible l'obliquité de la matrice, et l'on portera le doigt vers le promontoire, où l'on finira par atteindre ce que l'on cherche, si surtout on sait rappeler un peu en avant, avec la pulpe du doigt, la lèvre antérieure de l'orifice. On ne doit pas perdre de vue que cet orifice, arrivé à un certain degré de dilatation, est toujours circonscrit par un bord mince et presque tranchant, et que, quand on ne rencontre pas ce bord, c'est qu'on n'est pas où il faut. Du reste, quand la paroi utérine, quelque mince soit-elle, est interposée entre le doigt et le crâne du fœtus, on sent très-bien, si l'on a une certaine habitude du toucher, que ce crâne n'est pas seulement recouvert par les membranes de l'œuf.

« Du reste, comme le dit fort bien M. Depaul, « avant même d'avoir touché, rien qu'à la manière « dont la femme se plaint, un accoucheur expéri- « menté reconnaîtra le plus souvent où en est ar- « rivé le travail. Car, dans *la période de dilatation,* « la femme est agitée, excitée par des douleurs « périodiques dont elle ne comprend ni le but ni « l'efficacité ; dans la *période d'expulsion,* elle est « plus calme, plus confiante dans une issue pro- « chaine, et se recueille, pour ainsi dire, à l'arri- « vée de chaque contraction, pour aider la ma-

« trice de toute la puissance de sa volonté, par des
« efforts qu'elle a souvent peine à maîtriser. Tous
« les accoucheurs savent reconnaître de suite le
« premier cri guttural de l'effort qui annonce le
« début de l'expulsion. »

La poche des eaux crève ordinairement d'*elle-
même*, dès que la dilatation du col est achevée.
Quand on voit arriver le moment de cette rupture,
il est bon de prévenir la primipare de ce qui va se
passer, pour qu'elle ne soit pas effrayée de l'é-
chappement subit d'un flot de liquide, et de garnir
le périnée d'une grosse éponge ou d'une serviette
usée, qui absorberont une grande partie de l'eau
et éviteront à la femme le désagrément de se
sentir inondée.

Sitôt les membranes rompues, on doit s'assurer
de nouveau de la présentation, chercher, en outre, à reconnaître la position, et voir bien vite,
pendant qu'il y a encore de l'eau dans la matrice,
s'il ne s'agit pas d'un cas à nécessiter la version,
ou s'il n'y a pas, à côté de la tête, procidence
d'une main, d'un pied ou d'une anse de cordon,
qu'il serait facile alors de réduire.

On ferait bien aussi de constater la couleur de
l'eau qui vient de s'échapper ; car si elle était assez
fortement teinte de méconium, on saurait que
l'enfant souffre, s'il n'est même déjà asphyxié, et
l'on se hâterait d'intervenir par le forceps ou la
version, suivant le cas.

Quelquefois la poche des eaux se rompt trop

tôt, avant même que le col ait commencé à se dilater; il faut alors faire coucher la femme sur le dos, ou sur le côté (Nægelé), et l'engager à se donner peu de mouvement jusqu'à dilatation complète de l'orifice utérin.

D'autres fois, au contraire, la poche tarde trop à se rompre. L'enfant s'en trouve bien ; mais la mère en souffre, car l'accouchement est plus long à se terminer. *Il faut, alors, s'assurer que la dilatation du col est complète* (1), et percer ensuite les membranes au moment où elles *bombent*, c'est-à-dire, au plus fort d'une douleur. On se sert, pour cela, de l'extrémité de l'index qu'on pousse brusquement sur le centre de la poche distendue, ou, si cette petite manœuvre reste inefficace, d'une plume d'oie entière, taillée en biseau, et qui, conduite avec précaution, le long de l'indicateur, jusque sur le point culminant des membranes, fera l'office d'un trocart. La ponction faite, n'importe comment, et une partie des eaux évacuée, l'utérus revient un peu sur lui-même et reste quelques instants en repos; puis il reprend à se contracter,

(1) Mais quand cette dilatation est-elle *complète?* Nous avons dit que c'était lorsque le col avait atteint de 0m,07 à 0m,08 d'ouverture. C'est assez exact ; peut-être, cependant, vaudrait-il mieux dire, avec M. Depaul; que c'est quand les bords de l'orifice atteignent à peu près la circonférence de la cavité pelvienne, en d'autres termes, *quand le diamètre de l'orifice égale à peu près la circonférence sous-occipito-bregmatique de la tête du fœtus.*

et même plus fortement qu'auparavant, et le travail s'achève. Mais qu'on n'oublie pas que *la poche des eaux ne doit, en général, être crevée que lorsque la dilatation du col est complète*. La crever plus tôt, c'est exposer le fœtus à une compression immédiate et trop prolongée de la part de l'utérus, et à la mort par asphyxie. Et cet extrême danger que court l'enfant, si la presque totalité des eaux vient à s'échapper trop tôt, nous fait nous exprimer plus explicitement encore et émettre en principe : *qu'il ne faut jamais rompre les membranes de l'œuf que lorsque l'état de la femme l'exige absolument*. Il n'est pas un accoucheur qui ne se soit repenti, dans plus d'une circonstance, d'avoir enfreint cette règle.

Néanmoins, il est des cas où il faut crever les membranes de bonne heure, quand la dilatation de l'orifice utérin est loin d'être complète; c'est : 1° lorsque le fœtus est reconnu très-mobile et qu'on a lieu de craindre la substitution, à une présentation du sommet, d'une autre présentation moins avantageuse ; 2° lorsqu'on suppose que la matrice, qui cesse de se contracter franchement, est engourdie par un excès de distension (hydramnios ou jumeaux); 3° enfin, lorsqu'on voit apparaître une perte sanguine que l'on peut supposer provenir d'un décollement prématuré du placenta.

Tant que la tête n'a pas franchi le col utérin, il est inutile que la femme *pousse* ; mais quand la tête est sur le périnée et à plus forte raison commence à entr'ouvrir la vulve, c'est différent; on doit alors engager la femme, fût-elle primipare, à s'aider un peu, et, alors aussi, lui faire tenir les cuisses et les jambes invariablement fléchies et écartées tout à la fois. Les aides remplissant cet office auront même une main faisant arc-boutant sur le devant du genou, durant le fort des douleurs.

Mais, à ce moment, on songe à protéger le périnée contre une déchirure (1), et pour cela on le soutient de son mieux. En France, c'est avec la main droite engagée par-dessous la cuisse droite de la femme qu'on soutient cette cloison importante : les quatre derniers doigts sont disposés en dehors de la grande lèvre gauche et le pouce en dehors de la droite, et, pendant qu'on cherche à ramener, avec eux, le plus de peau possible vers la ligne médiane, on appuie toute la paume de la main sur le périnée qui bombe, mais en *ayant grand soin de presser particulièrement avec le bord cubital vers l'anus.* Par ce plan incliné artificiel, on facilite l'inflexion du fœtus, le mouvement d'extension de la tête et l'engagement de l'occiput

---

(1) M. Depaul fait observer avec raison, en effet, que les grandes et les petites lèvres ne fournissent rien à l'ampliation de la vulve, au moment du passage du fœtus ; et que c'est uniquement la partie antérieure du périnée et le tiers inférieur de la vulve qui concourent à cette dilatation. Plus on observe, dit-il, ce phénomène, plus on admire en cela l'étendue des ressources de la nature, qui fait presque toujours arriver à bonne fin ce temps difficile et périlleux de l'accouchement.

sous l'arcade pubienne. Mais il est évident qu'on ne placera convenablement sa main sur le périnée, pour le soutenir le mieux possible, qu'autant que la femme aura son siége portant bien sur l'extrémité même du matelas supérieur, disposé comme nous l'avons dit.

Comme le fait et le recommande M. Stoltz (1), nous n'employons plus que la main *nue*, qui sent mieux ainsi ce qu'elle fait et ce qui se passe. Seulement, nous prenons la précaution de placer un linge quelconque devant l'anus. Une simple raison de propreté ne doit pas engager à faire plus.

Dans tous les cas, s'il y a défécation involontaire, il ne faut pas avoir l'air de s'en apercevoir ; on enveloppe bien vite les matières expulsées dans le linge qu'on a eu soin de placer devant l'anus, et on les fait disparaître adroitement, sans rien laisser deviner ; autrement, la femme se tourmenterait d'avoir fait une chose aussi dégoûtante, et sa vive contrariété arrêterait peut-être le travail pour quelques instants, précisément quand il est le plus nécessaire que les contractions soient fortes.

Nægelé dit que, lorsque la tête est à la vulve, on prévient plus sûrement la déchirure du périnée, en enlevant les coussins qui tenaient le dos de la femme élevé ; et il doit avoir raison : car, quand la femme est couchée horizontalement, l'utérus

_____

(1) *Nouveau Dictionnaire de médecine et de chirurgie*, Paris, 1864, t. I, p. 278.

est moins oblique et la tête du fœtus porte bien moins sur le périnée, que quand la femme est presque assise sur le lit de misère, comme on la place d'habitude.

On pourrait peut-être croire faciliter le passage de la tête à la vulve, en promenant son doigt tout autour, entre la tête et les parties maternelles, comme pour dilater ces dernières : *qu'on se garde bien de cette sotte manœuvre ;* car, loin de dilater la vulve, elle ne ferait que la dessécher, l'agacer, l'irriter, l'enflammer même et, par suite, la disposer à se laisser déchirer plus facilement. Si l'on a présente à l'esprit la sage lenteur de la nature dans le dégagement spontané de la tête, on évitera de toucher la femme, dans ce moment-là, autrement que pour suivre les progrès de l'expulsion et juger du degré de tension de la commissure postérieure de la vulve. Il ne faut pas perdre de vue un seul instant qu'en présence d'un accouchement *naturel*, le rôle du médecin doit se borner d'ordinaire *à observer, conseiller, soulager et protéger* (Stoltz).

Enfin, quand la tête franchit la vulve, quand les douleurs sont *conquassantes*, si l'on sentait que le périnée, quoique bien soutenu, va se rompre, — qu'il est mince, luisant, prêt à éclater, — on devrait se conduire comme M. P. Dubois et la plupart des bons accoucheurs d'aujourd'hui, c'est-à-dire s'armer de ciseaux un peu forts et coupant bien de la pointe, et faire avec cet instrument, de chaque côté, vers la partie postérieure de la grande lèvre, une petite incision d'un centimètre au plus. Sans doute, on ouvre ainsi la voie à deux déchirures au lieu d'une ; mais ces déchirures n'iront pas loin et n'intéresseront, du reste, aucun organe important ; tandis que la rupture médiane du périnée pourrait aller de la commissure de la vulve jusqu'à l'anus et même jusqu'au rectum, et constituer alors un des désordres les plus affligeants. D'ailleurs, on saura que les petites *incisions postéro-latérales*, si souvent mises en pratique depuis M. P. Dubois, ne sont pour ainsi dire pas senties de la femme, qui a, dans le moment, d'autres douleurs bien plus vives, — ne demandent aucun moyen de réunion ni de pansement, — et ne laissent, après leur guérison, qui est prompte, aucune cicatrice visible.

Mais la tête de l'enfant est enfin dehors ; que reste-t-il à faire ? *Règle générale :* La tête sortie, il ne faut point s'empresser de tirer sur elle ; il y a, alors, dans les contractions utérines, un repos qu'on doit respecter ; il ne dure, d'ailleurs, que quelques instants, après quoi le travail reprend son cours, et les épaules se dégagent d'elles-mêmes. Le plus souvent, cependant, on a besoin d'aider à ce dégagement des épaules par quelques tractions *modérées* sur la tête, qu'on a saisie avec les deux mains par ses côtés.

Mais, auparavant, on a dû explorer du doigt la région cervicale, pour s'assurer qu'elle n'est pas serrée par un ou plusieurs tours de cordon ; car,

12.

si cela était, il faudrait tâcher de dégager ce cordon en passant l'index par-dessous ou, si l'on n'y réussissait pas, le couper bien vite avec des ciseaux à pointes mousses, et terminer de suite l'accouchement.

Si l'on tirait sur l'enfant avant le retour des douleurs, on ne laisserait pas le temps aux parois de la matrice de suivre le produit à mesure qu'il est expulsé et on exposerait la femme à une hémorrhagie. Et, il ne faudrait pas se hâter davantage parce que l'enfant viendrait de faire une forte inspiration ; car cela n'indique pas du tout qu'il y ait pour lui danger imminent d'asphyxie, ainsi qu'on le croit généralement dans le monde. Au contraire, cette inspiration précoce est un signe de force, un signe que l'enfant, sitôt né, respirera très-facilement.

On n'oubliera pas, du reste, de faire évoluer les épaules, — si l'on a engagé un doigt, comme on le fait souvent, sous chaque aisselle, ou au moins sous la postérieure, — de manière que l'une se tourne en avant et l'autre en arrière, et, s'il faut les dégager de force, de commencer *par la postérieure*.

Les épaules sorties, le reste vient seul. On saisit alors l'enfant avec les deux mains au niveau du thorax, *et non pas par les bras*, et on le couche, le ventre en l'air, sur l'aine gauche de la mère. Puis, quand il a poussé quelques forts vagissements et qu'on est sûr qu'il respire bien, on lie le cordon, comme nous le dirons bientôt, on le coupe, et on porte l'enfant sur les genoux de la garde.

Mais le fœtus ne vient pas toujours par le sommet dans l'accouchement naturel; il peut venir aussi par la face ou par le pelvis.

Quand il vient par la face, il faut, dès que le menton est dégagé sous l'arcade pubienne, soutenir le périnée *avec beaucoup de ménagement*, de peur de comprimer le cou sous la symphyse et de causer une congestion au cerveau. La tête dehors, les épaules et le tronc s'échappent comme dans le cas de présentation du sommet.

Quand, enfin, l'enfant vient par le siége ou les pieds, on doit plus que jamais respecter la poche des eaux; on la laissera donc se crever d'elle-même, et le plus tard sera le mieux. Puis, la poche crevée, on ne s'empressera pas de tirer sur la partie qui apparaît à la vulve; ce serait une pratique *détestable*, suivant la propre expression de M. Depaul; loin de là, on abandonnera l'expulsion presque complétement à la nature; car, si l'on tirait sur le fœtus avec trop d'empressement, on courrait risque de défléchir les bras et la tête elle-même, accidents assez graves qu'on doit chercher à prévenir. On aura seulement l'attention, dès que le siége aura franchi la vulve, de glisser le doigt sous le ventre jusqu'au niveau de l'ombilic, pour voir si le cordon est tiraillé ou non, et, dans le premier cas, on en attirera une anse au dehors. Et, si l'on ne pouvait pas amener cette anse, parce que le cordon est naturellement trop court, ou bien parce qu'il fait plusieurs tours autour du cou ou du tronc du fœtus, on couperait ce cordon d'un coup de ciseaux le plus loin possible de l'ombilic, on ferait pincer entre deux doigts le bout ombilical, pour prévenir toute hémorrhagie, et l'on tâcherait de terminer rapidement l'accouchement, pour ne pas laisser périr l'enfant d'asphyxie.

Si le cordon, très-lâche, au contraire, était engagé entre les cuisses du fœtus, on chercherait à le dégager *par derrière*, de manière à le placer sur le périnée, et non sous l'arcade des pubis, où il serait bien plus sûrement comprimé.

Mais, pour que toutes ces manœuvres soient faciles à exécuter, il faut avoir pris soin, — dès qu'on a vu les fesses du fœtus s'approcher de la vulve, — de faire mettre la femme *en travers*, sur son lit, dans la position que nous indiquerons plus loin, quand il sera question de la *version*. Et, alors, si par hasard la poche des eaux n'est pas encore crevée, et si l'on s'est assis en face de la vulve, qu'on prenne bien ses précautions, pour ne pas recevoir en pleine poitrine une douche des plus désagréables. Nous avons reçu une douche de ce genre une fois, et, depuis, nous n'avons jamais oublié de nous tenir un peu à distance et, outre cela, de nous faire de la partie antérieure des jupons de la femme une sorte d'écran.

L'échappement d'un peu de méconium par l'anus n'est point ici, évidemment, d'un aussi fâcheux augure que dans le cas de présentation de la tête ou de l'épaule ; car il peut tenir tout simplement à la pression exercée sur le ventre du fœtus par l'orifice utérin ou le conduit vulvo-vaginal. Mais il n'en est pas de même de l'excrétion d'une grande quantité de la matière, à travers un anus lâche et comme paralysé ; elle prouve qu'il y a compression du cordon ou trouble notable dans la circulation utérine, et indique qu'il faut se hâter d'extraire l'enfant, si l'on veut qu'il ait chance de vivre.

Quand on reconnaît par l'auscultation, ou tout simplement en interrogeant les pulsations de l'anse du cordon qu'on a attirée au dehors, que l'enfant est plein de vie, il n'y a nulle nécessité de hâter par des tractions le dégagement des épaules ni de la tête, et il est même préférable de laisser l'utérus faire seul l'expulsion de ces parties, parce qu'alors il y aura bien moins de risques de déflexion pour les bras ou la tête. Ce n'est donc que dans le cas où l'on sait le fœtus en danger, par suite de compression du cordon ou de trouble dans la circulation utéro-placentaire, qu'on doit venir en aide aux contractions de la matrice et des muscles abdominaux. Or, voici comment il faut s'y prendre pour tirer alors sur l'enfant : On enveloppe d'un linge fin et à demi usé la partie qui est déjà hors de la vulve, jambes ou pelvis, et on la saisit ensuite, non pas du bout des doigts, mais bien *à pleine main*. Quand la présentation est *complète*, c'est le pelvis qu'on saisit ainsi tout d'abord; mais si la présentation est *décomplétée*, ce sont les jambes qu'on saisit en premier lieu, puis les cuisses et enfin le bassin ; et, dans tous les cas, on tire toujours *avec modération* et en ayant bien soin d'imprimer au fœtus, si c'est nécessaire, un mouvement de torsion qui amène son dos *en avant*, vers l'une ou l'autre des cavités cotyloïdes.

Jamais on ne doit tenir l'enfant, pour l'extraire, par une partie de son corps plus élevée que le pelvis ; car une compression un peu forte exercée par les mains sur le ventre ou sur la poitrine ne serait certainement pas sans danger.

Enfin, lorsqu'il ne reste plus que la tête dans l'excavation et qu'elle est fléchie convenablement, il n'y a, pour faciliter son dégagement, qu'à relever le fœtus en entier .par un grand mouvement d'arc de cercle, vers le ventre de .a mère ; par là, on fait se dégager successivement, en avant du périnée, le menton, la face, le front et le bregma, et l'accouchement proprement dit est terminé; il ne reste plus dans l'utérus que le délivre qui sera expulsé, ou plutôt extrait, quelques minutes plus tard.

Hygiène de la femme en travail. •

Pendant le travail, la femme n'a, en général, besoin d'aucun aliment ; elle n'a pas besoin non plus de boissons excitantes, qui la disposeraient peut-être aux hémorrhagies et aux inflammations consécutives. Toutefois, si elle est faible et sans énergie, et si les douleurs ne sont pas soutenues, on peut lui donner un peu de bouillon et même un peu d'eau rougie ; mais *pas de liqueur ni de vin pur*.

Il va sans dire qu'elle a dû être placée dans un appartement retiré, éloigné de tout bruit, peu éclairé et maintenu à une température modérée ; — qu'on ne lui a laissé sur elle que des vêtements larges, ne gênant en rien sa circulation ni ses mouvements ; — et qu'on a veillé à ce qu'il ne restât près d'elle aucune personne inutile, à plus forte raison antipathique.

Soins à donner au nouveau-né.

L'enfant naît bien portant ou à l'état de mort apparente.

1º L'enfant naît bien portant.

Dès qu'on est sûr que l'enfant respire bien, on doit s'occuper immédiatement de lier le cordon. A cet effet, on prend un des lacs de fil ciré qui ont été préparés d'avance, et on en étrangle *solidement* le cordon à une distance de l'ombilic de 3 à 4 centimètres au plus, en ayant soin d'arrêter l'anse du fil par un double nœud. Il est bien en tendu qu'avant d'appliquer la ligature, on s'est assuré qu'il n'y a pas de portion d'intestin engagée dans le cordon (hernie ombilicale congénitale).

Le double nœud terminé, on retranche l'excédant des deux extrémités du lacs, et, après cela, on coupe le cordon ombilical lui-même d'un coup de ciseaux à un centimètre au delà de la ligature.

Pour peu qu'on eût lieu de supposer la présence dans l'utérus d'un second enfant, il ne faudrait pas se contenter d'une seule ligature ; il faudrait en appliquer deux à quelques centimètres de distance l'une de l'autre et couper ensuite le cordon entre les deux. Comme cela, on ne s'exposerait pas à faire périr un second enfant d'hémorrhagie avant d'être né. Sans doute, dans le cas de grossesse gémellaire, les deux placentas sont bien souvent indépendants, quoique étroitement liés l'un à l'autre en apparence ; mais enfin il n'en est pas toujours ainsi : il arrive que les placentas communiquent ensemble par de larges anastomoses veineuses, et alors, évidemment, par la section du cordon en dehors d'une seule ligature, on compromettrait gravement la vie de l'enfant qui est encore à naître.

Nous pensons même qu'il serait bon, sans s'inquiéter de savoir s'il y a ou non un second enfant dans l'utérus, d'appliquer *toujours* sur le cordon deux ligatures entre lesquelles on donnerait le coup de ciseaux. On aurait ainsi le triple avantage de se délivrer d'une préoccupation, de ne pas souiller le lit de misère plus qu'il ne l'est déjà, et de faciliter le décollement ultérieur du placenta, s'il n'y en a qu'un, en lui conservant plus de volume et plus de poids.

Quand on a affaire à un cordon très-gras, il faut, par une forte pression entre deux doigts, réduire le plus possible le point qu'on veut lier avant d'appliquer le lacs ; sans quoi, il arriverait que la ligature, qui paraissait d'abord assez serrée, n'étranglerait plus les vaisseaux après un certain degré de desséchement du cordon, et qu'il y aurait alors quelque danger d'hémorrhagie pour l'enfant.

Enfin, quand le cordon est trop gros pour être réduit suffisamment par la pression indiquée, on ferait bien, après une première ligature, de couper le cordon à 3 ou 4 centimètres au delà, de renverser le bout libre en arrière sur le bout adhérent à l'ombilic, et de reprendre le double dans une seconde ligature, faite avec les bouts du même lacs.

On a dit : A quoi bon toutes ces précautions ? Est-ce que l'établissement parfait de la respiration ne suffit pas pour suspendre le cours du sang dans les artères ombilicales ? Est-ce que les animaux lient le cordon de leurs petits ? — Si l'on déchirait ou mâchait le cordon, comme le font les femelles des mammifères, sans doute il ne serait pas utile de placer un fil sur le bout ombilical ; mais on ne mâche ni ne déchire le cordon de l'enfant, on le coupe nettement avec des ciseaux qui coupent bien, et dès lors il faut une ligature so-

lide, pour être sûrement à l'abri d'une hémorrhagie qui pourrait tuer le nouveau-né.

Il peut arriver qu'on trouve le cordon arraché à
son insertion abdominale. Dans un cas pareil, on
se gardera bien de porter une ligature sur le boure-
let cutané ombilical ; car elle produirait inévitablement de la douleur, d'abord, puis de l'inflammation et une ulcération difficile à guérir. On se
contentera de panser la petite plaie avec un morceau d'agaric, un peu de charpie, une compresse
et un bandage de corps, et bien rarement, avec
cela, il y aura perte de sang inquiétante.

Une fois le cordon lié, on saisit l'enfant, soit par
le thorax avec les deux mains, soit, ce qui est
mieux, en le tenant d'une main par-dessous les
épaules et la nuque tout ensemble, et de l'autre
par-dessous les fesses, — le pouce, glissé entre les
cuisses, venant se placer sur les pubis, pour plus
de solidité, — et on le porte sur les genoux de la
garde, qui s'empresse de le nettoyer. Quand il
n'est sali que de sang et de mucosités, il suffit
d'une éponge imbibée d'eau tiède pour le rendre
propre; mais il n'en est plus de même, s'il est recouvert d'une couche épaisse de matière cérumi-
neuse. Pour enlever facilement cet enduit, il faut
frotter le corps de l'enfant d'huile, de beurre ou
d'axonge, et l'essuyer ensuite avec un linge sec,
et, mieux encore, avec un morceau de flanelle
douce.

Ce nettoiement achevé (et il doit être rapide), la

garde couvre la tête et la poitrine du nouveau-né comme ils doivent l'être, et, après, on s'occupe du pansement du cordon. Pour cela, on prend le petit linge en T, dont nous conseillons de se servir de préférence ; on le place au-dessus de l'ombilic, la face cératée en haut, et on en enveloppe le bout du cordon, qu'on a préalablement relevé et couché un peu à gauche de la ligne médiane. Un petit gâteau d'ouate, une compresse et un bandage de corps complètent le pansement.

On ne touchera à ce petit appareil que le 5e jour, époque à laquelle, d'ordinaire, le cordon sphacélé se détache tout naturellement ; et alors un petit linge cératé, qu'on renouvellera pendant 5 ou 6 jours encore, suffira pour amener une cicatrisation complète.

Il serait sage, avant de laisser la garde achever d'habiller l'enfant, de visiter le méat urinaire et l'anus de celui-ci, pour voir s'il n'y aurait pas là quelque vice de conformation (imperforation, par exemple) auquel on pourrait remédier de suite.

Enfin, lorsque le nouveau-né est habillé ou emmaillotté, on le fait tenir un instant la face en bas, pour qu'il rende plus facilement les glaires qu'il peut avoir dans la gorge ; puis, on le fait coucher dans son berceau, — toujours dans le même but, — *sur l'un ou l'autre côté du corps, et non pas sur le dos.* On prescrit, d'ailleurs, de le préserver des courants d'air et d'une vive lumière.

Durant les trois ou quatre premiers jours qui

suivent la naissance, il est bon de surveiller attentivement l'excrétion des urines et du méconium.

L'expulsion de ce dernier ne se fait pas attendre,
en général, plus de 10 ou 12 heures, surtout si
l'enfant est présenté de bonne heure au sein de sa
mère et y puise un peu de ce *colostrum*, qu'on dit
avec raison être laxatif. Mais, si cette excrétion tar-
dait plus de 24 heures à se faire, après s'être assuré, au moyen de la sonde à femme, que le rectum est bien libre, on prescrirait un bain tiède, et
s'il restait sans effet, de 8 à 15 grammes de sirop
de rhubarbe composé, dit *sirop de chicorée*. Il est
rare que ce sirop ne donne pas lieu à l'évacuation
désirée. Nous sommes dans l'habitude de faire
prendre au nouveau-né, dès qu'on a fini de l'habiller, et après qu'on l'a tenu un instant la face en
bas, quelques cuillerées à café d'eau tiède sucrée
avec de la cassonade commune, et, grâce à ce
moyen bien simple, nous n'avons pas encore eu à
observer de retard de plus de 15 heures dans la
première défécation.

Nous ne dirons rien des soins hygiéniques dont
on doit entourer l'enfant qui vient de naître, ni
des règles à suivre dans son alimentation, soit que
la mère le nourrisse elle-même de son lait, soit
qu'on le confie à une nourrice étrangère, soit enfin
qu'on l'élève au biberon ; nous renvoyons, pour
ces détails, à l'excellent petit livre de M. Donné
(*Conseils aux familles*, etc.), et nous abordons de

suite le chapitre des soins que réclame l'enfant qui naît asphyxié ou faible.

2° L'enfant naît asphyxié.

Si, pendant le travail, le cordon s'est trouvé comprimé un certain temps, ou si le placenta s'est décollé prématurément, ou si, enfin, les eaux sorties, l'utérus s'est assez fortement rétracté pour que sa circulation en ait été troublée, l'enfant naît généralement à l'état de mort apparente ou d'asphyxie. Or, cet état se montre sous deux aspects différents : ou l'enfant est d'un rouge violet, avec turgescence de la face, de la partie supérieure du tronc et même des extrémités; ou il est, au contraire, décoloré, avec les chairs flasques. Mais peu importe : c'est toujours le même état, une *asphyxie*, et non pas, comme le disent quelques auteurs, une *apoplexie* dans le premier cas, et une *syncope* dans l'autre.

Alors qu'on croyait à une communication *directe* entre les vaisseaux de la matrice et ceux du placenta, on pouvait penser que, suivant que la veine ombilicale transportait au fœtus plus de sang que les artères de même nom n'en renvoyaient à la mère, et réciproquement, l'enfant pouvait être frappé d'apoplexie ou de syncope; mais aujourd'hui que M. Jacquemier (1) a si bien démontré

(1) *Manuel des accouchements*, Paris, 1846.

qu'il n'existe entre les vaisseaux de l'utérus et ceux du placenta que des rapports seulement indirects ou médiats, cette explication et les dénominations pathologiques qu'elle entraînait avec elle tombent tout naturellement.

Il n'y a qu'une cause, la *suspension de la respiration placentaire*, et qu'un seul état maladif, l'*asphyxie*.

Mais, à quoi tient la différence de coloration signalée plus haut? Pourquoi, dans un cas, le fœtus est-il violacé, et, dans l'autre, pâle, décoloré? Suivant M. Jacquemier (et il a très-probablement raison), cela est dû à ce que, dans ce dernier cas, *quand l'enfant est pâle*, la suspension de la respiration placentaire a été brusque, très-rapide ; tandis que, dans le premier, *quand l'enfant est violet*, elle a été lente et graduelle. Dans l'asphyxie des adultes, en effet, les mêmes différences s'observent, suivant la rapidité ou la lenteur de la suppression de l'air respirable. Ainsi, comme le fait observer M. Devergie, les ouvriers qui sont ensevelis subitement sous un éboulement considérable présentent une décoloration générale des tissus; tandis que les individus qui meurent de submersion, après s'être débattus quelques minutes sur l'eau, et, mieux encore, ceux qui périssent renfermés dans des espaces trop resserrés, où il y a de l'air, mais en quantité insuffisante, présentent une coloration violette. Quelquefois, pourtant, il ne faut pas l'oublier, on a vu la pâleur extérieure être la conséquence d'une asphyxie *très-lente;* mais alors cette pâleur avait succédé très-probablement, sans qu'on s'en fût aperçu, à une coloration violacée des tissus.

Sous le rapport du *pronostic,* y a-t-il une différence entre la pâleur et la coloration violette du fœtus asphyxié? Oui, la pâleur est de plus mauvais augure; elle indique que le petit sujet est plus près de la mort réelle. Mais, quelle que soit la pâleur cependant, il est impossible de dire *à priori* que l'état est désespéré : il faut donc, par conséquent, agir toujours comme si le fœtus pouvait être ranimé. Une demi-heure, une heure même, écoulée depuis la terminaison de l'accouchement, n'est pas un motif suffisant pour l'abandonner, si toutefois il est chaud, sans roideur cadavérique, et si surtout la région précordiale fait entendre le moindre bruissement. Le silence prolongé du cœur est, en effet, le seul signe qui enlève toute espérance de rappeler l'enfant à la vie. Malheureusement, les faibles bruits du cœur d'un fœtus asphyxié ne sont pas toujours faciles à percevoir, et on peut très-bien rester dans le doute au sujet de leur cessation réelle. Mais, alors, raison de plus pour ne pas abandonner trop tôt un nouveau-né, par cela seul qu'on n'entend rien dans sa région précordiale. Tant qu'il est chaud, on doit insister dans l'emploi des moyens propres à le ranimer. Il est une foule d'observations authentiques qui prouvent que des enfants naissants ont pu résister à l'asphyxie une heure et plus, et être encore rappelés à la vie.

Traitement. — Lorsque l'enfant est violacé, à face turgescente, la première chose à faire est de couper de suite le cordon, avant de le lier, et de laisser les artères ombilicales donner de 30 à 40 grammes de sang. Cette petite *saignée* fait cesser l'engorgement veineux du cerveau, du bulbe rachidien et des poumons, et suffit très-souvent, à elle seule, à établir une respiration franche ; mais, dans bien des cas, on n'arrive à ce résultat qu'en ajoutant à la déplétion sanguine l'action de *moyens excitants pour la surface cutanée ou pour la muqueuse pulmonaire.*

On excite la surface cutanée de diverses manières : en balançant le fœtus tout nu devant une fenêtre ouverte ; — en l'aspergeant d'eau froide; — en le plongeant dans un bain chaud ; — en lui laissant tomber, d'un mètre de haut, un petit filet d'eau froide sur la région du cœur; — en le percutant avec la main sur les fesses et les épaules; — en le flagellant à l'aide d'un linge mouillé, qui n'expose pas, comme la main, à quelque contusion grave; — en le frictionnant un peu rudement, particulièrement sur la région précordiale, avec une flanelle imbibée d'eau-de-vie ; — en lui lançant, avec la bouche, une douche d'eau-de-vie sur le devant du thorax; — ou en le présentant devant un feu de copeaux un peu vif.

Quant à la muqueuse pulmonaire, on n'a qu'un

seul moyen de l'exciter, mais il est puissant : c'est l'*insufflation d'air oxygéné*.

Cette opération, pratiquée convenablement par Chaussier, pour la première fois, était ensuite tombée en discrédit, quand MM. Depaul et Pajot sont venus, dans ces dernières années, la remettre en honneur. D'après ces deux habiles praticiens, elle est, sans contredit, le premier de tous les moyens capables de mettre fin à l'asphyxie dont il est question. Dès qu'on a insufflé un peu d'air oxygéné dans les poumons d'un fœtus asphyxié, on a arrêté sûrement les progrès de la mort réelle, si elle n'est pas encore rendue (Pajot).

Voici comment doit se pratiquer l'opération :

L'enfant étant placé sur un oreiller, la face tournée en haut, la poitrine et la tête élevées, presque comme dans la position assise, on saisit, de la main droite, le *tube laryngien* de Chaussier, modifié par M. Depaul, c'est-à-dire ouvert à son extrémité et non sur le côté, et, avec le doigt indicateur gauche, introduit dans la bouche, on va à la recherche, non pas de l'épiglotte, qui est trop petite à cet âge pour être facilement distinguée au toucher, mais bien de l'extrémité supérieure même du larynx; et quand on sent qu'on a cette partie sous le doigt, on glisse le tube, par son bec, sur le bord radial de l'index conducteur, jusqu'à ce que ce bec arrive au niveau de l'ouverture du larynx; alors on n'a plus qu'à *tourner court*, suivant l'expression de M. Pajot, en relevant le pa-

13.

villon de l'instrument en haut et à gauche, par rapport au fœtus, pour entrer dans la glotte. On s'assure qu'on y est bien, par de petits mouvements de latéralité qui doivent, si l'on n'a pas fait fausse route, entraîner de côté et d'autre le larynx en totalité ; et l'on s'apprête ensuite à souffler. Si le tube a son collet garni d'une bonne rondelle d'agaric épais, on peut souffler de suite, sans s'occuper de l'occlusion préalable de la bouche et des narines, puisque la rondelle d'agaric ferme exactement la glotte. Ce n'est que lorsqu'on se sert d'un tube sans garniture à son collet (par exemple, une sonde courbe ordinaire, faute de mieux), qu'on a besoin de tenir le nez et les lèvres pincés exactement. Pour cela, si l'on ne peut se faire aider de personne, on tient soi-même les lèvres rapprochées avec le pouce et l'indicateur de chaque main, et les narines avec les deux médius. Mais si l'on a près de soi un aide intelligent, on le charge d'obturer les narines d'une main, et la moitié gauche de la bouche de l'autre, et on n'a plus qu'à pincer soi-même la moitié droite de la bouche avec le pouce et l'index de la main gauche, — gardant ainsi sa main droite tout à fait libre pour tenir le tube à sa place. Mais M. Pajot fait observer avec raison qu'on a souvent beaucoup de difficulté à tenir la bouche du nouveau-né exactement fermée, si l'on agit sur elle à nu, parce que les lèvres sont rendues glissantes, ou par l'enduit cérumineux général, ou par les glaires qui s'échappent de la cavité buccale ; et il conseille, pour lors, de recouvrir les lèvres d'un linge fin et sec, avant de les pincer. De cette façon, on ferme bien plus exactement la bouche, et l'on n'a pas la crainte que l'occlusion cesse tout à coup, juste au moment où on fait l'insufflation.

Maintenant, comment doit-on souffler? — D'abord, il ne faut pas se contenter d'appliquer les lèvres *pincées*, sur l'embouchure du tube laryngien, comme on le ferait sur l'embouchure d'un cor; nous avons remarqué qu'en s'y prenant ainsi, on ne lance dans l'instrument qu'un courant d'air insignifiant, incapable, par conséquent, de produire dans les poumons l'effet désiré ; — si bien que nous serions tenté d'attribuer à cela seul le peu de succès obtenus par les praticiens peu exercés. — *Il faut saisir toute l'embouchure du tube entre les lèvres, exactement comme on saisirait un bec de clarinette*, et, par le moindre effort d'expiration, on réussit alors à faire passer dans l'instrument un courant d'air suffisant ; — puis, *on doit souffler un peu fort, mais sans brusquerie* néanmoins. Car, si l'on soufflait brusquement, on pourrait produire de l'emphysème pulmonaire, avant même d'avoir rempli d'air la totalité de l'arbre bronchique. Il convient donc de souffler avec assez de force, mais en laissant aux vésicules pulmonaires le temps de se déplisser. Puis, il ne faut pas souffler d'une manière continue, mais bien par intervalles, puisqu'on imite la respiration natu-

relle, qui n'introduit jamais de l'air dans la poitrine que d'une manière *intermittente*. On fera
donc une insufflation de 2 à 4 secondes de durée,
ce qui constituera le *mouvement d'inspiration* du
fœtus; après quoi, on pressera, ou fera presser
avec la main sur l'épigastre, pour renvoyer l'air
introduit, ce qui constituera le *mouvement d'expiration.*

D'après le conseil de M. Depaul, on aurait tort
de répéter, d'abord, les insufflations plus de 8 ou
10 fois par minute ; mais, plus tard, on les rendra
un peu plus fréquentes.

Si l'opération doit réussir, on voit tout à coup
un mouvement suspirieux se produire convulsive-
ment, comme une sorte de hoquet, et l'abdomen
se soulever ; puis, plus rien pendant 20 à 30 secondes quelquefois ; après cela, une nouvelle inspiration convulsive suivie d'un repos moins long,
et enfin des inspirations simples, non convulsives,
tout ordinaires : la respiration est alors établie
comme on le désirait ; il n'y a plus rien à faire.

On se gardera bien de cesser les insufflations à
la première, ni même à la seconde inspiration
convulsive ; ce serait compromettre gravement le
succès de l'opération. On laissera donc le tube à
place, malgré ces premières inspirations, et on
attendra, pour ne plus souffler et retirer l'instrument, que les inspirations *spontanées* se renouvel-
lent au moins de 6 à 8 fois par minute. Par conséquent, on ne devra point s'empresser d'annoncer

aux assistants, dès les premières inspirations convulsives, que l'enfant est sauvé, attendu qu'il peut
fort bien arriver que, malgré cette introduction
spontanée d'une certaine quantité d'air dans le
thorax, il succombe bientôt. On a vu la lutte durer
2 heures et plus, et, en fin de compte, avec la
mort pour résultat. Cette fâcheuse terminaison
sera à redouter, si on voit les mouvements du thorax et du cœur s'affaiblir peu à peu, puis disparaître. Cependant, avant d'abandonner complétement le petit sujet, on attendra, en continuant
les insufflations, qu'il se soit écoulé encore 10 minutes après la suspension de la respiration et de la
circulation ; mais, après ces 10 minutes de repos
absolu du cœur et du thorax, on regardera la mort
comme réelle (Jacquemier) (1).

On dit avoir réussi par le *galvanisme* à rappeler
à la vie des enfants asphyxiés, quand tous les autres moyens avaient échoué. Si donc on avait sous
la main un appareil à faradisation convenable, on
ferait bien d'en essayer et de faire passer quelques
courants électriques à travers les muscles inspira-
teurs. On placerait, pour cela, un rhéophore sur
le trajet du nerf phrénique, au cou, à l'endroit où
le muscle omo-hyoïdien croise le bord antérieur
du sterno-mastoïdien, et l'autre rhéophore dans le
7e espace intercostal ; on donnerait, au contact de
ce dernier avec les tissus, la durée d'une forte

(1) *Manuel des accouchements*, Paris, 1846.

inspiration ordinaire ; après quoi on comprime-
rait l'épigastre pour produire l'expiration ; on
changerait de côté trois ou quatre fois, pour bien
faire, et, sitôt que la respiration paraîtrait norma-
lement établie, on l'aiderait à se continuer par
quelques pressions sur le ventre, à la fin des inspirations.

Lorsque l'enfant asphyxié est pâle au lieu d'être
violet, c'est par les mêmes moyens, *moins la saignée par le cordon,* qu'on cherche à le ranimer.

3° L'enfant naît seulement faible.

Si l'enfant naissant n'est que faible, sans être
asphyxié, — soit qu'il arrive avant terme, soit
qu'il ait souffert par suite de décollement prématuré du placenta ou du mauvais état de santé de
la mère durant la grossesse, — il faut bien se garder de couper le cordon avant de l'avoir lié, car la
perte d'une seule cuillerée de sang pourrait être
mortelle. Puis, on plongera l'enfant dans un bain
chaud rendu excitant par une certaine quantité de
vin ; on le frictionnera devant un bon feu avec
une flanelle imbibée d'eau-de-vie ou chargée d'une
vapeur aromatique (benjoin, genièvre, etc.) ;
après, on le couvrira de vêtements très-chauds, et,
dans son berceau, on l'entourera de bouteilles
remplies d'eau chaude ou de sachets de sable chaud.
On soumettra, en un mot, le pauvre petit être à
une véritable incubation (car la chaleur vaut alors

tous les toniques du monde) ; et, si par hasard il n'avait pas la force de téter, il conviendrait que la mère ou une nourrice lui fît jaillir de temps en temps un peu de son lait dans la bouche. Ce qui vaudrait encore mieux, ce serait de lui verser sur la langue du lait de femme préalablement recueilli dans une cuiller chauffée ; on saurait au moins, comme cela, quelle quantité de nourriture il prend.

Du reste, on ne lui donnerait absolument rien que du lait pour tout aliment, pendant les 12 ou 15 premiers jours ; une nourriture plus substantielle le tuerait.

Conduite de l'accoucheur après le travail, dans les cas simples.

Après l'expulsion du fœtus, il faut, à moins de circonstances particulières que nous indiquerons, attendre de 10 à 15 minutes, avant de tenter ce qu'on appelle communément la *délivrance*, c'est-à-dire l'extraction des annexes du fœtus (*arrière-faix* ou *délivre*). Pendant ce temps, qui est nécessaire pour que l'utérus revienne sur lui-même et décolle le placenta, l'accoucheur s'occupe de l'enfant, tout en revenant par moments juger de l'état de la mère. *Extraire immédiatement le délivre en l'arrachant de force, est d'une très-mauvaise pratique.* Il vaut bien mieux attendre son décollement spontané, effet presque obligé de la rétractilité de l'utérus ; car, de cette façon, on a bien moins à redouter l'hémorrhagie.

Quand donc, après dix minutes ou un quart d'heure, on sent la matrice revenue sur elle-même et formant une boule dure de la grosseur d'une tête d'enfant, au-dessus du détroit supérieur, c'est le moment de procéder à l'extraction du placenta. A cet effet, on saisit le cordon de la main droite, en le couchant d'abord sur la face palmaire, où le retiennent déjà les deux derniers doigts fléchis, — puis, en l'entortillant autour de l'index et du médius accolés et le pinçant, enfin, entre l'index et le pouce. Tenu ainsi, il n'a garde de glisser, si surtout on a pris soin de l'envelopper préalablement d'un linge sec, et l'on peut alors tirer franchement sur lui. Mais la direction à donner aux tractions n'est pas indifférente ; il faut *tirer le plus par en bas possible, doucement et d'une manière continue*, — d'abord en ligne directe, puis en portant le cordon alternativement de droite à gauche et de gauche à droite ; — et, pour être plus sûr encore de prévenir l'arrêt du placenta au-dessus de la lèvre antérieure de l'orifice utérin, porter l'index et le médius de la main gauche jusque sur cet orifice, et se servir de l'encochure qui résulte du rapprochement des extrémités de ces deux doigts, comme d'une *poulie de renvoi*, pour amener les tractions sur le cordon à se faire juste suivant l'axe du détroit supérieur. Avec de telles précautions, il est bien rare qu'on ne réussisse pas à entraîner de suite le délivre. Cela se voit quelquefois, cependant, bien qu'on ait attendu un quart d'heure et plus ; le délivre résiste et ne se laisse pas entraîner. *Il ne faut pas essayer de forcer cette résistance ;* autrement, on s'exposerait à rompre le cordon, ou, ce qui est bien pire, à produire une hémorrhagie ou à introverser l'utérus, deux accidents toujours fâcheux. *Devant une résisistance sensible, on suspendra donc les tractions,* et, se bornant à frictionner un peu rudement l'hypogastre, au niveau du fond de la matrice, on attendra, pour tirer de nouveau, que cet organe, agacé, se contracte plus franchement.

M. Depaul fait plus qu'agacer seulement le fond de l'utérus par des frictions ; il pèse sur lui assez fortement *de la main gauche,* pendant que, *de la droite,* qui tient le cordon saisi *solidement* et *le plus près possible de la vulve,* il tire *par en bas,* c'est-à-dire suivant l'axe du détroit supérieur, — à moins que le placenta ne soit déjà engagé dans le vagin, auquel cas il tire *droit,* c'est-à-dire suivant l'axe du détroit inférieur. Il trouve inutile de faire la *poulie de renvoi,* dont on a, dit-il, beaucoup exagéré l'importance, et qui a, selon lui, le double inconvénient : — de produire de la douleur en froissant des parties qui viennent d'être si violemment distendues, — et d'occuper les deux mains vers un seul point, quand l'une d'elles serait si nécessaire sur l'hypogastre, pour surveiller et presser tout à la fois le fond de l'utérus.

Enfin, M. le docteur Saussier, de Troyes, fait plus encore que presser le fond de l'utérus. Profitant de l'état de flaccidité de la paroi abdominale, après la sortie de l'enfant, il plonge *sa main gauche, de champ*, par-dessus le globe utérin et l'empoigne en plein par son sommet, avec les doigts écartés et de manière à le coiffer complétement ; et, pendant que, de cette main ainsi disposée, il comprime le fond de la matrice, — de la main *droite* il tire doucement sur le cordon saisi comme d'ordinaire.

L'auteur de ce procédé dit avoir eu, depuis plusieurs années, de fréquentes occasions de le mettre en pratique, et ne l'avoir jamais vu manquer son but, dans des cas où l'ancien procédé (celui de M. P. Dubois, décrit en premier lieu), était resté inefficace, — où la résistance du placenta ne permettait pas des tractions, sur le cordon, plus fortes que celles qui avaient été opérées déjà, — et même où le cordon avait été rompu.

Le rédacteur du *Journal de médecine et de chirurgie pratiques* affirmant (Voir le n° d'octobre 1864, p. 440) avoir obtenu de l'emploi de ce procédé d'aussi heureux résultats que l'auteur lui-même, nous n'hésitons pas à le recommander, bien que nous n'ayons pas eu encore l'occasion de l'expérimenter. S'il pouvait dispenser réellement de l'introduction de la main dans l'utérus, sinon toujours, du moins dans la plupart des cas, on comprend quelle valeur cela lui donnerait.

Du reste, à quelque procédé qu'on ait recours, dans le but d'extraire un délivre un peu résistant, pour ne pas s'exposer à tirer sur le cordon dans une fausse direction, il est bon d'explorer préalablement avec le doigt le vagin et l'orifice même de la matrice, afin de savoir au juste où se trouve le placenta et de quelle façon il se présente. S'il est déjà dans le vagin, rien de plus simple que son extraction ; il n'y a qu'à tirer un peu sur le cordon et *tout droit*. Mais quand le placenta est encore au-dessus de l'orifice utérin, la manœuvre n'est pas tout à fait aussi simple : s'il est engagé dans cet orifice par son centre, il n'y a qu'à tirer *par en bas*, comme nous l'avons dit ; — mais, s'il se présente par un des points de sa circonférence, détaché avant le reste, il faut suivre le conseil donné par M. Guillemot : *de ne point tirer sur le cordon*, ce qui ne ferait qu'ajouter, à la partie du placenta déjà engagée, le centre même de cet organe, précisément ce qu'il y a en lui de plus épais, — et *d'aller*, au lieu de cela, *saisir avec la main le bord qui se présente dans le col*, pour tirer sur lui, en lui imprimant un léger mouvement de torsion (1).

Quoi qu'il en soit, lorsque le délivre est à la

(1) S'il arrivait qu'on sentît le cordon craquer et se rompre au moment où l'on tire sur lui, il serait bon de cacher ce petit malheur aux assistants qui pourraient peut-être l'imputer à de la maladresse. Pour cela, on laisserait le cordon rompu dans le vagin, et, avec la main, introduite vivement, on irait chercher de suite placenta et cordon tout ensemble. (Pajot.)

vulve, on le saisit avec les deux mains et on l'extrait *lentement et en le roulant plusieurs fois sur lui-même,* pour achever son décollement, s'il tient encore par hasard à quelque point de la paroi utérine, et n'en rien laisser derrière. Et si, malgré cette précaution, il restait dans la matrice quelques fragments du placenta ou seulement des membranes, il conviendrait de porter de suite la main à leur recherche ; car, abandonner leur expulsion à la nature, serait peut-être exposer la femme aux dangers d'une infection putride.

Enfin, après l'extraction du délivre, il suffit de quelques frictions hypogastriques pour dégager la matrice des caillots qu'elle peut contenir et la faire se rétracter complétement sur elle-même.

Cela fait, on laisse la femme en repos sur son *lit de misère* pendant quelques instants, pour donner le temps à l'utérus d'opérer son premier dégorgement, et prendre celui de la nettoyer et de la changer de linge (1), et on la fait ensuite *transpor-*

(1) Quand nous sommes appelé à temps, nous avons pour habitude de demander si la chemise de la femme est propre ; — si elle l'est, nous nous contentons de la faire *relever* immédiatement, sous les autres vêtements, *jusqu'aux reins,* pour la préserver de toute souillure pendant l'accouchement; — si elle ne l'est pas, nous en faisons changer de suite, pour la retrousser après, comme nous venons de le dire ; — et, par là, non-seulement nous épargnons à la femme, pour plus tard, une fois la délivrance opérée, la fatigue inséparable de cette partie délicate de sa toilette; — mais encore nous la mettons plus sûrement à l'abri (c'est du moins notre con-

ter sur le lit où elle doit rester couchée jusqu'à son rétablissement. Il ne faut jamais permettre à une nouvelle accouchée de se rendre d'elle-même, *en marchant*, de son *lit de misère* à l'autre.

La plupart des femmes qui viennent d'accoucher demandent qu'on leur serre le ventre par un bandage, et elles ont raison ; non pas qu'elles aient à en retirer un grand avantage pour la finesse ultérieure de leur taille ; mais parce que la pression du *ceintre* supplée au défaut d'action d'une peau sans élasticité et de muscles très-affaiblis, — prévient la stase du sang dans la veine cave inférieure et, par suite, la syncope, — diminue les chances de congestion dans les viscères abdominaux, — et accélère, sans aucun doute, le dégorgement final de l'utérus, tout en abrégeant la durée des tranchées utérines de la multipare.

Si la femme, une fois couchée et *ceintrée*, sent le besoin de se livrer au sommeil, il faut, en dépit de l'absurde préjugé qui règne encore dans une certaine classe de la société, respecter ce besoin, et surveiller seulement l'état du facies et du pouls, de peur d'hémorrhagie qui, sans cela, pourrait rester inaperçue.

viction) d'une hémorrhagie consécutive, à laquelle doivent disposer évidemment et la position assise, et le mouvement des bras, et un certain refroidissement du tronc. — Nous conseillerions donc volontiers d'imiter toujours cette sage pratique, qui, du reste, est aussi celle de M. Depaul, depuis longtemps déjà.

Après une heure ou deux, qu'elle ait dormi ou non, on fait asseoir la femme sur son lit, pour que le vagin se vide plus facilement du sang qu'il contient, et on profite du moment pour lui faire prendre un bouillon et changer le linge dont elle s'était garni la vulve ; puis, on la laisse de nouveau en repos, à moins qu'on ne l'engage à présenter le sein au nouveau-né.

Enfin, plus tard, mais avant qu'il se soit écoulé 24 heures depuis la délivrance, *on ne doit point oublier de s'informer s'il y a eu émission des urines*, parce que, si la vessie était distendue par ce liquide et devenait douloureuse, il serait urgent, sous peine de voir se développer une péritonite, de provoquer la miction, dût-on, pour cela, recourir de suite au cathétérisme. Quant aux déjections fécales, elles peuvent tarder davantage à se faire, sans que la femme coure le même danger. Cependant, il est toujours avantageux de vider le rectum avant l'époque de la *fièvre de lait.* Si les lavements ne suffisent pas à amener cette évacuation, on fera prendre dans un bouillon de 10 à 15 grammes d'huile de ricin, et l'on sera sûr avec cela d'arriver au but. Nous sommes dans l'habitude d'administrer ce laxatif 36 ou 48 heures après l'accouchement, s'il n'y a pas eu de selles spontanées, et nous n'avons qu'à nous féliciter de cette pratique.

Aux *tranchées* assez vives qui se montrent, chez les multipares particulièrement, dans les premières heures qui suivent la délivrance, on n'a rien à op-

poser ; elles sont, du reste, nécessaires au dégorgement de l'utérus. Mais à celles qui tourmentent,
pendant deux ou trois jours de suite, la plupart des
femmes ayant eu déjà plusieurs enfants (et les
tranchées sont généralement en rapport direct
avec le chiffre des couches antérieures), il faut opposer les moyens suivants : des cataplasmes chauds
et laudanisés sur l'hypogastre, des onctions avec
de l'huile laudanisée sur la même région, la potion de Dewees (4 grammes de camphre dans
180 grammes de liquide sucré) à prendre par cuillerée d'heure en heure, et surtout (P. Dubois) des
quarts de lavements laudanisés.

Mais le mieux serait encore de prévenir le développement de ces contractions consécutives si
pénibles. Or, Cazeaux conseille, dans ce but, de
donner aux femmes qui en ont souffert après leurs
accouchements antérieurs, un peu de seigle ergoté
(1 gramme, par exemple) aussitôt la délivrance
opérée ; — et si, avec cela, dit-il, on a soin de
comprimer assez fortement le globe utérin, au
moyen d'une ou deux serviettes non dépliées et
d'un bandage de corps, on est à peu près certain
de ne pas voir se développer dans cet organe de
coliques bien vives ni de bien longue durée. Ces
coliques, d'ailleurs, il faut bien le savoir, ne dépassent guère la *fièvre de lait*.

On appelle du nom de *fièvre de lait* un état fé-
brile qui se déclare habituellement de la 40e à la
60e heure après l'accouchement, et qui est carac-

térisé par une peau chaude et halitueuse, un pouls
large et souple, un gonflement douloureux des mamelles, et une céphalalgie plus ou moins intense,
Ce malaise ne demande pas de soins particuliers
autres que la diète, une boisson délayante et du repos : après 24 ou 36 heures au plus de durée, il
cède de lui-même. S'il durait davantage, sans
sueurs surtout, et après avoir débuté par un fris-
son assez prolongé, on devrait le prendre, au contraire, très-au sérieux, et craindre qu'il ne soit le
premier symptôme d'une phlegmasie grave à combattre de suite vigoureusement (1).

Pendant les 5 ou 6 premiers jours qui suivent
le travail, il faut interroger attentivement le ventre par le palper, et, à l'apparition de la moindre douleur au niveau des fosses iliaques, songer
à la possibilité d'une péritonite, et agir en conséquence.

L'écoulement utérin, qui s'établit après la délivrance et qui porte le nom de *lochies*, dure ordinairement 6 semaines chez la femme qui n'allaite
pas ; c'est là le temps que demande alors l'utérus, pour se dégorger et revenir à son état normal.
Mais, chez la femme qui nourrit, l'écoulement lochial dure moins longtemps. — Il se compose, du
reste, de sang pur, jusqu'à l'apparition de la

(1) Si l'enfant tète bien dès le début, sa mère a bien des
chances de ne pas avoir de fièvre de lait, et, bien mieux, dit
M. P. Dubois, une presque assurance d'éviter les inflammations puerpérales.

fièvre de lait ; — de pus et de sang mélangés, durant les 4 ou 5 jours qui suivent la fin de cette fièvre ; — et de pus blanc et crémeux, jusqu'au retour de la matrice à son état normal. Pendant la fièvre de lait, il y a suppression presque totale des lochies ; mais, à cette suppression d'un moment, on n'a rien à opposer.

Il n'en est pas de même de la suppression avant ou après la fièvre de lait ; elle mérite qu'on s'en occupe sérieusement. Comme elle tient, généralement, à l'apparition d'une inflammation plus ou moins grave, le plus sûr moyen de rappeler l'écoulement est de combattre cette inflammation dès qu'elle est reconnue. Les cataplasmes émollients et bien chauds sur la vulve, et les injections mucilagineuses et tièdes poussées dans le vagin, ne peuvent pas grand'chose à eux seuls.

On fera bien de tenir à ce que la femme reste couchée pendant les 9 premiers jours. Son lit n'en est pas moins fait chaque jour, si elle le désire ; mais alors on la fait transporter, pour le temps nécessaire, sur un autre lit ou sur un canapé, et on ne la laisse pas s'y rendre seule. C'est surtout dans l'intérêt de l'utérus et de ses ligaments qu'on prescrit autant de précautions.

. Mais, passé le 9ᵉ jour, la femme peut se lever, pour se tenir assise sur un fauteuil à dos incliné, pendant une heure d'abord, puis pendant deux, puis pour plus longtemps, et cela graduellement.

Enfin, vers le 15ᵉ jour, on lui permet de marcher dans la maison, et, vers le 25ᵉ seulement, de sortir au grand air.

On comprend bien, d'ailleurs, qu'il ne peut y avoir à ce sujet de règle absolue, et qu'il est des femmes auxquelles on peut permettre de vaquer à leurs occupations dès le 5ᵉ ou 6ᵉ jour, tandis qu'il en est d'autres qu'il faut retenir à la chambre, couchées ou tout au moins assises, durant 40 jours et plus, même en dehors de tout accident consécutif.

L'alimentation de la nouvelle accouchée doit être très-surveillée. Pendant les deux premiers jours, il convient de ne permettre que deux potages et trois bouillons par 24 heures. Tant que dure la fièvre de lait, s'il en survient, on prescrit la diète et une boisson délayante ; mais, après, on en vient à une nourriture de plus en plus abondante, en allant, bien entendu, par gradation, si bien qu'on ne rend la femme à son régime ordinaire que vers le 15ᵉ jour. On est moins sévère, du reste, avec les femmes qui nourrissent leur enfant qu'avec celles qui ne le nourrissent pas.

Quant à ce qui est des tisanes à prescrire durant le temps des couches, on peut laisser le choix entre les infusions de fleurs de mauve, de violette, de tilleul, etc., pourvu que celle qui sera adoptée soit prise *tiède*, pendant au moins les quatre ou cinq premiers jours.

Il est à peine nécessaire d'ajouter que la femme

qui vient d'accoucher, a plus besoin qu'aucune autre d'être tenue dans de bonnes conditions hygiéniques.

Pour *faire passer le lait*, chez la femme qui ne nourrit pas ou chez celle qui cesse de nourrir, il suffit, en général, de deux ou trois doses modérées de sel purgatif dans une semaine. C'est là, assurément, le meilleur moyen de préserver la femme des *ravages* causés par les prétendues migrations du lait. Cependant, les femmes d'un certain monde et presque toutes les femmes du peuple réclameront encore, à cet effet, outre les purgatifs, et même avant eux, de la tisane de *pervenche* ou de *racine de canne*, en laquelle elles ont grande confiance. Eh bien, on doit se garder de la refuser, sous peine d'encourir plus tard de graves reproches, s'il survient le moindre engorgement viscéral ou la moindre névrose. Ces deux tisanes n'ont aucune propriété ; elles agissent comme agirait de l'eau chaude, ni plus ni moins ; mais, raison de plus pour en permettre l'usage ; — seulement, on a soin de leur adjoindre un moyen plus efficace : par exemple, 60 grammes de sulfate de magnésie à prendre en 2 au 3 fois, à 3 ou 4 jours de distance.

Là se bornent les soins à donner à la femme nouvelle accouchée, dans les cas où il ne survient rien d'extraordinaire.

Passons maintenant en revue les accidents qui peuvent se montrer à cette époque et nécessiter l'intervention active de l'accoucheur ; mais, auparavant, disons un mot de la conduite à tenir, pendant et après le travail, dans le cas de grossesse *gémellaire*.

Conduite de l'accoucheur, pendant et après le travail, dans le cas de grossesse gémellaire.

Que la grossesse gémellaire ait été ou non soupçonnée d'avance, du moment que, après l'expulsion d'un fœtus, on a la certitude ou seulement la croyance qu'il peut en exister un second dans l'utérus, *il faut s'empresser de lier le bout placentaire du cordon*, si on ne l'a déjà fait, et se bien garder de tirer sur ce cordon, de peur que les deux placentas, réunis et comme fondus en un seul, n'aient entre eux de larges communications vasculaires.

L'extrémité placentaire du cordon étant liée, on doit donc attendre l'expulsion du second fœtus, avant de chercher à avoir le délivre. Cependant, si le placenta déjà décollé venait s'offrir à l'orifice utérin, il serait permis d'essayer de l'extraire, pour dégager le passage ; mais ce ne serait que par des tractions excessivement ménagées, à cause de l'adhérence possible entre les deux placentas. Du reste, à la moindre hémorrhagie inquiétante, cette adhérence étant plus que probable, il faudrait aller chercher *immédiatement* avec la main le second enfant, puis les placentas réunis, — quitte à tout employer, après cela, pour amener la matrice à se rétracter le plus rapidement possible (Voir, plus loin, l'article *Hémorrhagie consécutive*) ; car il est reconnu que, dans les grossesses multiples, l'utérus a perdu, par excès de distension, beaucoup de sa contractilité de tissu, et qu'il est dès lors rationnel, quand rien ne presse, de ne pas délivrer trop vite et de laisser aux parois utérines le temps de revenir sur elles-mêmes, au fur et à mesure que s'échappent les arrière-faix.

Dans tous les cas, après la naissance des deux enfants, on se gardera bien de réunir les cordons en un seul faisceau, pour tirer sur tous deux à la fois ; au lieu de cela, on les fera avancer l'un après l'autre, en tirant d'abord sur celui qui est venu le premier et qu'on reconnaît à la ligature qu'il porte, puis saisissant l'autre pour tirer sur lui également.

Enfin, la délivrance achevée, il est bon de surveiller l'état de la femme d'une façon toute particulière, parce qu'elle est, nous le répétons, très-disposée à une inertie utérine consécutive et à l'hémorrhagie grave qui est la conséquence habituelle de cette inertie.

Qu'on ne croie pas, pourtant, qu'au total l'accouchement gémellaire expose plus la femme que l'accouchement simple ; il n'en est rien. Les jumeaux, lors même qu'ils arrivent à terme, sont toujours plus petits chacun que les enfants uniques, et passent dès lors plus aisément dans le canal pelvien. En général, le premier vient par la tête, et le second par le siége ; et, comme le premier est ordinairement un peu plus volumineux que le second, il s'ensuit que celui-ci, par une double raison, est expulsé sans presque causer de douleurs à la mère. Il est vrai que, par contre, le travail se prolonge souvent bien plus que dans l'accouchement simple, puisque le second enfant ne suit pas immédiatement le premier, et qu'il y a parfois jusqu'à 24 heures et plus d'intervalle entre l'expulsion de l'un et celle de l'autre.

Conduite de l'accoucheur dans le cas d'accidents après le travail.

Les accidents qui peuvent suivre le travail, c'est-à-dire apparaître quand l'enfant est dehors, et qu'on croit avoir eu sous les yeux un exemple d'accouchement exempt de toute complication, sont:

, L'adhérence anormale du placenta ;
L'enchatonnement du placenta ;
L'inertie utérine consécutive ;
L'éclampsie ;
Et le thrombus, soit de la vulve, soit du vagin.

Adhérence du placenta.

Il arrive assez souvent que le placenta, au lieu de se décoller de lui-même aux premières contractions qui surviennent après la sortie du fœtus

reste adhérent à l'utérus. On a beau faire des tractions assez fortes sur le cordon et dans une bonne
direction, on n'amène rien ; on sent que, pendant qu'on tire, on entraîne le fond de la matrice, mais on ne réussit pas à détacher le placenta.

A quoi sont dues les adhérences de cet organe ?
Est-ce à du sang dont la fibrine s'est organisée, ou
à de la lymphe plastique déposée après inflammation ? Peu importe : ce qui intéresse le praticien,
c'est de savoir qu'elles accompagnent assez souvent les accouchements *tardifs*, et qu'elles sont
parfois si solides, que, sur le cadavre même, on a
de la peine à les rompre.

La conduite à tenir, en présence d'un placenta
adhérent, est un peu différente suivant que l'adhérence est totale ou seulement partielle, et suivant
qu'il y a ou non inertie de la matrice.

Si l'adhérence est *totale,* comme il n'y a pas
d'hémorrhagie, on peut se livrer à l'expectation
pendant une ou deux heures, avant de porter la
main dans l'utérus. Quand cet organe se contracte
franchement, on attend patiemment, sans rien
faire ; quand, au contraire, il est pris d'inertie, on
attend encore, mais en employant les moyens les
plus propres à exciter la contractilité utérine, savoir : frictions hypogastriques, titillations du col,
et un peu de poudre de cannelle ; mais *pas de
seigle ergoté.* « Ce médicament, que l'on est excu-
sable de donner dans le cas de rétention du pla-

« centa, après *avortement*, — parce qu'alors l'intro-
« duction de la main dans la cavité utérine n'est
« pas praticable, et que mieux vaut, dans ce cas,
« une ressource infidèle que rien, — produirait ici
« un effet probablement opposé à celui que l'on
« en attendait. Sous son influence, l'utérus se con-
« tracterait, et, au lieu de chasser le délivre, l'em-
« prisonnerait dans sa cavité (Pajot). » La seule
chose à faire, c'est d'aller sans hésitation chercher
le placenta adhérent, *avec la main*, comme nous le
verrons tout à l'heure.

Si l'adhérence est *partielle*, comme il y a hémorrhagie, il n'y a plus à attendre un temps déterminé. Dès qu'on juge la vie ou seulement la
santé de la femme compromise, il faut procéder
bien vite à l'extraction du placenta, en n'oubliant
pas, s'il y a inertie utérine, de faire précéder ou au
moins accompagner l'introduction de la main, de
l'administration d'un gramme à un gramme et
demi de seigle ergoté en une seule dose. Car,
après l'extraction du délivre, si la perte devait
continuer, le seigle serait là, contre elle, la première des ressources.

Quand un placenta n'est qu'à moitié adhérent et
donne lieu de suite à une perte de sang inquiétante, est-ce le cas de songer au tamponnement
vaginal avant d'en venir à l'extraction ? M. P. Dubois ne le pense pas. On ne ferait, dit-il, en pratiquant le tamponnement, que perdre un temps précieux, sans avoir l'avantage de se mettre sûrement

à l'abri d'une hémorrhagie, soit *interne*, se faisant immédiatement, soit *externe*, ayant lieu plus tard, au moment de l'expulsion ou de l'extraction du placenta. Il vaut donc bien mieux, ajoute cet illustre accoucheur, *porter la main sans délai dans la matrice, pour détacher et entraîner rapidement le délivre :* on est en présence d'un accident qui menace la vie ou tout au moins la santé de la femme ; perdre un seul instant à essayer du tampon, serait commettre une faute très-grave.

Voici, du reste, comment doit se faire l'extraction du placenta :

La femme étant placée comme pour la version (Voir plus loin), on tend le cordon de la main gauche, et l'on introduit la main droite, dont les doigts sont disposés en cône et graissés d'axonge ou de cérat sur leur face dorsale seulement, jusque dans la cavité utérine, pendant qu'un aide, *ce qui est indispensable*, soutient le fond de l'utérus avec la main pour l'empêcher de fuir. Le cordon est un guide sûr pour conduire la main droite sur la face fœtale du placenta. Arrivée là, cette main cherche à reconnaître si le placenta est adhérent dans la totalité ou dans une partie seulement de sa circonférence. Dans ce dernier cas, on glisse l'extrémité des quatre derniers doigts entre le bord décollé et la face interne de la matrice, et, s'aidant du pouce appliqué sur la face fœtale du placenta, on détache le reste de cet organe *par de simples tractions* et non par un mouvement de scie du bout des doigts, mouvement de scie qui conduirait peut-être les ongles dans le tissu même de l'utérus.

Si, au contraire, le placenta est adhérent dans toute sa circonférence, il faudra, comme le fait M. P. Dubois, attaquer ce placenta par son centre avec le doigt indicateur, et, après l'avoir perforé de part en part, le décoller *de dedans en dehors* dans tous les sens, toujours *par de simples tractions*. On n'aura plus, après cela, pour terminer l'opération, qu'à entraîner au dehors l'organe saisi à pleine main.

Mais, précepte important, *on ne devra jamais s'acharner à détacher à tout prix les parties du placenta solidement adhérentes ;* ces parties, on les laissera derrière, et elles se détacheront petit à petit d'elles-mêmes pour sortir avec les lochies ; seulement, ces lochies acquérant alors une extrême fétidité, on aura soin de pratiquer des injections utérines avec une infusion légère de camomille ou de fleurs de guimauve tiède, additionnée même, au besoin, de quelques gouttes d'hypochlorite sodique, et l'on songera à combattre vigoureusement, dès leur apparition, les accidents de résorption putride qui pourraient survenir. Nous avons réussi, dans un cas de résorption de ce genre presque désespéré, par les moyens suivants : *purgatifs salins répétés, — décoction de quinquina, — eau vineuse, — alcoolature d'aconit, — injections utérines, — grands soins de propreté, — renouvellement fréquent de l'air dans l'appartement, — et quelques aliments ré-*

*parateurs sous un petit volume (potages, gelées, bouil-
lon, etc.) (1).*

Enchatonnement du placenta.

La matrice, après l'expulsion du fœtus, est quelquefois prise de contractions irrégulières. Or, si
elle se contracte plus en dessous du délivre qu'en
dessus, elle arrête celui-ci, et si bien qu'on ne peut
réussir à l'extraire par de simples tractions sur le
cordon, aidées même d'une forte pression sur le
fond de l'utérus. Dans certains cas, c'est l'orifice

(1) Dans un cas où l'administration
intempestive d'une assez forte dose
de seigle avait renfermé exactement
le délivre dans l'utérus, dont l'orifice
était aussi fortement contracté que le
reste, M. Pajot s'est servi avec succès
de la curette de son invention, ci-
contre (*fig.* 55); elle fut introduite
droite (A) et recourbée seulement (B)
lorsqu'on sentit qu'elle était rendue
au fond de l'utérus, par-dessus le
placenta. C'est à l'aide d'un curseur
et d'une vis qu'on la recourbe. —
Mais cet instrument n'est réellement
bon, suivant nous, que pour extraire
de petits placentas, dans le cas d'a-
vortements; il est insuffisant pour
l'extraction de placentas volumineux,
après l'accouchement, par exemple.

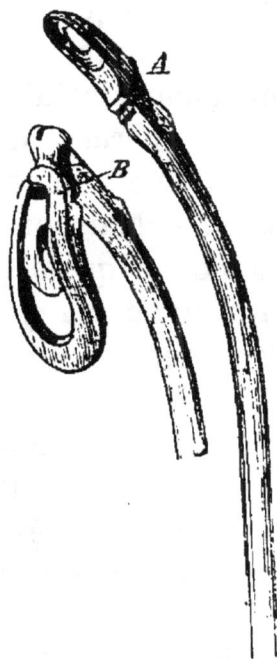

Fig. 55. Curette de M. Pajot pour l extraction du
place nta.

interne du col qui, contracturé, retient le placenta
dans la cavité utérine proprement dite. D'autres
fois, c'est une portion plus élevée du corps même
de la matrice qui se contracte spasmodiquement,
quand ce qui est au-dessus reste presque inerte,
et alors le placenta est réellement *enchatonné*, c'est-
à-dire *emprisonné* dans une arrière-cavité, qui n'est
qu'une partie de la cavité utérine ; c'est là l'*hour-
glass* des accoucheurs anglais.

On peut soupçonner l'*enchatonnement* du placenta, quand le palper fait reconnaître que le corps
de l'utérus est irrégulier et disposé en forme de
gourde, — quand il y a perte sanguine, indiquant
que le délivre n'est plus adhérent, — et quand,
cependant, celui-ci résiste à des tractions assez
fortes, opérées dans une bonne direction, et aidées d'une compression suffisante du fond de la
matrice. Mais on ne peut asseoir sûrement son
diagnostic qu'en portant la main dans l'utérus.
Tant qu'on n'a pas eu recours à ce seul moyen
d'éclairer nettement la question, on peut tout aussi
bien croire à une adhérence partielle, mais très-
solide, du placenta, qu'à un enchatonnement de
cet organe. Et, du reste, aurait-on une presque
certitude, d'après le palper, qu'on a affaire à un
placenta enchatonné, qu'il faudrait encore porter
la main dans l'utérus pour déterminer le siége
précis de la contraction. Or, quand la main aura
été introduite pour faire cette reconnaissance, on
se donnera bien garde de la retirer avant d'avoir

...si le corps enchatonné. Arrivé sur l'obstacle, on s'apprêtera donc à le vaincre ; mais, auparavant, on aura bien soin de *soutenir parfaitement le fond de la matrice avec l'autre main*. C'est ici une précaution *essentielle*, si l'on ne veut courir le risque de déchirer transversalement le haut du vagin.

Le fond de l'utérus étant soutenu, si c'est l'orifice interne lui-même qui est contracturé, on y engage tous les doigts *avec douceur et patience*, jusqu'à ce qu'on soit arrivé à saisir solidement le placenta pour l'entraîner. Mais si c'est un point plus élevé de la matrice qui, revenu tétaniquement sur lui-même, emprisonne le délivre, on pousse la main jusqu'à la contracture, et, avec un ou deux doigts seulement, on cherche à dégager le placenta, pour l'amener ensuite au dehors en tirant sur le cordon. On n'engagerait toute la main dans l'arrière-cavité que si l'on s'apercevait que le placenta y est non-seulement enchâtonné, mais encore plus ou moins adhérent. Alors la main entière serait nécessaire pour achever de le décoller, comme nous l'avons dit plus haut. Essayer de faire cesser la contraction irrégulière et spasmodique de l'utérus par de l'opium en lavement ou en potion, ou par de l'extrait de belladone porté directement sur le point contracturé, serait perdre un temps précieux, pour n'avoir peut-être, d'ailleurs, aucun résultat.

Inertie utérine consécutive.

Nous parlerons ailleurs de l'inertie utérine *primitive*; ici, il s'agit de celle qui suit immédiatement l'accouchement.

Ordinairement, après la sortie du fœtus, la matrice continue à se contracter, d'abord pour opérer le décollement des annexes, puis pour chasser le sang qui s'exhale de sa surface interne. Eh bien, si, ce qui n'est pas très-rare, ces contractions viennent à manquer, c'est l'accident appelé *inertie utérine consécutive*.

On le reconnaît, d'une part, à ce que l'utérus, au lieu de se retirer vers le haut de l'excavation sous la forme d'une grosse boule dure, reste flasque et presque aussi volumineux qu'avant l'accouchement; et, d'autre part, à ce que, si le placenta est décollé, ne serait-ce qu'en partie, il y a perte sanguine plus ou moins abondante. Dans certains cas, cependant, le délivre, détaché et tombé sur le col, obture exactement celui-ci, et alors il n'y a pas d'hémorrhagie *externe*; mais il y a hémorrhagie *interne*. Le sang, que versent à grands flots les orifices béants des sinus déchirés, s'accumule dans la cavité de la matrice et redonne à cet organe un volume parfois égal à celui qu'il avait au moment de l'accouchement. La perte ne se voit pas, et pourtant elle n'en est pas moins terrible; elle peut être foudroyante, si l'accoucheur n'est pas là pour y porter remède à l'instant même. De là, le sage précepte, donné dans les Traités d'accouchements, de *ne jamais quitter la nouvelle accouchée immédiatement après l'expulsion du fœtus, de la délivrer soi-même*, et *de rester dans l'appartement au moins une heure*, lui tâtant le pouls et la région hypogastrique de temps en temps, interrogeant sa physionomie, s'informant de la quantité de sang qui s'échappe de la vulve, et, pour peu que les réponses laissent de doute à cet égard, examinant soi-même le linge dont elle s'est garnie. Mais, nous l'avons dit, dans l'hémorrhagie *interne* la perte n'est pas visible. A quels signes, donc, la reconnaîtra-t-on? Si elle est abondante, il y aura, outre le retour du ventre à un volume anormal, les symptômes caractéristiques de toute hémorrhagie grave : de la faiblesse dans le pouls, une pâleur extrême de la face, du refroidissement aux extrémités, des vertiges, des tintements d'oreille, des défaillances, de l'anxiété et quelquefois des mouvements convulsifs.

L'inertie utérine *consécutive*, s'accompagnant presque inévitablement d'hémorrhagie abondante et rapide, est peut-être l'accident le plus redoutable qui puisse survenir après le travail; il peut tuer la femme en quelques minutes, si le décollement du placenta est avancé; au contraire, c'est un accident peu grave, si le placenta reste complétement adhérent jusqu'au rappel de la matrice à des contractions franches.

Traitement. — Si le placenta n'est pas décollé, quand on s'aperçoit qu'il y a inertie utérine, il faut s'empresser de réveiller bien vite la contractilité de la matrice par une assez forte dose de seigle ergoté (2 grammes en deux prises, à 10 minutes d'intervalle), des frictions hypogastriques et la titillation du col, et ne songer à l'extraction du délivre que lorsqu'on est bien sûr que l'utérus n'est plus inerte. Si l'on opérait cette extraction avant le retour des contractions utérines, on produirait précisément ce qu'on redoute, ce qui constitue tout le danger de l'inertie, l'*hémorrhagie.*

Si le placenta est décollé, au contraire, et si l'inertie se complique d'hémorrhagie, il faut chercher à apprécier la quantité de sang qui s'échappe; car si elle est peu considérable, parce que le placenta n'est décollé que dans un point très-restreint de son étendue, on se garde bien d'achever ce décollement avant que le seigle ergoté ou les frictions aient réveillé l'utérus ; tandis que, si la perte est assez abondante pour compromettre la vie de la femme, on se hâte, après avoir donné du seigle ergoté (1 gramme au moins à la fois), de porter la main *entière* dans la matrice pour l'exciter à se contracter et la vider, par la même occasion, du placenta ou seulement des caillots qu'elle peut contenir. Il est bien entendu que de la main gauche, qui soutient le fond de l'utérus, on cherche en même temps à agacer cet organe, pour qu'il entre plus rapidement en contraction. Du reste, le seigle qui a été administré vient bientôt en aide à l'irritation mécanique.

Cette manœuvre des deux mains, agaçant la matrice chacune de son côté, — si surtout elle est appuyée de l'administration d'une bonne dose de seigle ergoté, — manque rarement son effet. Cela se voit cependant. Alors, il faut porter bien vite dans la cavité utérine un citron écorcé ou une éponge imbibée de vinaigre de table pur, que l'on exprime vigoureusement sur la face interne de l'organe; et, si cela ne suffit pas encore, il faut recourir à l'action du froid, dont quelques praticiens disent avoir eu à se louer, en pareille circonstance. Avec de l'eau sortant du puits, on fera donc des injections dans la matrice même, ou au moins des affusions sur l'hypogastre et le haut des cuisses. Sans doute, ces deux derniers moyens pourront exposer la femme à une péritonite; mais n'est-on pas en présence d'un danger plus grand encore, et ne faut-il pas à tout prix empêcher la vie de s'éteindre?

Enfin, quand tout cela reste inefficace, il ne faut pas hésiter un seul instant *à faire le tamponnement vaginal,* — ou *la compression du globe utérin,* — ou, enfin, *la compression de l'aorte elle-même.*

Tamponnement vaginal. — Dans la circonstance présente, on n'a besoin, pour tamponner le vagin, ni de speculum ni de pinces. De la charpie, de l'étoupe, de vieux morceaux de linge, un mouchoir de toile usé, ou une grosse éponge, et la main comme instrument, suffisent pour faire con-

venablement l'opération. Il n'est pas nécessaire,
non plus, de placer la femme comme pour l'application du speculum ; on l'attire seulement un
peu sur le bord du lit, ne serait-ce que pour la
sortir du sang dans lequel elle baigne ; on lui
élève le siége au moyen d'un coussin ou d'un drap
replié en plusieurs doubles ; et, alors, avec les
mains, sans l'aide d'aucun instrument, on arrive
aisément à bourrer le conduit vaginal de l'une des
substances qu'on a préparées : charpie, étoupe,
morceaux de vieux linge, etc. Si l'on se sert d'un
mouchoir entier, il faut commencer par introduire
un de ses coins, puis pousser successivement tout
le reste, jusqu'à ce qu'on sente le vagin exactement rempli ; — si l'on fait choix d'une éponge,
on l'imbibe d'un peu de vinaigre de table *pur* avant
de l'introduire. Ce dernier moyen était celui qu'em-
ployait Dewees de préférence : « Le sang, dit-il, en
« s'infiltrant dans les cellules de l'éponge, préala-
« blement imbibée d'un peu de vinaigre, s'y coa-
« gule rapidement et constitue bientôt un caillot
« volumineux et solide qui obture complétement
« le vagin. » Mais, quelle que soit la substance em-
ployée comme tampon, on n'oubliera pas de la
maintenir en place au moyen d'un bandage de
corps, muni d'une longue compresse destinée à être
ramenée de bas en haut par-dessus la vulve. Quand
ce bandage en T est bien appliqué, non-seulement
il retient le tampon dans le vagin, mais il exerce
encore une certaine compression sur l'hypogastre

et, par conséquent, sur l'utérus, et tend ainsi à prévenir le développement d'une hémorrhagie interne qui ne serait pas moins grave que la première.

Compression de la matrice. — Dans un cas d'inertie utérine, M. Deneux dit avoir réussi à arrêter l'écoulement sanguin, en comprimant la matrice d'avant en arrière, au moyen de 3 ou 4 serviettes non dépliées, disposées sur l'hypogastre en guise de pelote, et d'un bandage circulaire passant par-dessus et tenu fortement serré. Si donc le tamponnement vaginal, pratiqué comme nous l'avons dit, ne produisait pas l'effet désiré, on devrait essayer de l'aplatissement de l'utérus par le procédé Deneux; car, en agissant ainsi, on pourrait très-bien, non-seulement gêner le cours du sang dans les parois de l'organe, mais encore agacer ces parois et les faire se contracter franchement.

Cependant, il vaudrait bien mieux encore avoir recours à la compression du globe utérin, suivant le procédé du docteur Saussier, de Troyes (V. l'article *Délivrance*), c'est-à-dire *avec les mains*, allant, à travers la paroi abdominale, embrasser et comprimer le corps de la matrice. Mais il faut évidemment, pour que cela soit exécutable, que la paroi antérieure du ventre soit suffisamment flasque et dépressible, ce qui a souvent lieu, du reste. Mademoiselle A. Puéjac, — l'une des sages-femmes les plus instruites qui soient sorties de

l'École de Paris et qui exerce et professe son
art avec distinction à Alger, — vient de réussir
tout récemment à arrêter ainsi une grave hémorrhagie utérine, *consécutive* à la délivrance (1). Il
ne fallut pas plus de 35 à 40 minutes de compression soutenue du globe utérin, exercée tantôt par
mademoiselle Puéjac elle-même, tantôt par le
mari de la patiente, pour mettre fin à ce formida-
ble accident.

Compression de l'aorte ventrale. — Cette compression se fait avec l'extrémité des doigts ; et comme
elle a besoin d'être continuée un certain temps,
quelquefois plusieurs heures de suite, il faut que
l'accoucheur ait avec lui un ou deux aides intelli-
gents, qui puissent peser sur ses mains dès qu'il
les sent fatiguées, ou même le remplacer tout à
fait s'il est forcé de lâcher prise.

On comprime plus facilement l'aorte, naturellement, sur une femme maigre que sur une femme
grasse ; cependant, en pressant d'une manière
continue, avec force, mais sans brusquerie néanmoins, on peut toujours arriver, dit Baudelocque,
l'inventeur de la méthode, à sentir la colonne
lombaire, quelle que soit l'épaisseur de la paroi
abdominale antérieure, et à pouvoir, dès lors, intercepter le cours du sang dans l'aorte.

Du reste, si l'on ne trouvait pas facilement cette

(1) Voy. le numéro d'octobre 1864 du *Journal de méd.
et de chirurgie pratiques.*

artère, — parce qu'on a affaire à un ventre gras et peu dépressible, — qui empêcherait de mettre en pratique le procédé de notre ami, M. le docteur Guillon, de Cozes (1)?.. Pourquoi, — comme l'a fait ce praticien distingué, dans plusieurs circonstances, et avec un succès complet presque toujours, — ne porterait-on pas la main entière dans la cavité utérine, pour, de là, exercer une compression plus immédiate et plus efficace, par conséquent, sur l'aorte, en l'aplatissant entre la paroi postérieure de l'utérus et la colonne lombaire ?... Nous n'avons pas encore essayé du procédé ; et, néanmoins, nous serions porté à le recommander, vu qu'il doit être d'une application facile, et que, de plus, il remplit d'un même coup deux indications importantes : intercepter le cours du sang dans les artères utérines, qui naissent des hypogastriques, — et exciter les parois de la matrice à revenir sur elles-mêmes.

Pour que la compression de cette artère fût sûrement efficace, il faudrait, d'une part, qu'elle portât sur un point supérieur à l'origine des artères utéro-ovariennes, et, d'autre part, qu'elle n'atteignît pas la veine cave inférieure en même temps que l'aorte ; mais elle n'en offre pas moins l'immense avantage, de quelque façon qu'elle soit faite, d'entraver d'abord plus ou moins la circulation utérine, puis, en diminuant l'étendue du

(1) *Presse médicale*, 1842.

grand cercle circulatoire, de forcer le sang à se porter au cerveau en quantité suffisante pour prévenir la syncope. Aussi, rien qu'à ce dernier titre, la compression de l'aorte abdominale serait-elle, suivant nous, parfaitement indiquée, non-seulement dans le cas de métrorrhagie, mais encore dans le cas de toute hémorrhagie menaçante.

Mais, qu'on ne se fasse pas illusion sur la valeur du tamponnement, de la compression du globe utérin et de la compression de l'aorte, appliqués en vue d'arrêter une perte par inertie utérine. Ce ne sont que des moyens mécaniques, — très-propres sans doute à suspendre rapidement l'écoulement sanguin, — mais évidemment sans action sur la contractilité de la matrice. Très-puissants contre l'hémorrhagie, ils ne peuvent rien contre l'inertie, cause première de l'hémorrhagie. Et cependant, ils n'en sont pas moins d'une utilité capitale, puisqu'ils posent une digue au torrent destructeur, en attendant que le seigle ergoté, *qu'on a dû ne pas oublier d'administrer tout d'abord*, vienne réveiller la fibre utérine, la faire entrer en contraction, et, par suite, obturer les bouches vasculaires par lesquelles la vie allait sûrement s'échapper. Les frictions hypogastriques, les titillations du col et l'introduction de la main dans l'utérus suffisent assez souvent à combattre l'inertie de cet organe ; mais rien ne vaut encore le *seigle ergoté :* c'est réellement le premier de tous les moyens à employer en pareille circonstance.

Nous avons donc eu raison d'enjoindre au médecin-accoucheur de ne jamais se rendre auprès d'une femme en mal d'enfant, sans avoir sur lui quelques grammes de ce remède. La métrorrhagie par inertie est, nous ne saurions trop le répéter, un terrible accident, d'autant plus terrible qu'il survient juste au moment où il semblait qu'on n'eût plus rien à craindre : dans bien des cas, on l'a vu réellement foudroyant. Aussi, l'accoucheur doit-il surveiller attentivement la femme, ainsi que nous l'avons dit ailleurs, pendant une heure au moins après la naissance de l'enfant ; — et, dès que l'accident redouté apparaît, déployer contre lui toute l'activité, tout le sang-froid, toute l'énergie et toute l'adresse dont il est capable. Un seul moment d'hésitation dans le choix ou dans l'application des moyens indiqués pourrait causer la mort.

Mais, en supposant qu'on ait réussi à arrêter l'écoulement sanguin et à faire cesser l'inertie utérine, tout danger n'a pas disparu pour cela, si l'écoulement a été très-considérable. La femme ne perd plus, et cependant elle n'en est pas moins en péril, parce que la quantité du liquide vivifiant, restée dans l'organisme, ne suffit pas à donner au cerveau, au bulbe rachidien et au cœur l'excitation dont ils ont besoin pour fonctionner ; et bien souvent la femme s'éteindrait deux ou trois heures après la suspension de l'hémorrhagie, si l'on ne venait à son secours, — soit en continuant la compression de l'aorte ventrale, — soit en comprimant les artères crurales et brachiales, en même temps qu'on tient le sujet horizontalement étendu sur son lit, et de manière même à rendre la tête le point le plus déclive de tout le corps ; — soit enfin, si l'on se trouve dans des conditions favorables, en pratiquant l'opération dite de la *transfusion sanguine*, qui a déjà réussi nombre de fois dans des cas vraiment désespérés.

Pour donner une idée de cette opération délicate, nous nous contenterons de dire en peu de mots comment l'un de nos plus grands chirurgiens de l'époque, M. Nélaton, l'a faite, dans une circonstance où elle a été suivie de succès.

Il a disséqué et mis à découvert la veine médiane basilique, et a passé un fil sous cette veine pour la faire soulever par un aide. Cela fait, il a saisi, avec une pince à dissection, la paroi antérieure du vaisseau, au-dessous du fil, pour éviter l'introduction de l'air dans le torrent circulatoire, et, d'un coup de ciseaux fins, y a tracé un V la pointe en bas ; puis, il a soulevé ce lambeau et a engagé dans la veine, en le dirigeant vers le cœur, le bec d'une seringue préalablement chauffée à 25° centig., et chargée de quelques onces de sang qu'on venait de tirer, à l'instant même, du bras d'une personne complaisante. Enfin, la canule de la seringue en place, il a ordonné de cesser le soulèvement de la veine, et a poussé le piston de l'instrument *avec lenteur et par un mouvement bien égal.* Il va sans dire qu'il avait pris grand soin, avant de commencer l'injection, d'expulser tout l'air contenu dans la seringue. — Il a injecté d'abord 200 grammes de sang; puis, cinq minutes plus tard, 250 autres grammes; après quoi, il a fermé exactement la plaie au moyen d'une petite bandelette de linge enduite de collodion.

Quelques auteurs font figurer parmi les accidents qui peuvent suivre le travail : la métro-péritonite, la fièvre puerpérale proprement dite, la phlegmasia alba dolens, l'inflammation des symphyses du bassin, la gangrène du bas-fond ou du col de la vessie, les engorgements et abcès laiteux des mamelles et les gerçures du mamelon ; — mais, nous ne trouvons pas que ces états pathologiques méritent le nom d'accidents; ils n'ont pas ce caractère de *brusquerie d'apparition* qui nécessite que l'homme de l'art soit tout prêt à y remédier à l'instant même; et ils laissent, au contraire, tout le temps de la réflexion et des recherches pour leur traitement. Nous n'en dirons donc rien dans ce Manuel; nous renverrons, pour ce qui les concerne, au *Traité des maladies des femmes* de Fletwood Churchill (1), et nous aborderons de suite le chapitre des accouchements difficiles, autrement dit la *dystocie*, avec les opérations qu'elle comporte.

(1) Traduit de l'anglais, sur la 5e édition, par les docteurs Wieland et Dubrisay, 1865.

TROISIÈME PARTIE

DES ACCOUCHEMENTS VICIEUX OU DIFFICILES
(DYSTOCIE).

Les accouchements vicieux sont ceux qui ne peuvent se terminer par les seules forces de la nature, sans préjudice du moins pour la mère ou l'enfant.

Or, les accouchements peuvent être vicieux de deux manières : ou parce que la marche du travail est réellement entravée et nécessite l'intervention de l'accoucheur ; ou parce que, quoique la marche du travail soit naturelle, il survient inopinément des accidents de nature à compromettre la vie de la mère ou celle du fœtus.

Les causes des accouchements vicieux de la première catégorie sont nombreuses ; ce sont :

L'inertie primitive de l'utérus ;

Les contractions utérines irrégulières ou fausses;

La rigidité du col ;

La contracture spasmodique du col ;

La résistance du périnée ;

L'obliquité antérieure et extrême de la matrice;

La brièveté du cordon, soit naturelle, soit accidentelle ;

Les irrégularités de présentation de fœtus multiples et isolés ;

Les adhérences de fœtus multiples ;

La rupture de l'utérus ou du vagin ;

Les maladies du fœtus avec augmentation de volume ;

Les mauvaises présentations du fœtus ;

Les vices de conformation, naturels ou acquis, de l'utérus, du vagin ou de la vulve ;

Et, surtout, les vices de conformation du bassin avec étroitesse.

Les causes des accouchements vicieux de la deuxième catégorie, moins nombreuses, sont :

Une trop grande ampleur du bassin ;

L'excès d'énergie de l'utérus ;

Le thrombus de la vulve ;

La procidence du cordon ;

L'hémorrhagie par décollement prématuré du placenta ;

Le renversement de la matrice ;

La déchirure du périnée ;

Et l'éclampsie.

Reprenons successivement chacune de ces causes en particulier.

A. Causes des accouchements vicieux de la première catégorie.

Inertie utérine primitive.

Le fœtus n'est pas trop gros, sa position est bonne, les organes de la mère sont régulièrement conformés, et, cependant, au bout d'un certain temps, le travail cesse de marcher. Les douleurs, fortes au début, et qui semblaient annoncer une prompte délivrance, sont devenues peu à peu de plus en plus faibles, courtes et éloignées. Que se passe-t-il donc ? Il y a que les contractions de l'utérus, d'abord énergiques, sont à présent insuffisantes, — que l'agent principal de la parturition est, en un mot, frappé d'inertie.

Les causes de cet arrêt des contractions utérines sont assez nombreuses : quelquefois il est dû à une faiblesse générale du sujet; d'autres fois à une faiblesse spéciale de la matrice, que rien ne pouvait faire soupçonner ; ailleurs, à un état de pléthore générale, à une excessive irritabilité nerveuse, à une trop grande distension de l'utérus, à des crampes, à une rétention des urines, etc., etc. Mais, quelle que soit la cause, le résultat est le même : *lenteur excessive du travail*, d'où danger pour la mère et pour l'enfant.

Au point de vue du *pronostic*, il est de la plus haute importance pour le praticien de bien distinguer à quelle période du travail survient l'inaction utérine : si c'est pendant la période de dilatation du col ; si c'est, au contraire, pendant la période d'expulsion. Puis, il n'est pas indifférent, non plus, de tenir compte de l'état d'intégrité ou de rupture des membranes. En effet, la *période de dilatation* peut se prolonger jusqu'à quarante-huit heures et plus sans grand danger pour le fœtus, pourvu toutefois que la poche des eaux reste intacte, et sans grand préjudice même pour la mère, qui, pourtant, se fatigue et s'inquiète, ce qui peut la disposer à quelque accident consécutif. La *période d'expulsion*, au contraire, ne peut guère se prolonger au delà de six ou huit heures, sans faire courir d'assez grands risques à la mère et à l'enfant : à la mère, en l'exposant à l'inflammation ou même à la gangrène de quelque point du conduit vaginal ; à l'enfant, en l'exposant à mourir asphyxié, par suite de compression du cordon ou de trouble dans la circulation utéroplacentaire. Mais, pour cela, il faut évidemment que les membranes se soient rompues dès le début de l'expulsion ; car si, par hasard, elles restaient intactes, il n'y aurait danger que pour la mère. Tant que le fœtus nage librement dans le liquide amniotique, il n'est, effectivement, exposé à rien de grave.

Voici, du reste, ce que l'expérience démontre :

La période d'expulsion durant plus de six ou huit heures, la poche des eaux étant rompue, il y a une chance sur quatre pour que l'enfant naisse mort. La même période durant plus de douze heures, avec rupture des membranes toujours, il y a neuf chances sur dix pour que l'enfant succombe avant de naître, et trois chances sur cinq pour que la mère succombe aussi, soit presque immédiatement par épuisement nerveux, soit, un peu plus tard, d'une métro-péritonite qui ne peut guère manquer de se développer.

Quels sont les moyens à employer pour rendre à la matrice la force qui lui manque? Ils varient nécessairement suivant la cause de l'inertie. S'il y a faiblesse générale du sujet, on prescrira du bouillon et un peu de vin d'Espagne jusqu'à dilatation presque complète du col; après quoi, on rompra la poche des eaux, si elle ne l'est déjà, pour donner du ressort à l'utérus; — si cela ne suffit pas, on administrera quelques doses de seigle ergoté ou de poudre de cannelle; et, enfin, l'expulsion tardant encore trop à se faire, on n'hésitera pas à appliquer le forceps ou à faire la version, suivant le cas.

Si l'on soupçonne une faiblesse spéciale de l'utérus, au milieu d'un état général satisfaisant, on n'attendra pas que la dilatation du col soit presque complète pour crever les membranes et donner du seigle ergoté, si toutefois la tête se présente bien et ne paraît pas trop grosse; et, en attendant que ce médicament produise son effet, on usera des frictions hypogastriques et des titillations du col, qui quelquefois suffisent à réveiller la contractilité utérine. Nous avons vu, dans certains cas, une petite promenade dans l'appartement donner le même résultat. La femme, que nous supposons ici bien portante, ayant la force de *pousser*, il est rare qu'on ait besoin de se servir du forceps. Du reste, si l'on pensait devoir y recourir, il serait toujours bon de faire prendre préalablement un peu de seigle ergoté, de façon à se trouver à l'abri d'une continuation de l'inertie, une fois l'enfant dehors.

Si l'on reconnaissait comme cause un certain degré d'hydramnios, il suffirait de ponctionner l'œuf; l'utérus désempli reprendrait du ressort, et le travail se régulariserait.

Si l'inertie était supposée tenir à un état de pléthore générale, ou à une pléthore locale, n'affectant que la matrice seule, la saignée du bras serait assurément le meilleur moyen à employer.

Enfin, si l'inertie tenait à l'apparition de crampes assez fortes et assez persistantes pour distraire l'utérus de son travail, il n'y aurait rien de mieux à faire que d'appliquer le forceps, sitôt que la dilatation du col le permettrait. La tête du fœtus extraite, les crampes cesseraient d'elles-mêmes et, avec elles, l'inertie utérine. Du reste, il est bon de savoir qu'en pareille circonstance, la femme est la première, tant elle souffre, à demander qu'on la délivre, n'importe comment.

On a vu des femmes prises d'inaction utérine, uniquement parce qu'elles n'urinaient pas et que leur vessie, trop distendue et douloureuse, distrayait la matrice de sa fonction du moment. Il va sans dire qu'alors le cathétérisme est le premier remède à appliquer, et que le seigle ergoté doit être rejeté bien loin ; en effet, il augmenterait d'abord les angoisses, puis, ce qui serait bien plus fâcheux, il amènerait presque infailliblement la rupture de la vessie et, par suite, une péritonite mortelle.

Bien que la contraction utérine suffise seule, généralement, pour l'expulsion du fœtus, il n'en est pas moins vrai que la contraction des parois abdominales a son utilité, et qu'il n'est pas rare de voir le travail s'arrêter, uniquement parce que les muscles de ces parois, affaiblis par une hydropisie antérieure ou un grand nombre de grossesses, ne peuvent pas venir en aide à l'utérus, lui-même un peu faible. Eh bien, dans ce cas, on peut retirer un certain avantage d'un *ceintre* appliqué serré, qui fournira un point d'appui à la paroi ventrale et à la matrice en même temps. Toutefois, cela n'empêcherait pas, dès l'instant que ce dernier organe manque d'énergie, de faire prendre un peu de seigle ergoté, puisque c'est là, nous le verrons plus loin, le plus sûr moyen de réveiller la contractilité utérine.

Contractions irrégulières.

Dans certains cas, les contractions de l'utérus

sont *irrégulières*, en ce sens qu'elles ne sont pas séparées par un calme bien franc, et que, dans les paroxysmes, elles sont d'une violence extrême. D'autres fois, elles ne sont que *partielles*, c'est-à-dire qu'un seul point de l'organe entre en action, quand tout le reste demeure inerte ; et, cependant, elles ne sont pas moins douloureuses et agaçantes que si elles étaient générales. La femme est mise par elles dans une agitation extrême ; elle pleure, se désespère, est prise de délire et de convulsions ; et, pendant ce temps, le travail ne marche pas.

Les meilleurs moyens à opposer à un pareil état, sont : s'il y a pléthore, la saignée du bras, puis, un peu de laudanum en potion ou mieux en lavement ; — s'il y a tempérament nerveux, *pas de saignée*, mais un grand bain prolongé et encore de l'opium. Sous l'influence de 20 à 30 gouttes de laudanum, prises en un court espace de temps, les douleurs se calment, le sommeil arrive, et la femme se repose ; puis, surviennent des douleurs franches, régulières, générales, et l'accouchement reprend sa marche, pour se terminer heureusement.

Rigidité du col.

Chez les très-jeunes femmes vigoureuses et, plus particulièrement encore, chez les primipares âgées, le col de l'utérus, quoique sain, peut offrir une trop grande résistance à se laisser dilater. Si on le touche, on trouve son rebord *mince*, *sans cha-leur* et *insensible*, et l'on ne tarde pas à s'aper-cevoir que, malgré de violentes contractions du corps de l'organe, la dilatation s'arrête avant d'être complète et ne fait plus de progrès.

Mais, bien souvent aussi, cette rigidité du col tient à de vieilles cicatrices qui ont succédé à des ulcérations d'une nature quelconque. Il arrive même qu'on trouve, alors, le col plus ou moins oblitéré par agglutination de ses bords.

Traitement. — Comment combattre cette rigi-dité ?

Dès qu'on voit la dilatation du col s'arrêter à un certain degré, insuffisant pour l'engagement de la partie fœtale qui se présente, il faut bien s'assurer qu'il y a inextensibilité et non contracture spas-modique (car le traitement n'est pas le même dans les deux cas) ; et, s'il s'agit réellement d'une rigi-dité, essayer d'abord d'un bain tiède prolongé, le vagin étant tenu béant par une grosse canule élas-tique ; — puis, si ce bain ne produit pas l'effet désiré, s'armer d'un bistouri boutonné, long et étroit, le conduire jusque sur l'orifice rigide, et, avec lui, débrider cet orifice dans diverses direc-tions, surtout sur les côtés et en arrière. On ne donne guère à chaque incision qu'une étendue de 4 à 5 millimètres ; et, cependant, cela suffit large-ment pour compléter presque à l'instant même la dilatation. Dans bien des cas, l'accouchement se terminera ensuite spontanément; mais, assez souvent aussi, les forces de la femme étant épuisées quand on en vient au débridement, il faut terminer l'accouchement par le forceps. (P. Dubois, Depaul, Pajot.)

Comme il s'agit ici d'un défaut d'élasticité et non d'une rétraction spasmodique, on n'a à recourir évidemment, ni à la saignée ni à l'extrait de belladone, qui, dans le cas suivant, vont être, au contraire, les premiers moyens à employer.

Contracture du col.

Il arrive que le col, après être entré dans une voie de dilatation régulière, soit pris tout à coup d'un resserrement spasmodique qui ralentit le travail d'une manière fâcheuse. On distingue cette contracture de la rigidité simple, à ce que les bords de l'orifice, au lieu d'être minces, sans chaleur et insensibles au toucher, sont, au contraire, assez *épais*, *chauds* et *très-sensibles* à la pression du doigt. Ce dernier caractère, l'*excessive sensibilité*, suffirait même seul, disent quelques auteurs, à faire distinguer sûrement la contracture spasmodique du col utérin de sa simple inextensibilité, si l'on ne savait encore (Nægelé) qu'elle s'observe de préférence chez les femmes fortes et pléthoriques, ou très-nerveuses et très-irritables bien que lymphatiques ; et qu'elle s'accompagne généralement de *douleurs lombaires continues et violentes* qui n'existent pas dans le cas de rigidité simple.

Qu'opposer à cet accident?

Si la femme est forte et pléthorique, on la saignera, et, si cela ne suffit pas, on lui portera, sur le pourtour de l'orifice utérin, un peu d'extrait de belladone. Chaussier se servait, à cet effet, de la pommade suivante : axonge 30 grammes, extrait de belladone 8 grammes. Mais M. P. Dubois et Cazeaux aiment mieux se servir de l'extrait de belladone pur. Si cet extrait est consistant, M. P. Dubois en fait une petite boulette, de la grosseur d'un pois, qu'il fixe sous l'ongle de l'index et dont il va graisser le pourtour du col; l'humidité et la chaleur du vagin suffisent à liquéfier la boulette médicamenteuse. — Si, au contraire, l'extrait est presque liquide, Cazeaux (1) conseille d'en enduire un petit bourdonnet de charpie, qu'on saisit entre les extrémités de l'index et du médius, et avec lequel on va badigeonner toute la circonférence du col. Or, nous donnerions volontiers la préférence à ce dernier procédé, comme permettant de porter plus sûrement où il le faut, et de maintenir plus longtemps en place, une suffisante quantité du médicament.

Si la femme est nerveuse et irritable, sans rien qui rappelle la pléthore, soit générale, soit utérine, la saignée n'est plus indiquée; c'est aux grands bains prolongés et aux onctions

(1) *Traité des accouchements.*

belladonées sur le col qu'il faut avoir recours.

Mais il peut arriver que ces moyens échouent ; alors, si l'on a lieu de craindre pour la vie de l'enfant ou pour la santé de la mère, il faut débrider l'orifice contracturé, comme on l'a fait dans le cas de rigidité, et terminer bien vite l'accouchement par le forceps, si toutefois c'est la tête qui se présente.

Il arrive assez fréquemment que la tête ou le tronc de l'enfant (suivant que celui-ci naît par la tête ou par le siége) franchisse le col de l'utérus et que ce col se rétracte ensuite, juste pour saisir étroitement le cou de l'enfant et arrêter son expulsion. Si l'enfant vient par la tête, le cordon n'étant pas comprimé, on a du temps devant soi, et alors on peut essayer de l'opium à l'intérieur, avant d'en venir au débridement multiple qui est, ici, très-difficile à pratiquer. Mais, si l'enfant vient par les pieds, c'est un cas tout différent ; *comme le cordon est nécessairement comprimé et que l'asphyxie est imminente*, il n'y a pas un seul instant à perdre ; il faut porter de suite le bistouri boutonné sur le point le plus accessible de l'orifice rétracté et achever ensuite l'extraction du fœtus le plus rapidement possible avec les mains seules ; car le forceps, ici, n'est pas applicable : les cuillers pinceraient infailliblement le segment inférieur de l'utérus avec la tête et le déchireraient.

Le chloroforme n'ayant pas d'action sur la contractilité de la matrice, à moins que d'être administré à dose dangereuse, on ne peut pas songer à lui, en pareil cas.

Résistance du périnée.

« Le périnée doit, au moment de l'accouche-
« ment, se convertir en une gouttière allant se ter-
« miner à la vulve ; les plans nombreux et résistants
« qui composent le plancher du bassin doivent
« céder peu à peu devant la tête du fœtus qui les re-
« foule progressivement, jusqu'à ce que les voies
« soient suffisamment élargies. Mais, dans certains
« cas, le périnée semble doué d'une résistance si
« grande que la descente de la tête ne fait aucun
« progrès ; l'utérus s'épuise en contractions inu-
« tiles, et il faut que le médecin termine l'accou-
« chement par une application du forceps. *De tous*
« *les cas de dystocie, c'est sans contredit le plus fré-*
« *quent, mais aussi le moins grave.* Le maniement
« du forceps demande alors, cependant, certaines
« précautions : ainsi, les tractions, loin d'être ra-
« pides, doivent être faites avec une grande len-
« teur, de manière à laisser aux tissus le temps de
« se dilater ; une traction trop brusque exposerait
« presque certainement à la rupture du péri-
« née (1). » (Tarnier.)

(1) *Des cas dans lesquels l'extraction du fœtus est néces-*
saire et des procédés opératoires relatifs à cette extraction,
Paris, 1860.

Les grandes et petites lèvres, nous l'avons déjà dit, ne fournissent rien à l'ampliation de la vulve au moment du passage du fœtus ; c'est uniquement la partie antérieure du périnée, dont le rebord constitue, il est vrai, le tiers postérieur de la vulve, qui concourt à cette dilatation, et, par contre, s'il y a résistance, c'est de lui seul qu'elle vient. Quoi qu'il en soit, quand le périnée arrête la tête du fœtus et retarde la terminaison de l'accouchement, il ne faut pas être trop lent à intervenir. Car, la tête séjournant trop longtemps dans l'excavation, après avoir franchi le col utérin, il y a danger pour la mère et pour l'enfant, — pour la mère, danger d'épuisement et de lésions traumatiques graves des parties molles intra-pelviennes, — pour l'enfant, danger d'asphyxie. Règle générale : il y a nécessité d'intervenir par le forceps, — 1° quand, — les membranes étant rompues, bien entendu, — *la tête se présente à la vulve depuis plus d'une heure, sans pouvoir la franchir ;* — 2° *quand*, — les membranes étant rompues toujours, — *la tête, bien que ne se présentant pas encore à la vulve, est tout entière dans l'excavation, depuis plus de 4 ou 5 heures.* Mais, l'instrument en place, on ne perd pas de vue le danger d'une rupture pour le périnée ; — on surveille très-attentivement le degré de distension de cette cloison importante, *pendant qu'on tire sur la tête avec une excessive lenteur et en prenant bien garde de faire porter le bord des cuillers du forceps sur le segment postérieur de l'anneau vulvaire ;* — on regarde et on touche ce segment à chaque instant pour voir s'il n'est pas sur le point de se déchirer ; — et, dès qu'il paraît fortement tendu et luisant, on n'hésite pas à pratiquer, à l'aide de bons ciseaux, les deux incisions *postéro-latérales* conseillées par M. P. Dubois et qui permettent bientôt à la tête de franchir la vulve.

Nous supposons que l'utérus se contracte franchement ; ce n'est donc pas le cas de prescrire du seigle ergoté qui, amenant des contractions tétaniques, ne manquerait pas de produire précisément ce que l'on a tant à cœur d'éviter, une vaste déchirure du périnée.

Les partisans fanatiques du chloroforme avaient pensé qu'il pourrait relâcher le périnée et par suite la vulve ; mais ils étaient dans l'erreur. Ce qui fait la résistance du périnée, ce ne sont pas tant les muscles qui entrent dans sa composition, que les trois plans aponévrotiques qui sont interposés entre ces muscles. Or, le chloroforme ne peut évidemment rien sur les aponévroses.

Obliquité antérieure et extrême de l'utérus.

Dans certains cas d'affaiblissement extrême de la paroi abdominale, ou de vice de conformation du bassin (étroitesse avec renversement en arrière), l'utérus devient, à la fin de la grossesse, tellement oblique en avant et en même temps à droite, qu'il est impossible de le redresser assez pour pouvoir atteindre le col du doigt. La tête du fœtus ne s'en engage pas moins, toutefois, dans l'excavation, dès le début du travail ; mais, au lieu de porter sur l'orifice interne du col, elle refoule devant elle la portion de la matrice antérieure à cet orifice et l'amène quelquefois jusqu'à la vulve.

Que faire alors ? Chercher, en agissant avec la pulpe de l'index sur le segment inférieur de la matrice, à attirer l'orifice utérin le plus possible vers le centre de l'excavation, pour ensuite l'y maintenir (toujours avec le doigt, mais appliqué, cette fois, sur la lèvre antérieure elle-même), jusqu'à ce que la dilatation soit assez avancée ; et, si l'on ne peut y réussir et qu'on voie la femme s'épuiser en vain, pratiquer l'*hystérotomie vaginale.*

Pour faire cette opération, on place la femme comme s'il s'agissait d'appliquer le forceps, on introduit dans le vagin un speculum à quatre valves, et, à l'aide d'un bistouri légèrement convexe, on incise *transversalement*, dans une étendue de 5 à 6 centimètres au plus, la partie la plus reculée du segment de la matrice qui se présente dans le champ du speculum. Et si, par hasard, cette incision transversale ne suffit pas pour livrer un libre accès à la tête du fœtus, remplaçant le bistouri convexe par un bistouri boutonné, on débride largement la lèvre *postérieure* de l'ouverture déjà pratiquée : après cela, il n'y a plus qu'à abandonner le reste du travail à la nature, ou à appliquer le forceps.

Brièveté du cordon ombilical, naturelle ou accidentelle.

L'accouchement marche bien d'abord, le col se dilate complétement, la poche des eaux se rompt et la tête du fœtus descend dans l'excavation; mais là, elle s'arrête : au moment des douleurs, surtout si la femme *pousse*, elle vient se montrer à la vulve qu'elle commence à entr'ouvrir ; mais, les contractions passées, elle remonte où elle était. Or, si ce phénomène se répète à plusieurs reprises, sans que la tête fasse de progrès, et si l'on voit clairement que l'obstacle n'est pas dans la résistance du périnée, on peut être à peu près certain d'avoir affaire, ou à un cas de rétraction spasmodique de l'orifice utérin sur le cou de l'enfant, ou à un cas de brièveté du cordon. Mais peu importe; le traitement est le même. Si l'on penche pour une brièveté du cordon, *parce qu'il y a une douleur particulière au fond de l'utérus pendant les contractions*, il n'y a pas à s'inquiéter de savoir si le cordon est naturellement trop court, ou s'il ne l'est que parce qu'il fait plusieurs tours autour du cou ou du tronc de l'enfant ; il faut seulement se dire que l'enfant et la mère courent du danger, — le premier, danger d'asphyxie, — la seconde, danger d'hémorrhagie ou d'épuisement, — et se hâter d'appliquer le forceps. Avec cet instrument, on amène la tête hors de la vulve ; et, alors, si le cordon est entortillé autour du cou, on le dégage ou on le coupe ; tandis que, s'il s'agit d'une brièveté naturelle, on attire le fœtus jusqu'à ce qu'on puisse toucher le cordon à son attache à l'ombilic et le trancher là d'un coup de ciseaux ; et, après cela, tout se passe comme dans l'accouchement le plus simple. Il faut seulement s'assurer, une fois l'enfant dehors, que la matrice n'a pas été introversée ; car, s'il en était ainsi, on engagerait la main jusqu'au fond de l'organe pour lui rendre sa forme.

Nous avons dit, ailleurs, ce qu'il fallait faire dans le cas de brièveté du cordon se dévoilant pendant la sortie de l'enfant par le siége (1) ; nous n'y reviendrons pas.

Irrégularités de présentation de fœtus multiples et isolés.

Voici ce qu'on a observé dans ce genre :

1° Deux têtes de fœtus, nécessairement peu volumineuses, engagées ensemble au détroit supérieur (Allan et Smellie) ;

2° Les membres pelviens de l'un des fœtus, engagés à côté de la tête de l'autre fœtus (Lachapelle, Hœdrich, Carrière) ;

3° Un fœtus venu par les pieds et dégagé jusqu'au cou, mais arrêté là par la tête du second fœ-

---

(1) Voir l'article : *Conduite de l'accoucheur pendant le travail,* p. 211.

tus, qui est descendue trop tôt dans l'excavation, et s'est placée au-dessous de la tête du premier (Calise, Carrière, Hœdrich) (*fig.* 56) ;

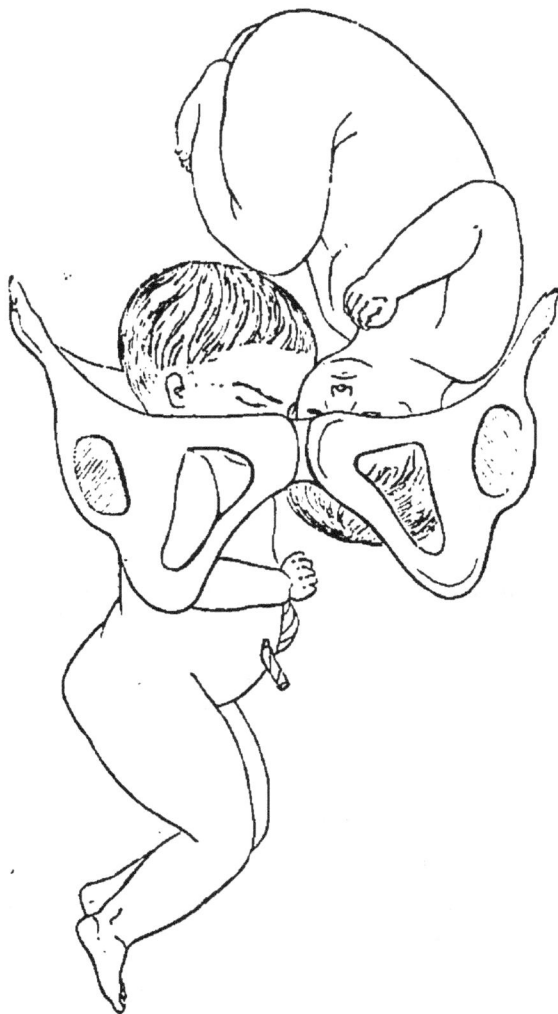

Fig. 56. — Cas observé par M. Carrière, médecin à Saint-Dié.

4° Une tête arrivée facilement dans l'excavation,

mais arrêtée, alors, par le cou d'un second fœtus venant embrasser en travers le cou du premier (Jacquemier) (*fig.* 57, 58) ;

5° Plusieurs membres inférieurs, appartenant à des fœtus différents, engagés en paquet dans l'orifice utérin (Pleesman).

Dans le 1er cas, il faudrait essayer d'amener la

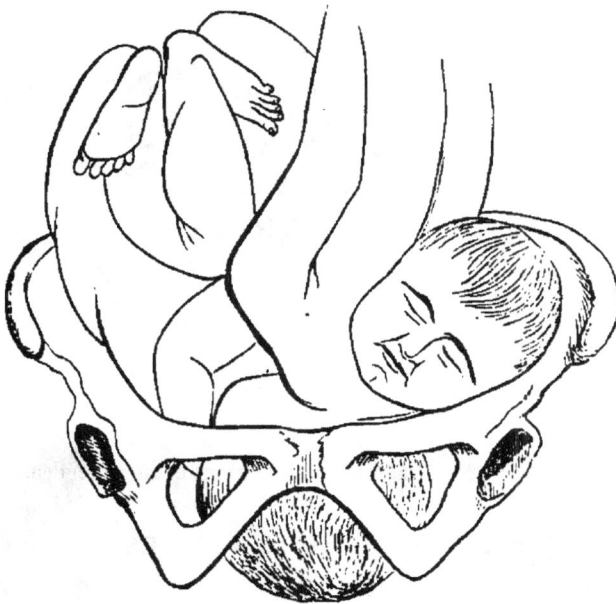

Fig. 57. — Cas observé par M. Jacquemier.

tête la plus engagée par le forceps, et n'en venir à la craniotomie que si les tractions restaient infructueuses. Il n'y aurait pas à songer à la version.

Dans le 2e et le 3e cas (le 3e n'est que le 2e exagéré), on devrait s'attacher, dès que la double présentation est reconnue, à maintenir réduits le

membre ou les membres qui s'engagent, pour favoriser la descente de l'enfant qui vient par la tête,
mais si les pieds tendaient toujours à faire procé-
dence, dès que la dilatation du col le permettrait,

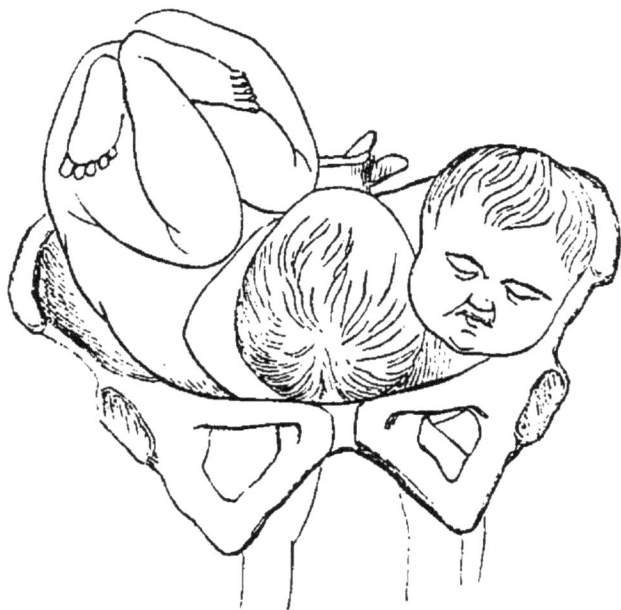

Fig. 58. — Cas possible, analogue au précédent.

on appliquerait bien vite le forceps sur la tête qui
se présente à côté d'eux. *Ce serait sacrifier sûrement* (l'expérience est là pour le prouver) *l'enfant
dont les pieds sont procidents, que de le laisser venir
jusqu'à dégagement du tronc,* avant d'appliquer le
forceps sur la tête du second. Du reste, l'application de cet instrument serait alors rendue bien
plus difficile ; car, quelque soin qu'on prît de faire
relever fortement le tronc du premier enfant sur
le ventre de la mère, on n'arriverait jamais qu'avec

beaucoup de peine à conduire et placer les cuillers
où il convient. — Si l'on ne pouvait, enfin, y
réussir, ou si, la tête saisie, on ne pouvait la faire
descendre parce qu'elle est trop grosse, il ne resterait plus qu'à tirer le premier enfant jusqu'à rendre son cou accessible au toucher, à pratiquer sa
décollation au moyen de forts ciseaux courbes sur
le plat, à refouler la tête ainsi détachée, et à extraire
rapidement l'autre par le forceps. L'extraction de
l'enfant terminée, on irait à la recherche de la
tête restée seule dans l'utérus.

Des deux fœtus engagés, c'est, on le voit, celui
qui vient par les pieds qu'on sacrifie, et avec raison, puisque c'est celui sur la vie duquel on peut
le moins compter.

Dans le 4ᵉ cas (cas observé par M. Jacquemier),
il faudrait tenter d'amener la tête qui est dans l'excavation au moyen du forceps, en faisant, au besoin, de très-fortes tractions, et si le second fœtus,
qui est en travers, ne s'effaçait pas et mettait un
obstacle invincible à l'extraction du premier, on
n'aurait plus qu'à écraser la tête de celui-ci par
une application répétée du céphalotribe, pour dégager le passage et permettre à la main d'aller
chercher les pieds de l'autre.

Dans le cas que nous avons représenté (*fig.* 58)
comme possible, si de fortes tractions sur l'enfant dont le tronc est dehors restaient infructueuses, il n'y aurait qu'à pratiquer sur lui la décollation, et à pénétrer ensuite dans la matrice

pour aller chercher l'autre par la version, — sans s'inquiéter de la tête du premier qu'on extrairait plus tard, par le forceps ou le céphalotribe.

Enfin, dans le 5ᵉ cas (plusieurs pieds appartenant à des fœtus différents), il faudrait tâcher de réduire les diverses parties qui se présentent, de manière à ne laisser engager qu'un seul enfant; mais lorsqu'on a réduit à deux les pieds engagés, est-il toujours facile de déterminer s'ils appartiennent à un même fœtus ? Non : on a beau, — dans le cas où on les reconnaît pied droit et pied gauche, — les juger d'un volume exactement semblable, on peut fort bien se tromper en définitive; et, dès lors, ce qu'il y a de plus sage, c'est de n'exercer de tractions que sur un seul membre, le plus engagé. Tant mieux si ce premier fœtus ne trouve pas d'obstacle à son extraction ; l'accouchement, à moins qu'il ne reste encore deux enfants dans l'utérus, devient on ne peut plus simple.

« Pleesman, dans un cas, trouve l'orifice utérin
« bouché par des parties engagées qui lui sem-
« blent, au premier examen, des mains et des pieds
« *en quantité.* Un toucher plus exact lui fait distin-
« guer quatre extrémités inférieures, sorties jus-
« qu'au jarret, et un bras. Il est alors dans une
« grande perplexité : 1° parce qu'il ne trouve au-
« cune possibilité d'introduire sa main dans la ma-
« trice, pour aller chercher et distinguer les deux
« pieds de chaque enfant ; 2° parce que tous ses

« efforts sont inutiles pour faire rentrer même une
« des extrémités ; 3° parce qu'en tirant sur deux
« seulement, il peut très-bien confondre et ame-
« ner deux pieds appartenant chacun à un fœtus
« différent ; 4° parce qu'enfin, même en saisissant
« deux pieds appartenant au même fœtus, il peut
« fort bien, en tirant sur eux, entraîner les autres
« parties, et augmenter les difficultés. Fort embar-
« rassé et pressé d'agir, il lui vient dans l'idée de
« se servir d'un moyen appliqué à la réduction des
« hernies et à celle des rétroversions utérines. Il
« fait suspendre la femme par les jarrets, la tête
« et les épaules restant seules appuyées sur le lit,
« et il essaye alors de repousser, avec les doigts,
« dans la matrice, une ou plusieurs des extrémités
« sorties ; mais, déjà, deux étaient rentrées par le
« fait seul de la position donnée à la mère, et les
« trois autres, sous l'action de la main qui les
« pousse, ne tardent pas à rentrer aussi. Aussitôt,
« il peut introduire la main dans l'utérus, et en re-
« tirer successivement trois enfants par la version
« podalique. » (Cazeaux.)

Mais, malheureusement, on est souvent appelé
trop tard, et, quand on arrive, on trouve les deux
fœtus déjà profondément engagés. Or, s'ils le sont
seulement jusqu'aux fesses, il n'y a plus lieu, évidemment, d'espérer la réduction, même de l'un
d'eux ; et, d'un autre côté, leur expulsion spontanée est tout à fait impossible. Cependant, les
deux enfants et la mère elle-même courent de

290 DES ACCOUCHEMENTS VICIEUX OU DIFFICILES.

grands dangers. Il faut donc intervenir promptement ; mais de quelle façon ? — On relève fortement le tronc du fœtus antérieur sur le ventre de la mère, et, avec la main, on cherche à entraîner la tête du fœtus postérieur ; et si, après quelques tentatives, on n'a obtenu aucun résultat avantageux, comme il n'y a plus à compter sur les contractions utérines, on a, de toute nécessité, recours au forceps. On fait maintenir le fœtus antérieur relevé, et on essaye de saisir avec l'instrument la tête de l'autre fœtus que, dans la majorité des cas, on peut extraire ainsi sans trop de difficulté. Mais il peut se faire, néanmoins, que le forceps lui-même reste sans résultat ; et, alors, il n'y a plus qu'un moyen extrême à employer, la décollation du fœtus *antérieur* et, après cela, le broiement de sa tête, si c'est nécessaire. Nous supposons le fœtus postérieur plein de vie ; s'il était mort, quand l'antérieur est vivant, il va sans dire que ce serait le postérieur qu'on soumettrait à la décollation et à la crâniotomie. Mais rarement, il faut bien le dire, on sera obligé d'en venir à cette mutilation d'un des enfants (1).

Adhérences de fœtus.

Deux jumeaux peuvent être adhérents *par le cou*, *par le siége* ou *par le tronc*.

(1) Tarnier, *Des cas dans lesquels l'extraction du fœtus est nécessaire*. Mémoire cité. Paris, 1860.

1er Cas. *Adhérence par le cou.* — Quand les têtes s'engagent les premières, il peut arriver, si leur union n'est pas très-étroite, qu'elles descendent sans trop de difficulté l'une après l'autre et que l'accouchement se fasse seul ou aidé d'une simple application de forceps sur la tête la plus déclive. Mais si l'adhérence s'étend jusqu'à la nuque et qu'elle soit serrée, après une expectation suffisante et après avoir essayé inutilement du forceps, on n'hésitera pas à pratiquer la crâniotomie et même, s'il le faut, la céphalotripsie. Mais quelle tête sacrifiera-t-on? Autant que possible la plus éloignée, puisque c'est elle qui est le principal obstacle à l'extraction. Cependant, si l'on avait pu reconnaître l'existence de la monstruosité, il n'y aurait pas à ménager une tête plus que l'autre; on attirerait la plus déclive assez pour pouvoir la détacher à l'aide de quelques coups de ciseaux, et l'on extrairait ensuite la seconde, dût-on pour cela la broyer avec le céphalotribe.

Quand ce sont les pieds qui s'engagent les premiers, comme on ne sait pas d'abord s'il ne s'agit pas de deux fœtus isolés, on ne tire que sur un seul pied ; ce n'est que lorsqu'on sent qu'il y a un obstacle insurmontable à l'extraction du fœtus saisi, que l'on porte la main dans l'orifice utérin pour réunir tous les pieds et les amener ensemble à la vulve. Alors, on laisse faire la nature, qui — chose remarquable! — se suffit dans la majorité des cas, parce que ces fœtus monstrueux sont rarement à terme et ont rarement de grosses têtes. Mais sitôt qu'on voit l'expulsion s'arrêter et qu'on reconnaît que les têtes sont enclavées dans l'excavation, on s'empresse de porter la main pour les dégager successivement. C'est la postérieure qu'on va chercher la première et qu'on amène au moyen de deux doigts introduits dans la bouche; après cela, on dégage l'antérieure de la même façon. Si les doigts ne suffisaient pas, on userait du forceps, et, si le forceps était insuffisant, du céphalotribe. En ayant soin de relever fortement en avant, sur le ventre de la mère, les deux troncs du fœtus, on rend la tête postérieure plus déclive et plus facile à saisir. Une fois qu'elle est dehors, pour peu qu'elle gêne, on la décolle ; on n'a plus, en effet, aucun doute sur l'existence de la monstruosité, et, par conséquent, on n'a plus à ménager l'enfant ; on n'a à s'occuper que du salut de la mère.

Quand, enfin, il y a présentation de l'épaule, on entreprend nécessairement la version ; et, une fois les pieds dans le vagin, le cas rentre absolument dans le précédent.

2° Cas. *Adhérence par le siége.* — L'adhérence étant ordinairement lâche, on peut compter beaucoup sur la possibilité d'un accouchement spontané, soit que les fœtus viennent par la tête, soit qu'ils viennent par les pieds. M. Moreau, dans un cas de ce genre, n'a eu aucune difficulté à faire l'extraction. Les pieds se présentaient les premiers;

la tête la plus petite se logea dans la concavité du
sacrum, tandis que l'autre se trouvait derrière la
symphyse pubienne, de sorte que la première s'est
d'abord dégagée et a permis à la seconde de descendre à son tour. Mais, si les forces de la nature,

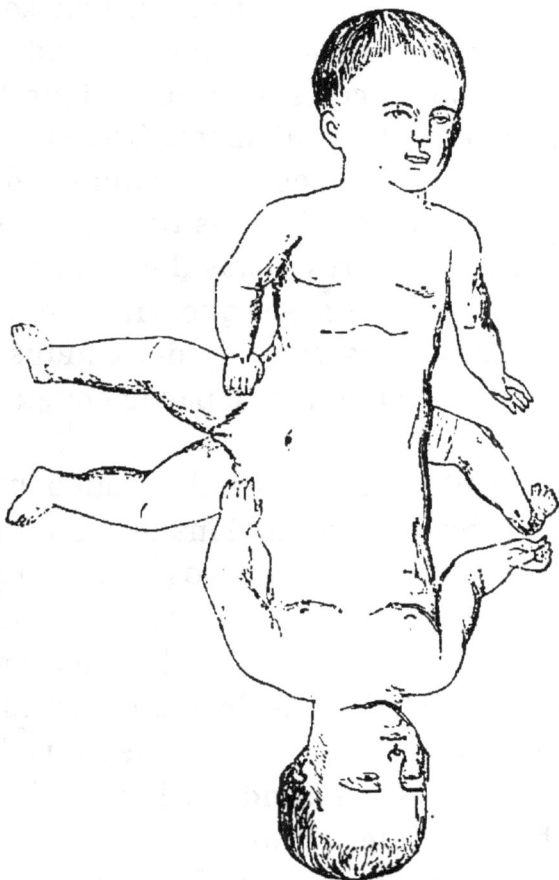

Fig. 59. Monstre de la Châtre expulsé spontanément.

aidées de tractions intelligentes, restaient sans résultat, il faudrait en venir à une opération. L'accoucheur, dans sa sagacité, déciderait quelle est

celle à laquelle il devrait recourir de préférence. (*Fig.* 59.)'

3° Cas. *Adhérence par le tronc.* — Il importerait peu de savoir si l'accolement des fœtus a lieu par les faces antérieures, par les faces postérieures, ou par les côtés de leurs troncs ; ce qui serait utile, ce serait de connaître l'étendue de l'adhérence, si les troncs sont accolés dans toute leur longueur, ou dans une partie seulement. Car, si l'adhérence est très-étendue, il y aura évidemment de grandes difficultés à l'extraction des fœtus, leurs têtes se suivant de trop près dans l'excavation; tandis que, si l'adhérence n'est que partielle, le cas rentrera presque dans celui de deux fœtus adhérant lâchement ensemble, soit par le cou, soit par le pelvis.

En pareille occurrence, l'accoucheur se conduira, du reste, comme dans les cas précédents. Il n'y a pas de règles à lui poser: il s'inspirera du moment, en voyant quelles sont les parties fœtales qui s'engagent, et comment elles s'engagent. Seulement, il ne perdra pas de vue ce grand principe formulé par M. P. Dubois : « que, dans les cas de « monstruosités qui rendent l'accouchement na-« turel impossible, l'homme de l'art, que l'enfant « soit vivant ou mort, doit diriger toutes ses manœuvres vers le salut de la mère. » Il n'hésitera donc pas à pratiquer la crâniotomie, la céphalotripsie ou l'embryotomie, dès qu'elles lui paraîtront nécessaires pour le salut de la femme, —

Voir l'observation publiée par M. le docteur Bour-
sier (1), et celle publiée par M. Gosselin (2).

En résumé, dans le cas de fœtus adhérents, il
faut attendre le plus longtemps possible, car la
nature a d'immenses ressources, — puis essayer
de simples manœuvres et du forceps, — et n'en
venir à une opération destructive de l'un ou des
deux fœtus, que lorsque c'est absolument nécessaire ; à moins pourtant qu'on ne reconnaisse parfaitement de bonne heure le genre de monstruosité, auquel cas la mutilation des fœtus ne serait
plus, suivant nous, l'*ultima ratio*. Dans tous les
cas, on ne devrait jamais songer, en semblable
circonstance, à l'opération césarienne, si la céphalotripsie est praticable, puisque, comme nous
l'avons dit, c'est la conservation de la mère que
l'on doit vouloir avant tout.

Rupture de l'utérus.

Au moment de ses plus fortes contractions, l'u-
térus peut se rupturer. Quelquefois, dit-on, la déchirure s'est produite assez favorablement, pour
que le fœtus allât se loger dans le dédoublement
de l'un des ligaments larges, et, par conséquent,
en dehors du péritoine. Mais, ordinairement, c'est
le fond même de l'organe qui se déchire, et alors
le fœtus passe dans la cavité péritonéale.

(1) *Gazette médicale*, t. XII, 1858, p. 295.
(2) *Archives de médecine*, t. XIV, 1847, p. 72.

Cet accident, qui est d'une gravité extrême, ne s'observe guère que chez des multipares à utérus affaibli par un grand nombre de grossesses. Nous n'en avons vu qu'un seul cas, et c'était chez une créole ayant eu déjà huit enfants coup sur coup. Évidemment, c'est la contraction utérine qui est cause *déterminante*; mais, pour que cette contraction produise un tel effet, il est nécessaire qu'elle trouve préexistante une disposition organique toute particulière, soit une dégénérescence cancéreuse, soit un ramollissement ou inflammatoire ou atrophique du corps de la matrice. Il est bon, toutefois, que les jeunes praticiens aient bien présent à l'esprit, que les mauvaises manœuvres, dans la version podalique, figurent au premier rang parmi les causes *traumatiques*, et que, conséquemment, ils ne sauraient apporter trop de prudence dans la pratique de cette opération.

Par quelque cause que se soit produit l'accident, voici à quels signes on le reconnaît : la femme éprouve, au moment même d'une contraction, une douleur atroce qui lui arrache un cri perçant; elle a la conscience d'un déchirement profond, et sent très-bien que son enfant vient de changer de place. Puis, à cette douleur *angoissante* succède une sensation d'engourdissement, avec syncope. Une chaleur insolite se répand dans tout le ventre, et, si la déchirure est assez vaste pour avoir laissé passer le fœtus en entier dans le péritoine, toute contraction utérine cesse. — De son côté, le médecin reconnaît au *palper* que l'utérus a perdu sa forme ordinaire, sa rénitence et ses contractions, et que le fœtus n'est plus où il était ; il sent celui-ci immédiatement sous la paroi abdominale. Au *toucher*, il s'aperçoit que la poche des eaux, qui bombait, a disparu, sans que, pourtant, il se soit écoulé de liquide par le vagin ; que la partie du fœtus qui se présentait a disparu également, et que le col, dont la dilatation était assez avancée, s'est fermé de nouveau. Enfin, s'il peut porter la main entière dans la matrice, il la trouve vide, ou seulement remplie d'une masse élastique, l'intestin grêle, qui a pris la place du fœtus.

Nous supposons là, évidemment, une rupture assez étendue pour avoir livré passage à l'œuf. Mais il peut arriver que la crevasse soit assez petite pour que l'enfant ne sorte pas de l'utérus, ou au moins n'en sorte qu'en partie ; les eaux seules se sont échappées et se sont répandues dans le ventre : alors le diagnostic reste obscur ; on ne peut que soupçonner l'accident, jusqu'à ce que l'autopsie vienne démontrer ce qui existe.

C'est qu'en effet la femme survit rarement à une pareille lésion ; elle meurt, de suite, de syncope, ou, un peu plus tard, d'hémorrhagie interne, de péritonite ou d'étranglement intestinal. On l'a vue cependant guérir, après l'extraction de l'enfant et de ses annexes, soit par la voie ordinaire, soit par la gastrotomie.

En présence d'une rupture de la matrice pendant le travail, la conduite de l'accoucheur est loin d'être toujours la même ; elle est subordonnée au degré de dilatation du col et à la place qu'occupe le fœtus. — Si le col ne fait que commencer à se dilater et si le produit est encore tout entier dans l'utérus, il n'y a qu'à attendre que la main ou les branches du forceps puissent passer, pour terminer l'accouchement par les voies génitales ; mais presque toujours, malheureusement, la femme aura rendu le dernier soupir avant que le col soit suffisamment dilaté, et alors on n'aura plus qu'à pratiquer la gastro-hystérotomie, sitôt la femme morte, pour tâcher d'avoir l'enfant vivant.

— Si le fœtus est sorti de l'utérus en partie ou en totalité, et si le col n'est pas suffisamment dilaté pour livrer passage à la main ou au forceps, il n'y a pas à hésiter, il faut proposer de suite la *gastrotomie*, comme étant l'unique moyen de sauver l'enfant, et aussi la seule chance de salut offerte à la mère.

Mais, il y a mieux à faire lorsque la dilatation du col est complète ou presque complète. On doit alors introduire immédiatement la main dans l'utérus, et chercher à saisir les pieds de l'enfant pour l'entraîner au dehors par les voies naturelles. Si, par hasard, il se trouvait étranglé dans la déchirure de la matrice revenue sur elle-même, il ne faudrait pas songer à un débridement par le bistouri, quoi qu'en dise Cazeaux ; mais bien essayer tout simplement de dilater l'anneau con-

stricteur par l'introduction successive des doigts.
Enfin, si le fœtus était tout entier dans la cavité du
péritoine, on devrait encore essayer d'aller jusque-
là le saisir par les pieds pour le ramener dans l'u-
térus et l'extraire ensuite par les voies ordinaires
(opération pratiquée avec succès par M. P. Dubois);
et ce ne serait que dans le cas où cette manœuvre
resterait sans résultat, qu'on proposerait la gastrotomie. Si l'on tente la version, il faut agir rapidement; car le fond de la matrice revient vite
sur lui-même, une fois le fœtus dans le péritoine,
et dès lors tout délai serait une faute.

Le forceps ne trouverait son application que dans
le cas où la tête de l'enfant serait restée, malgré
la rupture, engagée dans le haut de l'excavation.
Il est bien entendu que, pendant le placement des
branches de l'instrument, on aurait grand soin
de faire fixer le fœtus par les mains d'un aide,
pour l'empêcher de fuir.

Quoi qu'il en soit, l'enfant extrait par n'importe
quelle voie, on devrait aller chercher le délivre
par la voie naturelle, et bien s'assurer, avant de
retirer la main de la cavité utérine, qu'il n'y a pas
d'anse intestinale pincée dans la déchirure.

Nous verrons plus loin comment doit se faire
l'opération césarienne.

Rupture du vagin.

La rupture du vagin peut bien se produire spontanément au moment où la tête, malgré des efforts considérables de la matrice, s'engage avec peine dans un détroit supérieur rétréci ; mais elle est bien plus souvent encore le résultat d'une fausse manœuvre dans le premier temps de la version. Nous en avons observé un exemple remarquable dans le service de M. P. Dubois, en 1858, sur une femme qu'un médecin peu expérimenté avait tenté de délivrer par la version. La déchirure comprenait toute la moitié postérieure de la circonférence du vagin ; elle n'avait pas moins de 8 centimètres d'étendue, et, cependant, elle a guéri sans se compliquer d'aucun autre accident, rien que par le repos au lit et des soins de propreté.

La seule indication, quand on assiste à une rupture de ce genre, est d'extraire le fœtus (par les voies génitales nécessairement), et de veiller ensuite à ne pas laisser de paquet intestinal engagé dans la plaie. Un repos absolu, une diète un peu sévère et quelques injections émollientes suffisent généralement, comme dans le cas que nous venons de citer, à amener une prompte guérison. Sous le rapport de la gravité, il n'y a donc nulle comparaison à établir entre la rupture du vagin et celle de l'utérus.

Altérations ou maladies du fœtus qui peuvent s'opposer à l'accouchement spontané.

Nous ne parlerons que de l'emphysème, de

l'hydrocéphale, du spina bifida, de l'ascite, de la
rétention d'urine et de l'hypertrophie des reins.

1° *Emphysème*. — Le fœtus ne peut guère devenir *emphysémateux* qu'une fois mort et en voie
de putréfaction. M. Depaul a communiqué une
observation intéressante d'un fœtus de ce genre
à la Société médicale d'émulation, le 2 août 1845.
Il avait reconnu l'altération à l'odeur fétide qui
s'exhalait des parties génitales et à la sonorité de
l'hypogastre, et réduit le volume de l'enfant en
le déchirant sur plusieurs points et en l'écrasant
au moyen du céphalotribe. — Si l'on tombait en
présence d'un fait semblable, il faudrait ponctionner ou même inciser largement la partie fœtale
qui se présenterait, quelle qu'elle fût, et faire ensuite l'application du céphalotribe, même sur le
tronc, au besoin. Le but de l'opérateur étant alors,
exclusivement, de sauver la mère, puisque l'enfant est mort, il ne peut y avoir qu'une seule indication à remplir, *réduire le volume de cet enfant
pour pouvoir l'extraire*.

2° *Hydrocéphalie*. — Le col est dilaté, les membranes sont rompues, l'utérus se contracte franchement, la femme a le bassin bien conformé,
elle est forte et pousse bien, et néanmoins la
tête, que l'on sent sous le doigt, ne franchit pas
le détroit supérieur. Qui la retient donc ? On pratique le toucher avec plus d'attention, on promène
le doigt sur toute la surface ronde qui se présente,
et l'on reconnaît que ce n'est pas une tête ordi-

naire ; car, outre qu'elle n'est pas acuminée et qu'elle est, au contraire, presque plate, elle offre des espaces membraneux très-larges, sutures et fontanelles, qui se tendent pendant les douleurs pour se relâcher après et qui laissent même percevoir quelquefois une sorte de fluctuation. En raison de ces derniers caractères, on pourrait croire, au premier abord, à la persistance de la poche des eaux, qui se comporte absolument de la même façon pendant et après les douleurs ; mais on sait qu'elle est rompue, et, du reste, ce que l'on touche est plus solide qu'elle ; à côté des espaces membraneux, on sent très-bien les surfaces osseuses qui y aboutissent ; et, ne les sentirait-on pas, qu'il y aurait encore un moyen de s'assurer que c'est bien le cuir chevelu à nu que l'on a sous le doigt, et non une poche des eaux *plate :* il suffirait de racler légèrement avec l'ongle la surface que l'on touche ; si les membranes étaient intactes, l'ongle glisserait et ne soulèverait rien ; si elles étaient rompues, au contraire, l'ongle soulèverait quelque chose comme de petits cheveux (Depaul); — et, d'ailleurs, s'il restait encore quelque doute, qui empêcherait d'appliquer le speculum et de regarder ?... Mais, enfin, le diagnostic une fois établi, l'hydrocéphalie bien constatée, quelle conduite devra tenir l'accoucheur? Attendre, d'abord, aussi longtemps que l'état de la femme le permet, pour être bien sûr de l'impuissance des contractions utérines à engager la tête dans l'excavation;

mais, sitôt que cette impuissance paraît bien démontrée, ne pas hésiter à ponctionner le crâne au niveau de l'espace membraneux le plus facile à atteindre ; l'eau évacuée, essayer d'amener la tête au moyen du forceps, et, si par hasard cet instrument ne suffit pas, pratiquer la crâniotomie et appliquer le céphalotribe.

La première ponction doit être faite avec le bistouri et mieux le trocart à paracentèse, en prenant autant de précautions, pour ne pas léser le cerveau, que si l'enfant devait vivre. C'est que l'expérience démontre, en effet, que, dans quelques cas où l'hydropisie n'était pas considérable, il a suffi d'évacuer une certaine quantité de l'eau contenue dans le crâne, pour faire naître l'enfant et lui conserver même l'existence.

Mais que devrait-on faire, si le fœtus hydrocéphale, au lieu de se présenter par la tête, se présentait par les pieds ? — Quand le tronc serait tout entier hors de la vulve, si l'on soupçonnait la nature de l'accident qui arrête là l'extraction, (la perforation du crâne étant alors presque impraticable), ce qu'on aurait de mieux à faire, ce serait : — d'ouvrir le canal vertébral au niveau des premières vertèbres dorsales , — d'enlever un segment de sa paroi postérieure, — d'introduire par cette ouverture jusque dans le crâne une sonde de gomme élastique munie de son mandrin, — de provoquer par elle l'écoulement de la plus grande quantité de liquide possible, — et, la tête réduite d'autant, de tâcher de l'entraîner au moyen du forceps. Si l'on n'y réussissait pas, on aurait nécessairement recours à la céphalotripsie, et cela sans nulle hésitation, puisqu'on sait le fœtus déjà mort.

3° *Spina bifida, avec hydrorachis.* — MM. Vinchon et Guibout (1) rapportent chacun un cas d'obstacle à l'accouchement spontané par *spina bifida.* Dans l'observation de M. Vinchon, il est dit que le fœtus se présentait par la tête ; et dans celle de M. Guibout, par les pieds. M. Vinchon ponctionna la tumeur de son fœtus dès qu'il la reconnut sous le doigt, et l'accouchement se termina heureusement, pour la mère du moins, car l'enfant ne vécut que quinze heures. Quant à M. Guibout, il exerça de fortes tractions sur les pieds de son fœtus, et, dès qu'il put reconnaître la nature de la tumeur qui arrêtait le tronc dans l'excavation, il eut l'idée, aidé de M. Michon, de passer un lacs par-dessus le pédicule ; et, par des efforts combinés, en tirant tout à la fois sur les deux jambes et sur les deux extrémités du lacs, nos deux habiles opérateurs réussirent à terminer l'accouchement. L'enfant vint mort ; mais la femme se rétablit.

4° *Ascite.* — C'est certainement là une affection très-rare chez le fœtus. Les auteurs en citent pourtant quelques exemples. Si on la rencontrait comme obstacle à l'accouchement, il n'y aurait

(1) Voyez le Mémoire de M. Tarnier.

évidemment, pour toute indication, qu'à ponctionner l'abdomen, dès qu'il serait possible de
l'atteindre, après quoi l'expulsion ou l'extraction
de l'enfant deviendraient faciles.

5° *Rétention d'urine.* — M. Depaul en a publié
trois observations des plus intéressantes (1). Il n'y
aurait encore, évidemment, en présence d'un fait
de ce genre, qu'à ponctionner le bas-ventre du
fœtus et à extraire ensuite celui-ci par des tractions bien entendues.

6° *Développement anormal des reins.* — Œster-
len, Mansa, Horing, Gailleton, etc., ont observé (2),
chez des fœtus, une hypertrophie des reins assez
considérable pour mettre obstacle à l'accouchement. Comme il s'agissait d'une tumeur charnue,
solide, et non d'une poche pleine de liquide, il
fallut, après avoir essayé en vain de la ponction,
pratiquer l'*embryotomie* et tirer ces fœtus par morceaux. En pareil cas, il n'y aurait pas d'autre règle
de conduite à suivre.

La figure 60 représente une tumeur enkystée
qui ne gêna point l'expulsion du fœtus et qui fut,
un peu plus tard, ponctionnée et extirpée avec
succès. — (Stoltz, Sédillot et Rigault.)

(1) *Gazette hebdomadaire*, 1860.
(2) Voyez la thèse de M. S. Tarnier.

Mauvaises présentations du fœtus.

1° *Position inclinée du sommet au détroit supé-rieur.* — La dilatation du col étant complète, la

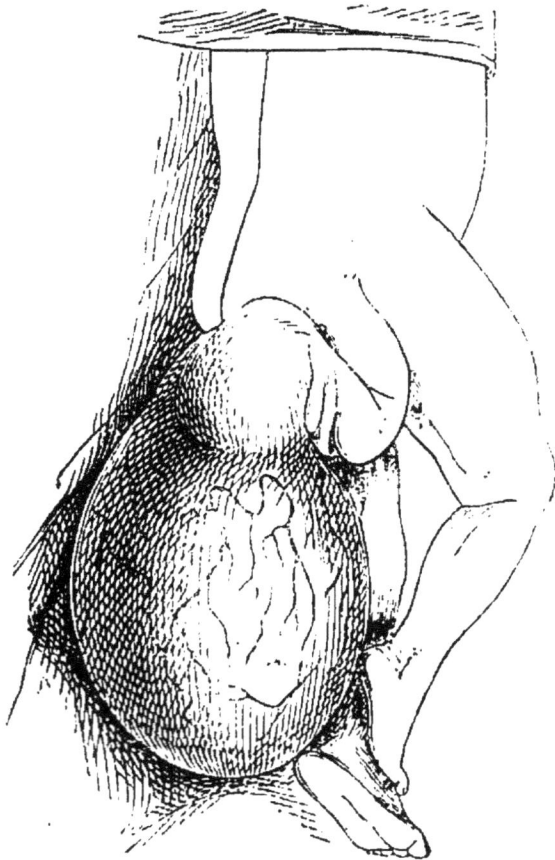

Fig. 60. Tumeur enkystée qui ne gêna en rien l'expulsion du fœtus (STOLTZ).

première chose à faire est de rompre les mem-branes et, sans perdre de temps, de chercher à ramener la tête en meilleure position, avec les doigts ou une des cuillers du forceps. Mais dès qu'on voit que cette manœuvre est infructueuse, il faut s'assurer que le bassin n'est pas rétréci, et, s'il ne l'est pas, procéder immédiatement à la version, — à moins qu'il n'y ait plus du tout d'eau dans la matrice et que la tête ne soit déjà engagée dans le haut de l'excavation, auquel cas le forceps devient indispensable. — Si, quand la tête est encore libre au détroit supérieur, on avait quelques raisons pour donner de prime abord la préférence à l'instrument, on devrait, avant de l'appliquer, attendre au moins 5 ou 6 heures; car il n'est pas rare de voir la rectification de la posi - tion se faire par les seules forces de la nature, sur- tout si on leur vient en aide, en corrigeant d'une main l'obliquité de l'utérus, pendant que de l'autre on agit directement sur le sommet.

2° *Position occipito-postérieure du sommet dans l'excavation.* — Le temps de *descente* de la tête effectué, la *rotation intérieure* est venue à man- quer, et l'occiput, dès lors, au lieu de s'engager sous l'arcade pubienne, s'est placé dans la conca- vité du sacrum. C'est une position défectueuse. Sans doute, le plus souvent, l'accouchement ne s'en achèvera pas moins spontanément, l'occiput finissant par se dégager le premier en avant du périnée; mais ce ne sera jamais que très-lente- ment, en faisant courir, par conséquent, de très- grands risques à l'enfant, en exposant la femme elle-même à un épuisement nerveux, et en menaçant le périnée, s'il est tant soit peu rigide, d'une déchirure étendue. Il est donc sage d'intervenir en pareille occurrence, et l'unique moyen, c'est le *forceps*. En l'appliquant, du reste, comme le périnée est très-fortement menacé, on aura grand soin de ne pas reculer devant le *débridement postéro-latéral de la vulve*, dès qu'on verra la commissure postérieure de celle-ci tendue, amincie, luisante et sur le point d'éclater.

3° *Position occipito-transversale du sommet au détroit inférieur.* — La tête, se présentant en deuxième position, n'a effectué qu'à moitié, une fois sur le plancher du bassin, son mouvement de rotation *intérieure* et est restée en travers au détroit inférieur. C'est encore une mauvaise position. Pour la corriger et amener l'occiput en avant, la femme étant placée comme pour la version, on peut essayer de faire tourner la tête, en glissant l'index et le médius d'une main sur la joue qui regarde en haut, les deux mêmes doigts de l'autre main derrière l'oreille du côté opposé, et faisant ensuite, de part et d'autre, un effort en sens contraire. Mais il vaut encore mieux agir à la façon de M. Pajot, c'est-à-dire glisser la main entière, dont la paume s'adapte le mieux à l'occiput, sous la joue inférieure, introduire l'index et le médius réunis dans la bouche (1), et, par

_____

(1) Une fois dans la bouche, sur quoi ces deux doigts devront-ils prendre leur point d'appui ? M. Pajot ne le dit pas.

un vigoureux mouvement de pronation de l'avant-bras, faire que l'occiput arrive sous l'arcade pubienne. — On n'aurait recours au forceps que si cette dernière manœuvre restait insuffisante.

4° *Positions occipito-pubienne ou occipito-sacrée directes, avec arrêt au détroit supérieur.* — Ici, c'est le forceps qu'il faut appliquer de toute nécessité, — à moins pourtant que la tête ne soit encore mobilisable, auquel cas, s'il n'y a pas d'étroitesse marquée du bassin et s'il y a encore de l'eau dans l'utérus, la version est préférable.

5° *Position mento-postérieure de la face, restant telle au détroit inférieur.* — La position *mento-postérieure*, quand la face est encore au détroit supérieur ou même dans l'excavation, est toute naturelle; c'est même la position de la face la plus fréquente de toutes. Elle ne nécessite donc aucune intervention. Il n'y a qu'à laisser faire la nature : la tête descendra peu à peu sur le plancher périnéal, et, là, si rien ne s'y oppose, exécutera un mouvement de rotation qui amènera le menton à s'engager sous l'arcade pubienne. Alors, l'accouchement se terminera spontanément et de la manière la plus heureuse. — Mais, que la

---

Eh bien, nous, nous serons plus explicite, et nous dirons que ce ne peut être que sur *la tubérosité maxillaire qui regarde en haut*; en fixant l'extrémité des doigts en dedans de la joue inférieure, ou en dedans de la branche correspondante de la mâchoire inférieure, on courrait risque de déchirer l'une ou de fracturer l'autre.

rotation *intérieure* vienne par hasard à manquer, que le menton, au lieu de venir en avant, reste en arrière, tout est changé ; il n'y a plus guère à espérer que l'accouchement se termine seul. Il faut donc presque nécessairement intervenir, et intervenir, malheureusement, par une manœuvre qui expose toujours beaucoup la vie de l'enfant ; nous voulons parler de l'application du forceps faite dans le but d'amener rapidement le menton en avant, où il aurait dû venir de lui-même.

Si l'on effectue cette manœuvre délicate au moyen du forceps ordinaire, il faudra deux applications successives de l'instrument, pour arriver à faire faire à la tête cette rotation d'un demi-cercle complet ; avec un petit forceps droit, au contraire, on y arrivera d'un seul coup. Évidemment, en agissant ainsi, on courra grand risque de tuer l'enfant par compression ou déchirure de la moelle cervicale ; mais, sans cette manœuvre, n'est-il pas plus sûrement encore sacrifié, puisque l'accouchement ne peut guère se terminer spontanément ? Il est donc rationnel de chercher à le dégager, comme nous venons de le dire ; d'autant mieux qu'il est avéré que MM. Deneux, Danyau, Pajot, H. Blot, P. Dubois, etc., ont réussi à faire naître des enfants vivants par et malgré cette grande rotation rapide de la tête ; et puis, enfin, ne faut-il pas délivrer la femme à tout prix ?...

Toutefois, si l'on savait le fœtus encore plein de vie, quand on se décide à intervenir, et que le

forceps ne fût pas trop difficile à mettre en place,
il vaudrait peut-être mieux ne faire exécuter à la
tête son grand mouvement de rotation qu'en deux
temps, séparés par un intervalle d'au moins
10 minutes ; de cette façon, on laisserait le temps
au tronc de suivre le mouvement de torsion imprimé au cou, et on aurait bien plus de chances
d'avoir l'enfant vivant, tout en n'exposant pas la
mère à une fatigue beaucoup plus grande. Mais
nous n'ajoutons pas, qu'on le remarque bien,
qu'après le premier temps on pourrait abandonner le reste du travail à la nature. Non ; il faudrait
toujours, en raison de l'état d'épuisement de la
femme et de la lenteur connue de tout accouchement par la face, achever d'extraire la tête par
une deuxième application du forceps.

6° *Positions irrégulières du siége.* — Le siége
se présente parfois au détroit supérieur et même
dans l'excavation, en position *sacro-sacrée* ou en
position *sacro-pubienne*, toutes deux peu favorables. Elles se redressent souvent d'elles-mêmes à
mesure que le siége approche du plancher périnéal ; mais quelquefois aussi elles persistent jusque-là, et, alors, il faut intervenir avec la main
pour mettre les hanches dans une bonne direction
et *amener le dos vers l'une des cavités cotyloïdes*,
s'il n'y est pas. — Quand le siége ne fait que se
présenter *trop incliné* au détroit supérieur, on
pourrait se servir de préférence du *crochet mousse*,
qu'on engagerait par-dessus l'aine la plus élevée,

et avec lequel on ferait descendre la fesse qui est en retard. Mais on comprend bien que cela ne peut se faire qu'autant que l'orifice utérin est largement dilaté et la poche des eaux rompue.

7° *Présentation inopinée du tronc.* — La tête semblait se présenter franchement; puis, tout à coup, voilà que c'est l'épaule qu'on sent sous le doigt au détroit supérieur. En pareil cas, il n'y a pas deux règles de conduite; c'est à la *version podalique* qu'il faut nécessairement recourir, dès que la dilatation du col est suffisante. On pourrait cependant essayer, en attendant cette complète dilatation, de la *version céphalique*, qui réussit parfois, quoi qu'on en ait dit.

8° *Présentation du sommet ou de la face, avec procidence d'un bras.* — La tête, sommet ou face, se présente en bonne position au détroit supérieur; on l'y croit seule; mais la poche des eaux se rompt, et, à côté du sommet ou de la face, on sent une main en procidence. Qu'opposer à ce vice de présentation? Quoique la main ou même le bras, en procidence à côté de la tête, n'apportent souvent aucune gêne à l'expulsion du fœtus, il est prudent de faire quelques tentatives pour les refouler au-dessus du détroit supérieur; car, si l'on y parvient, le cas devient des plus simples. Mais, dès qu'on voit la manœuvre inefficace, soit qu'on ne puisse refouler la partie procidente, soit que, l'ayant refoulée, on la sente retomber toujours à la même place, on prend le parti de livrer le travail à la nature qui, nous le répétons, achève souvent seule l'accouchement. Seulement, on surveille attentivement les progrès de l'expulsion spontanée et l'on se tient prêt à user du forceps au moindre arrêt. En appliquant cet instrument, du reste, on n'aurait à s'inquiéter de la main ou du bras que pour ne pas les saisir sous l'une des cuillers ; et, après tout, on les saisirait, qu'il n'en résulterait rien de bien fâcheux.

Peut-être, néanmoins, y aurait-il avantage à recourir de suite à la version, si la tête était reconnue encore mobile, quand on s'aperçoit de l'inutilité des manœuvres ayant pour but la réduction du membre procident. Il est certain que, dans deux cas de ce genre qu'elle cite dans son 9e Mémoire, madame Lachapelle a préféré la version au forceps, instrument toujours fort difficile, on le sait, à appliquer au détroit supérieur (1).

9° *Présentation du sommet ou de la face, avec procidence des deux bras à la fois.* — Ici, nul doute qu'il ne faille donner la préférence à la version, si elle est encore possible et si l'on ne réussit pas à tenir refoulés les membres procidents. Car, appliquer le forceps sur une tête engagée au détroit supérieur et flanquée, en outre, de deux bras procidents, doit être assurément une opération fort délicate et au moins aussi dangereuse que la version. Mais il peut arriver, évidemment, que l'appli-

(1) Lachapelle, *Pratique des accouchements.*

cation des fers soit obligatoire; alors, on n'oublie pas, avant de l'entreprendre, de prévenir les parents ou amis du danger qu'on va faire courir *forcément* à la mère et à l'enfant lui-même.

10° *Présentation du sommet ou de la face, avec procidence d'un pied.* — La procidence d'un pied à côté de la tête est une complication plus grave que les précédentes. On devra donc, sitôt qu'elle aura été reconnue, chercher à réduire le pied, à le refouler au-dessus du détroit supérieur, et, si l'on ne peut y réussir, entreprendre immédiatement la version pelvienne. Quand la tête et le pied sont engagés dans l'excavation, au point de ne plus permettre la version, on tente une application de forceps, qui peut très-bien avoir le même succès que dans le cas de procidence d'un bras à côté du sommet ; mais, si elle échoue, il n'y a plus de ressource que dans le *céphalotribe*. C'est l'instrument auquel a eu recours de suite Cazeaux, dans un cas de présentation de la face avec procidence du pied gauche; il est vrai qu'il y avait, avec cela, un rétrécissement du bassin à 8 centimètres.

Évidemment, on aurait à se conduire de la même façon, si, à côté de la tête, se trouvaient procidents les deux pieds à la fois ou un pied et un bras. On tenterait immédiatement la version, en ayant soin de retenir le pied le plus procident par un lacs, et, si les parties étaient trop engagées dans l'excavation, après avoir essayé d'une application de forceps, on pratiquerait la *crâniotomie* et, au besoin, la *céphalotripsie.*

Vices de conformation et maladies de l'utérus, du vagin ou de la vulve.

Les *vices de conformation* de l'utérus, du vagin ou de la vulve peuvent être congénitaux ou acquis.

Plusieurs observations, entre autres celle publiée par M. Caffe, démontrent la possibilité de *l'imperforation du col* de la matrice, chez une femme arrivée au terme de sa grossesse; mais alors, évidemment, ce vice de conformation n'a pu survenir que depuis l'époque de la conception, et cela, très-probablement, par suite d'inflammation ulcéreuse.

L'indication est précise : après avoir attendu assez pour être certain que l'agglutination ne se détruira pas d'elle-même, on pratiquera sans hésiter *l'hystérotomie vaginale,* c'est-à-dire qu'un speculum à 4 valves étant introduit jusqu'au fond du vagin, on portera un bistouri légèrement convexe sur le segment de l'utérus qui se présente dans le champ même du speculum, pour y faire une incision *transversale* de 4 à 5 centimètres, — de laquelle on en fera partir deux autres plus petites, l'une en avant, l'autre en arrière, — après quoi on livrera le reste du travail à la nature ou on appliquera le forceps, suivant l'état de la femme. L'*hystérotomie vaginale*, bien faite, est une opération à peu près sans danger.

Quelquefois, le col n'est pas complétement oblitéré ; il est un peu entr'ouvert, mais ses bords sont indurés par du tissu cicatriciel et résistent aux efforts qui tendent à le 'dilater. Dans ce cas, il n'y a qu'à pratiquer *quelques petites incisions*, de 1 à 2 centimètres chacune, dans diverses directions, mais *surtout par côté et en arrière*, pour livrer passage au fœtus ou permettre de l'extraire avec le forceps. C'est à l'aide d'un bistouri boutonné, conduit avec soin sur le doigt indicateur, qu'on fait ce débridement multiple.

Tout dernièrement M. Parise, professeur de clinique externe à l'Ecole de Lille (1), a communiqué à l'Académie de médecine l'observation d'une femme pour laquelle M. Depaul fut appelé en consultation et qui, accouchant pour la 2e fois, a présenté, comme cause encore inédite de dystocie, l'existence d'une cloison divisant inférieurement l'utérus en deux cavités. La tête de l'enfant était d'un côté, les pieds de l'autre, le tronc à cheval sur le bord supérieur de la cloison. — Selon M. Parise, il ne faudrait voir, dans ce cas singulier, qu'un exemple de grossesse utéro-interstitielle, dans laquelle le produit de la conception a pu,

(1) *Bulletin de l'Académie de médecine*, t. XIX, p. 164, et t. XXXV, p. 415. *Journal de médecine et de chirurgie pratiques.*

sans inconvénient pour lui, se développer à la fois dans l'utérus et dans l'épaisseur de ses parois.

Si l'on rencontrait un nouveau fait de ce genre, l'anomalie bien reconnue par le toucher, il faudrait imiter la conduite de M. Parise ; porter une main à l'entrée de l'utérus, — la gauche, si la portion de l'organe formant tumeur était à gauche, — la droite, dans le cas contraire, — et, après avoir accroché et abaissé avec les doigts le bord supérieur de la cloison, conduire, de l'autre main, la lame d'un long bistouri boutonné sur l'obstacle, et l'inciser de haut en bas ; après quoi l'accouchement s'achèverait tout naturellement, ou par une intervention des plus simples, forceps ou version.

Ailleurs, c'est le vagin qui, — congénitalement trop étroit, ou bien rétréci par des brides cicatricielles, après inflammation ulcérative, — s'oppose à l'expulsion du fœtus. [V. les observations de MM. Stoltz et Lombard (1)]. Il n'y aurait encore ici, — après avoir attendu suffisamment pour être bien sûr de l'impuissance des contractions utérines, — qu'à *débrider le vagin de côté et d'autre* avec un bistouri à pointe mousse, comme l'a fait M. Stoltz.

Les auteurs citent des cas où l'hymen, ayant résisté aux approches conjugales, sans pourtant empêcher la fécondation, a été trouvé intact au

(1) Thèse de M. S. Tarnier. Paris 1860, p. 67-68.

18.

moment de l'accouchement. On peut encore, ici, livrer le travail à lui-même un certain temps; mais si l'on voit la membrane arrêter réellement le fœtus, on s'empresse de l'*inciser de haut en bas* avec un bistouri boutonné, ou des ciseaux coudés sur le côté et à pointe mousse.

Enfin, on a vu la vulve elle-même résister à la distension, par suite de rigidité anormale du bord antérieur du périnée. Ce qu'il convient de faire, en pareil cas, est bien simple : dès qu'on voit la partie fœtale qui se présente, s'arrêter derrière la vulve, sans pouvoir la franchir, il faut ne pas hésiter à pratiquer les incisions postéro-latérales de M. P. Dubois, qui ouvriront la voie et mettront, d'ailleurs, la femme à l'abri d'une vaste déchirure médiane du périnée, — et, si cela ne suffit pas, saisir le fœtus, avec le forceps si c'est la tête qui vient la première, avec les mains si c'est le pelvis, et l'entraîner, mais *avec toute la lenteur possible.*

Quant aux vices de conformation consistant dans l'ouverture du vagin soit dans le rectum, soit dans la vessie, soit sur l'abdomen au-dessus des pubis, et qui ont permis quelquefois la fécondation, ils sont trop exceptionnels pour que nous nous en occupions. Nous nous contenterons de renvoyer à l'article *Dystocie* du *Dictionn. de médecine* en 30 vol., où l'on verra que, dans les cas cités, l'accouchement se termina généralement par les seules forces de la nature, aidée tout au plus d'incisions peu dangereuses et de quelques tractions avec le forceps.

Le vagin et l'utérus lui-même peuvent être divisés en deux compartiments, sur la ligne médiane, par une cloison plus ou moins complète, sans que ni la conception ni l'accouchement en soient rendus bien difficiles. M. le docteur Geiss (1) cite pourtant un cas d'utérus bicorne, avec un fœtus dans chaque loge, où le travail fut lent, à cause du manque de synergie dans les contractions des deux moitiés de l'organe, et où la version dut être pratiquée pour l'extraction de l'un et l'autre enfants, qui se présentaient tous deux par l'épaule.

Nous avons eu l'occasion d'examiner, en 1858, à Paris, dans le service de notre excellent ami, M. le docteur Michon, à l'hôpital de la Pitié, une femme qui portait un vagin double et chez laquelle deux accouchements à terme n'avaient pas rompu la cloison. Celle-ci s'étendait, pourtant, à toute la longueur du conduit ; par le toucher, on reconnaissait très-bien qu'elle ne s'arrêtait en haut que tout près du col ; et l'on reconnaissait aussi que ce dernier organe n'avait qu'un orifice et dès lors qu'une seule cavité ; mais, en était-il de même du corps de la matrice ?...

Les *maladies qui peuvent atteindre l'utérus, le vagin ou la vulve, et mettre obstacle à la parturition spontanée*, appartiennent toutes au genre *tu-*

(1) Voyez Tarnier, p. 171.

meurs. Ce sont des corps fibreux, des squirrhes, des polypes, des phlegmons, des œdèmes ou des extravasations sanguines.

Si l'on reconnaissait, au moment du travail, que le col de la matrice porte une *tumeur squirrheuse* ou *fibreuse*, gênant sa dilatation, il faudrait laisser faire la nature, tant que l'état de la femme ne péricliterait pas ; car on a vu, dans certains cas de ce genre, l'orifice utérin se dilater seul au moment où l'on s'y attendait le moins ; mais, si l'accouchement ne marchait pas, on pratiquerait 2 ou 3 incisions sur la partie saine de l'orifice, incisions qui permettraient d'aller chercher l'enfant par la version ou le forceps. Dans une circonstance où un corps fibreux, développé dans la lèvre postérieure du col, mettait obstacle à l'accouchement, même par le forceps, M. Danyau (1) a pu, après une incision longitudinale sur la face antérieure de la tumeur, énucléer celle-ci, qui ne pesait pas moins de 650 grammes, et terminer ensuite l'accouchement. — Un autre accoucheur, dans un cas à peu près pareil, a pu réussir à repousser et à maintenir ensuite la tumeur au-dessus du détroit supérieur, pendant que la tête du fœtus s'engageait dans l'excavation. — Ce sont là différentes règles de conduite à suivre à l'occasion.

Les indications seraient absolument les mêmes s'il s'agissait de *polype* du col, au lieu de *corps*

(1) Voyez S. Tarnier. Mémoire cité, p. 88.

fibreux ou *squirrheux* ; c'est-à-dire, qu'on atten-
drait d'abord patiemment, pour être certain que
l'accouchement ne peut pas être spontané, et que
ce n'est qu'après avoir acquis cette certitude,
qu'on en viendrait aux incisions multiples, au forceps, à l'enlèvement de la tumeur ou à la crâniotomie ; — et si le forceps, aidé de la perforation du crâne, ne devait pas suffire, à cause du
volume énorme de la tumeur et de l'impossibilité
d'une ablation, on n'aurait plus qu'à choisir entre
la céphalotripsie, l'embryotomie et l'opération césarienne.

Mais si l'on croyait reconnaître dans la tumeur
du col un kyste, il est évident que ce serait à une
ponction ou à une incision de celui-ci qu'on devrait recourir tout d'abord, quitte à en venir aux
moyens indiqués plus haut, si l'on s'était trompé,
c'est-à-dire si la tumeur était solide.

Quant à l'œdème et au thrombus, dont la lèvre
antérieure du col devient parfois le siége, ils
n'exigent que quelques scarifications, et encore
seulement dans le cas où ils sont assez considérables pour gêner réellement l'engagement de la tête
du fœtus.

Le vagin peut offrir, comme obstacles à l'accouchement, soit un œdème, soit un thrombus, soit
un abcès ou un kyste, soit un polype ou une tumeur cancéreuse.

Si c'est un *œdème*, on le laboure de quelques
scarifications, pour qu'il ne se forme pas, à mesure

que la tête de l'enfant s'engage, ce refoulement en bas de la muqueuse que de la Motte (1) a désigné sous le nom de *phimosis du vagin* et qui serait facilement frappé de gangrène.

Si c'est un *thrombus*, on tâche d'extraire le fœtus le plus rapidement possible, avant que la tumeur ait pris un volume énorme. Car alors, on ne pourrait terminer l'accouchement par le forceps ou la version, qu'après avoir incisé largement le foyer sanguin et l'avoir vidé complétement.

Si c'est un abcès, on l'incise, et, le pus évacué, le cas devient simple.

Si c'est un polype, on cherche à reconnaître quel est son volume et son mode d'attache. S'il est peu volumineux, on ne s'en occupe pas, le travail marchera malgré lui ; mais s'il est, au contraire, assez gros pour s'opposer au passage du fœtus, il faut le réséquer de suite, ne serait-ce qu'en partie, pour pouvoir, après, terminer l'accouchement d'une façon quelconque. Bien que d'un volume médiocre, si le polype était pédiculé et facile à détacher, il ne faudrait pas hésiter à l'enlever immédiatement.

Enfin, si c'est un cancer, il faut attendre, et, quand il est manifeste que les efforts de la nature resteront insuffisants, recourir au forceps ou même au céphalotribe, avant de songer à l'opéra-

---

(1) *Traité complet de l'art des accouchements.* Paris, 1765.

tion césarienne, qui doit toujours être la dernière ressource.

Les *tumeurs de la vulve* mettent rarement un obstacle sérieux au passage du fœtus. Si cela arrivait, on se déciderait à l'ablation ou à la simple incision de la tumeur, suivant qu'elle serait solide ou liquide. Dans cette dernière catégorie se trouve le thrombus de la grande lèvre ; s'il gêne l'accouchement, on l'incise, le sang coule et la tête du fœtus se dégage ; tarde-t-elle à se dégager, on l'extrait de force.

Nous n'avons rien dit encore des *tumeurs de la vessie*, et cependant quelques accoucheurs ont signalé le squirrhe de cet organe, et plus particulièrement des calculs urinaires de gros volume, comme ayant, dans quelques cas, entravé l'accouchement. — Si l'on avait affaire à un squirrhe, on devrait se comporter comme lorsqu'il s'agit d'une tumeur de ce genre siégeant au col de l'utérus (V. plus haut) ; mais si l'on était en présence d'un calcul volumineux, il y aurait autre chose à faire. On devrait d'abord essayer, s'il en était encore temps, de refouler le corps étranger au-dessus du détroit supérieur ; — puis, si cela n'était plus possible, parce que la partie fœtale qui descend la première est déjà trop engagée dans l'excavation, on chercherait à attirer sous l'arcade pubienne le bas-fond de la vessie avec le calcul qu'il contient ; — et enfin, si, même à cette place, ce calcul arrêtait l'évolution fœtale, on l'extrairait par une incision directe du bas-fond de la vessie, comme l'a fait une fois M. Monod *avec un succès complet ;* la pierre, extraite de cette façon par cet habile chirurgien, pesait 86 grammes.

Vices de conformation du bassin avec rétrécissement.

Le bassin peut être rétréci dans tous ses diamètres à la fois (étroitesse absolue), ou dans un ou deux de ses diamètres seulement (étroitesse relative).

Étroitesse absolue. — C'est un véritable arrêt de développement ; la femme a un bassin régulier dans sa forme, mais un bassin aussi petit que celui d'une jeune fille de 10 à 12 ans.

Ce vice est rare ; cependant, dans la seule collection de Nægelé, on compte 4 bassins de ce genre, où tous les diamètres sont au-dessous de la normale de 2 centimètres et demi, et qui ont tous nécessité ou l'opération césarienne ou au moins la céphalotripsie.

Le pronostic de ce genre de rétrécissement est donc très-grave.

Quant aux indications chirurgicales, elles sont les mêmes que pour l'étroitesse relative portée au même degré ; nous les examinerons tout à l'heure.

Le *diagnostic* de cette espèce d'étroitesse ne peut être solidement établi que par la mensuration. A première vue, on peut à peine la soupçonner, attendu qu'on ne la rencontre pas seulement chez des naines, mais bien aussi, et plus souvent même, chez des femmes de taille élevée ou pour le moins ordinaire. Ainsi, des quatre bassins que possède Næegelé (1), un seul provient d'une naine ; les trois autres ont appartenu à des femmes de haute taille.

Pour reconnaître, *à la mensuration*, un pareil bassin, il faut se rappeler les diamètres normaux des détroits supérieur et inférieur, et savoir que, sur un bassin bien conformé, l'épaisseur du sacrum, au niveau du promontoire, est de 6 centimètres et demi ; — l'épaisseur de la symphyse pubienne, d'un centimètre et demi ; — la distance entre le sommet de la première apophyse épineuse du sacrum et la face antérieure de la symphyse des pubis, de 10 centimètres ; — et la distance entre les deux crêtes iliaques, à leur milieu, de 27 centimètres. Bientôt, nous verrons comment doit se faire la mensuration d'un bassin.

Étroitesse relative. — Il y a dans ce genre quatre types principaux, qui sont : le rétrécissement antéro-postérieur ; le rétrécissement oblique ; le rétrécissement transversal ; et le rétrécissement dans plusieurs sens à la fois. — Pour les variétés, voir le tableau de M. Pajot (2).

---

(1) *Des principaux vices de conformation du bassin et spécialement du rétrécissement oblique*, trad. par A. Danyau, Paris, 1840.

(2) *Classification des vices de conformation du bassin, chez la femme.*

Le type le plus commun de ce genre de rétrécissement est, sans contredit, l'aplatissement d'a-

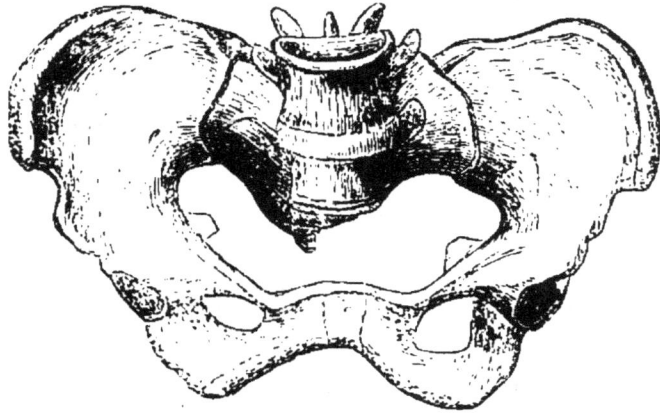

Fig. 61.

vant en arrière au niveau du détroit supérieur,
autrement dit, le rétrécissement *avec saillie pro-*

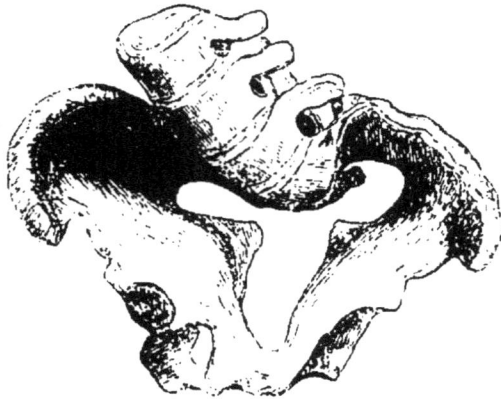

Fig. 62.

noncée de l'angle sacro-vertébral ; l'excavation et le

détroit inférieur sont normaux ou même plus grands qu'ils ne devraient l'être (*fig.* 61).·

L'espèce qui vient après, pour la fréquence, est

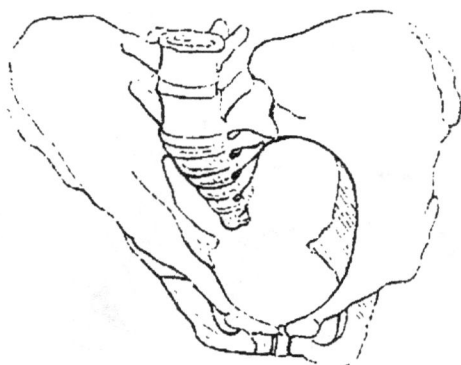

Fig. 63. Bassin oblique ovalaire.

celle où le bassin est aplati obliquement (*fig.* 62 et 63).

Les deux autres sont très-rares (*fig.* 64 et 65).

Quand on parle d'un bassin étroit, sans désigner l'espèce, c'est donc presque toujours, il est bon de le savoir, d'un bassin à diamètre sacro-pubien raccourci qu'on entend parler.

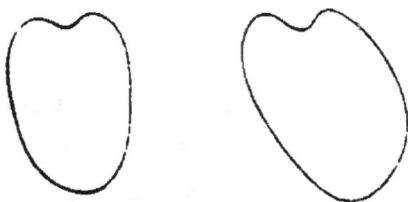

Fig. 64. Aplatissement transversal, formes les plus ordinaires.

Pendant bien longtemps, on a attribué tous ces rétrécissements à une cause unique, le *rachitisme;* mais c'était une erreur. L'*ostéomalacie*, maladie des adultes, se développant surtout pendant la grossesse ; les *luxations* spontanées ou accidentelles des fémurs, survenues dans le bas âge ; les *fractures de cuisse* avec grand raccourcissement, survenues également quand le sujet était jeune ; et un *simple arrêt de développement*, portant sur une partie du bassin et non sur toute sa circonfé-

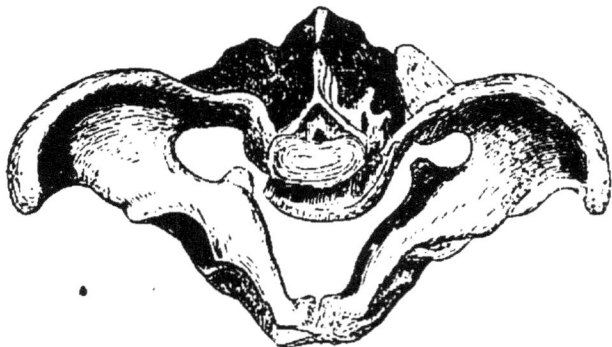

Fig. 65.

rence, jouent aussi, comme causes, un très-grand rôle. Aussi, ne faudra-t-il pas oublier le chapitre des *commémoratifs*, quand on en sera à établir son diagnostic sur la variété du vice de conformation.

Pour arriver à la vérité sur ce point, on commencera donc par questionner les parents de la femme ou la femme elle-même sur les maladies de son enfance ; puis, on examinera sa taille, sa démarche, la forme de ses membres inférieurs et aussi, nécessairement, la conformation extérieure de son bassin ; et, enfin, on terminera par ce qu'il y a de plus important, la *mensuration du bassin*.

A propos de la nécessité d'inspecter la taille et les membres inférieurs de la femme à bassin malconformé, disons que c'est une erreur de croire que toutes les *bossues* doivent avoir le bassin rétréci ; il n'y a guère que les femmes devenues bossues par suite de rachitisme qui soient dans ce cas. Mais, alors, on leur trouve des membres inférieurs courts, noueux et arqués. Rien qu'à la seule inspection de ses jambes, on peut donc dire presque à coup sûr qu'une bossue a ou n'a pas le bassin rétréci. Ainsi, si les jambes sont droites, longues et sans articulations noueuses, on peut presque affirmer que la femme, quoique

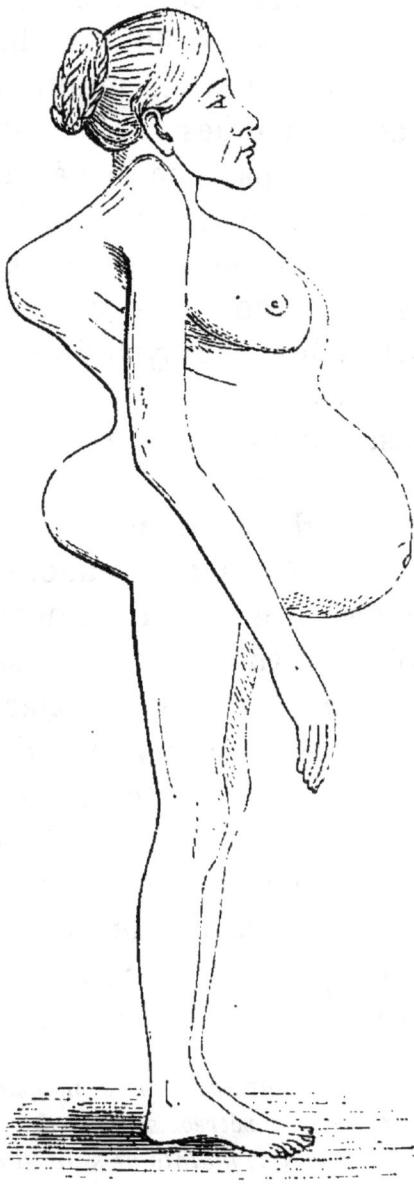

Fig. 66. Jeune fille que nous avons vue à la clinique de M. P. Dubois, en 1858, et qui, comme l'avait annoncé ce célèbre praticien, — rien qu'en se basant sur la forme des membres inférieurs, — accoucha presque seule d'un enfant à terme, de moyenne grosseur et vivant.

très-bossue, n'a pas de difformité notable du bassin et qu'elle pourra accoucher seule, ou aidée tout au plus du forceps (*fig.* 66). Tandis que si une femme, à peine bossue, a les fémurs arqués, les genoux gros et les jambes torses, on peut être certain qu'elle n'est pas conformée favorablement pour un facile accouchement. (P. Dubois.)

Mensuration du bassin. — On peut mesurer le bassin par dehors et par dedans. La mensuration *externe* se fait au moyen du compas de Baudeloc-que ; et la mensuration *interne* à l'aide du doigt, de l'instrument de Stein, ou du compas de M. Van Huevel (1). Les intro-pelvimètres de Coutouly, de Wellenbergh et de madame Boivin sont aujour-d'hui complétement abandonnés.

Pour se servir du compas de Baudelocque (*fig.* 67), instrument indispensable pour la mensu-ration *externe*, on fait coucher la femme de côté; puis, la laissant recouverte de sa chemise seule-ment, on cherche avec les doigts l'apophyse épi-neuse de la première vertèbre sacrée, et l'on fait tenir en place sur elle un des boutons du compas. On cherche ensuite le sommet de la symphyse pubienne ; on applique sur lui l'autre bouton de l'instrument, en serrant un peu ; et l'on n'a plus

(1) *Mémoire sur les divers moyens propres à délivrer la femme en cas de rétrécissement du bassin et sur le forceps. Scie ou nouveau céphalotome suivi d'un appendice comprenant la description abrégée du pelvimètre géométrique.* 2ᵉ édition. Bruxelles, 1843.

qu'à jeter les yeux sur la règle graduée, pour connaître, en centimètres, le degré d'écartement

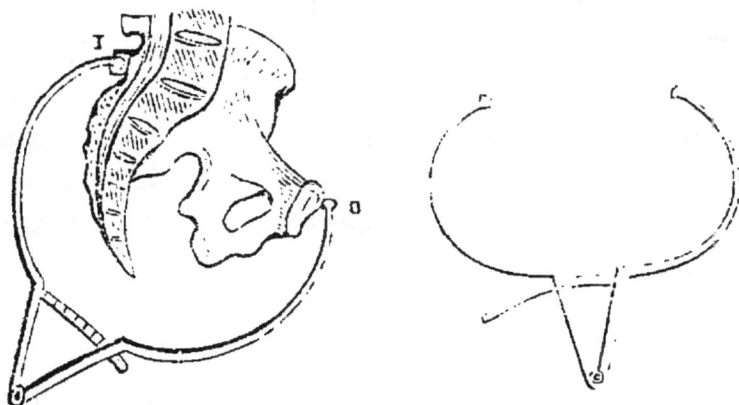

Fig. 67. Application du compas de Baudelocque à la mensuration du diamètre sacro-pubien.

d'un bouton à l'autre. Sur un bassin régulièrement conformé, on trouverait, nous l'avons dit, 19 centimètres ; si, donc, on ne trouve que 16 centimètres et demi, par exemple, c'est qu'on a affaire à un bassin rétréci d'avant en arrière, au niveau de son détroit supérieur, de 2 centimètres et demi.

S'il s'agissait de mesurer l'écartement des deux crêtes iliaques ou celui des deux trochanters (mesure normale, pour chacun, 27 centimètres), on ferait coucher la femme sur le dos, à plat, et l'on appliquerait les boutons du compas sur les points opposés dont on veut connaître la distance ; on comparerait ensuite les chiffres obtenus avec les chiffres normaux.

Quand on veut se servir de l'instrument de Stein, pour la mensuration *interne*, la femme étant placée sur le bord de son lit, comme pour l'application du speculum, on va chercher avec le doigt indicateur gauche, introduit dans le vagin, l'anglo sacro-vertébral, et, de la main droite, on glisse sur lui l'extrémité de la tige qu'on applique sur le sommet du promontoire. Cela fait, on relève le corps de la tige vers la symphyse pubienne, le plus possible, — on arrête le curseur au niveau de cette symphyse, — et l'on voit combien il marque de centimètres d'introduction. Du chiffre trouvé, on déduit 1 centimètre, pour corriger l'erreur par obliquité de l'instrument, et l'on a ainsi la mesure assez exacte du diamètre sacro-pubien. — Si l'on veut connaître le diamètre coccy-pubien, c'est sur le coccyx qu'on porte l'extrémité de l'instrument, et, le curseur étant arrêté au niveau du sommet de l'arcade pubienne, on n'a rien à défalquer, puisqu'il n'y a plus d'erreur par obliquité à corriger (1).

(1) L'application du compas de M. Van Huevel (v. *fig.* 10), ne diffère de celle de l'instrument de Stein, que par une seule particularité que voici : la spatule de la branche *vaginale* étant fixée sur l'angle sacro-vertébral, on ne se contente plus de marquer le point de cette branche auquel correspond l'extrémité inférieure de la symphyse pubienne; il y a, pouvant se mouvoir et être arrêtée à volonté sur la première, au moyen d'un écrou, une deuxième tige, *externe*, armée d'une longue vis, et c'est le bouton de cette vis qui, appliqué avec un peu de force sur le point du mont de Vénus correspondant à l'extrémité supérieure de la symphyse du pubis, devient la seconde pointe du compas. Celui-ci retiré (ce que l'on ne peut guère

A défaut de l'instrument de Stein ou du compas de M. Van Huevel, on pourrait très-bien se servir, pour arriver à ces mesures, d'une sonde à femme dont on conduirait l'extrémité mousse sur l'angle sacro-vertébral ou sur le coccyx, et sur laquelle on porterait l'ongle du pouce, en guise de curseur, pour marquer le point correspondant au sommet de l'arcade des pubis. On n'aurait plus ensuite qu'à reporter la sonde sur un mètre, pour savoir à quoi s'en tenir sur les dimensions antéro-postérieures des deux détroits du bassin. Il est bien entendu que du chiffre indiquant la distance du promontoire à la partie inférieure de la symphyse pubienne, on soustrairait toujours un centimètre, pour corriger l'erreur par obliquité.

Mais il est encore plus simple de se servir, pour cette mensuration, du doigt indicateur, qui est assurément le meilleur et le plus sûr de tous les intro-pelvimètres. Ce doigt est sans doute un peu court et n'atteint pas toujours, à beaucoup près, l'anglo sacro-vertébral, même chez les femmes ayant réellement un peu d'aplatissement du bassin d'avant en arrière ; mais qu'importe après tout, dès l'instant qu'il est bien reconnu que *si l'on ne*

___

faire aisément sans détourner la vis, que l'on replacera ensuite à son premier point), on n'a plus qu'à mesurer la distance qui sépare le sommet de la branche *vaginale* du bouton de la branche externe, et à défalquer 1 centimètre et demi, épaisseur connue de la symphyse pubienne, pour avoir assez exactement la mesure du diamètre sacro-pubien.

19.

peut pas atteindre le haut du sacrum avec la pulpe de l'index (ce doigt étant, bien entendu, de longueur ordinaire), *c'est que le rétrécissement n'est pas au-dessous de 8 cent. et demi,* et qu'alors l'accouchement peut se terminer d'une manière heureuse pour la mère et pour l'enfant, soit qu'on livre le travail à la nature, soit qu'on intervienne avec le forceps.

Voici, du reste, d'après Cazeaux, la manière de se servir du doigt comme intro-pel-vimètre (*fig.* 68 et 69).

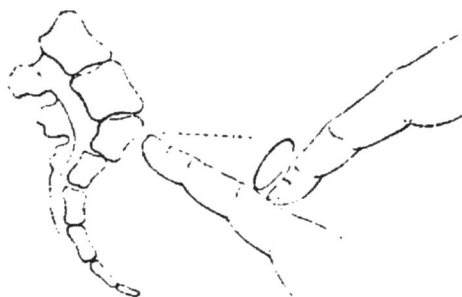

Fig. 68. Application du doigt à la mensu-ration du diamètre sacro-pubien.

Si l'on veut me-surer le diamètre sacro-pubien, l'in-dicateur droit est porté dans le vagin et dirigé en haut et en arrière vers le promontoire, que l'on recon-naît assez facilement à la saillie qu'il forme et à la dépression transversale que pré-sente au-dessus de lui l'articulation sacro-lombaire. Lorsque l'extrémité de l'in-dex est bien appli-quée sur la partie an-

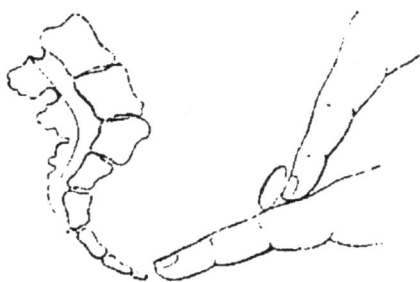

Fig. 69. Application du doigt à la mensu-ration du diamètre coccy-pubien.

térieure de la base du sacrum, on relève le poi-

gnet jusqu'à ce que le bord radial du doigt soit
arrêté par la partie inférieure de la symphyse pubienne. L'indicateur de l'autre main vient alors, en
prenant la précaution de bien écarter en haut les
grandes et les petites lèvres, marquer avec l'ongle
le point du doigt introduit qui correspond à la
symphyse ; et l'on n'a plus qu'à retirer ce dernier
doigt et à le placer sur un mètre, pour apprécier
très-bien la distance qui sépare le promontoire
du sommet de l'arcade pubienne. Mais cette ligne
oblique est évidemment plus longue que le diamètre sacro-pubien, qui, on le sait, doit aboutir *en
haut* et non pas en bas de la symphyse ; et, dès
lors, il faut en retrancher ce que donne en trop
l'obliquité de la mesure prise, c'est-à-dire 1 centimètre. Cela dépend, du reste, de la direction de
la symphyse qui, très-inclinée dans certains cas
(*barrure*), est ailleurs, au contraire, presque verticale. S'il y avait *barrure*, on ne défalquerait rien ;
tandis qu'on défalquerait plus d'un centimètre, si
la symphyse pubienne était verticale.

Pour mesuser le diamètre coccy-pubien, on applique la pulpe de l'index sur la pointe du coccyx,
on relève le poignet jusqu'à ce que le bord radial
de ce doigt soit arrêté par la partie inférieure de
la symphyse des pubis ; on marque ce point avec
l'autre index ; on retire le doigt qui avait été introduit, on le porte sur un mètre et l'on connaît
ainsi exactement le diamètre antéro-postérieur du
détroit inférieur. Il n'y a plus ici d'erreur par obli-

quité ; par conséquent, on n'a rien à déduire du chiffre obtenu.

Mais, comme le dit Guillemot, c'est une grande erreur de croire qu'il est toujours possible de mesurer ainsi le diamètre sacro-pubien d'un bassin rétréci ; oui, si le bassin est rétréci à n'avoir plus que 7 à 8 centimètres ; non, si le rétrécissement est moins considérable. Dans ce cas, c'est toute la main qu'il faudrait introduire dans le vagin, si l'on voulait arriver à une mesure exacte ; et, malheureusement, il est bien des circonstances où cela n'est pas possible : d'abord, quand la femme n'a pas encore eu d'enfants ; puis, lors même qu'elle en aurait eu, quand le travail est commencé et que les parties génitales ont leur sensibilité exaltée. Dans ces deux circonstances, il faut recourir nécessairement à l'instrument de Stein, ou, mieux encore, à celui plus ingénieux de M. Van Huevel (*fig.* 70).

Mais ce n'est pas là précisément que se dévoile le mérite de ce dernier instrument ; où il se montre réellement utile et, nous dirions même, presque indispensable, c'est lorsqu'il s'agit de mesurer les diamètres transverse ou obliques du détroit supérieur ; par aucun autre procédé, on n'arriverait à une appréciation aussi exacte. Si l'on veut, par exemple, connaître le diamètre *transverse*, on portera la spatule de la branche vaginale sur le rebord *droit* du détroit ; on fera arriver le bouton de la vis de l'autre branche à toucher le grand trochanter du côté opposé, c'est-à-dire, le trochanter *gau-che* ; et l'on prendra note de la mesure ainsi ob-

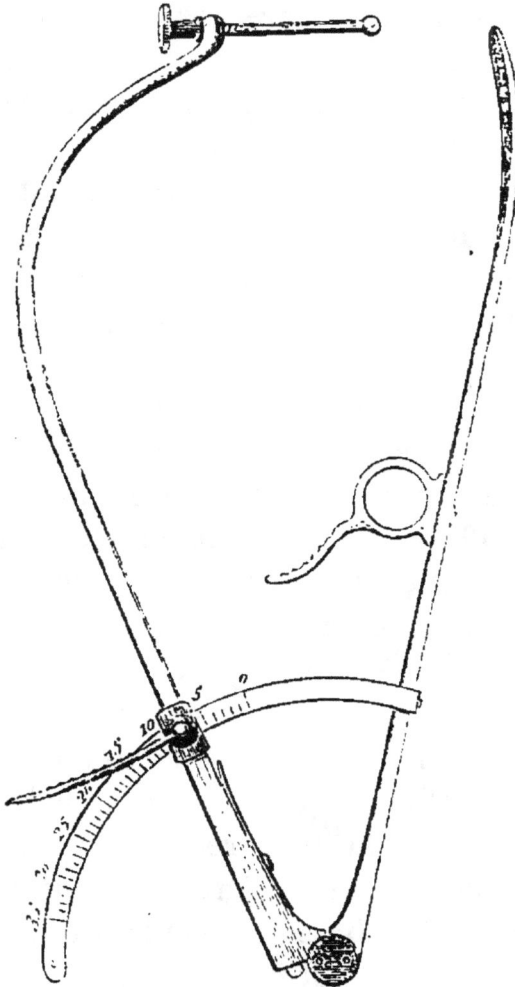

Fig. 70. Compas de Van Huevel.

tenue. On portera ensuite la spatule sur le rebord *gauche* du détroit, laissant le bouton de la vis sur le trochanter du même côté, et l'on prendra encore note de la mesure. Or, il ne restera plus qu'à soustraire cette dernière mesure de la première, pour connaître le diamètre transverse du détroit supérieur.— Pour mesurer les diamètres obliques, on aurait recours, évidemment, à la même opération ; seulement, ce serait sur l'éminence ilio-pectinée qu'on appuierait le bouton de la vis, et, successivement, sur le point correspondant à la partie antérieure de la symphyse sacro-iliaque du côté opposé et sur le point du détroit supérieur correspondant à l'éminence ilio-pectinée sur laquelle pèse la vis, qu'on porterait la spatule.

Quant aux diamètres du *détroit inférieur*, on n'aura jamais besoin, pour les mesurer, de ce nouveau compas, pas plus que de l'instrument de Stein; l'index suffira et sera même toujours préférable.

Enfin, il est un dernier genre de rétrécissement du bassin qu'il faut encore savoir reconnaître : c'est celui désigné par Nægelé sous le nom d'*oblique-ovalaire* (v. la *fig.* 63). Pour arriver à le distinguer des autres, il ne faut pas se contenter d'une inspection superficielle par la vue et le palper ; il faut encore prendre la mesure, avec le compas de Baudelocque, des diamètres obliques droit et gauche du grand bassin, pour les comparer entre eux ; — puis, appliquer, comme contre-épreuve, le moyen ingénieux conseillé par Nægelé et qui consiste : 1° à placer la femme debout et le dos appuyé bien à plat le long d'une cloison; 2° à faire tenir en place, par un aide, deux fils à plomb, partant, l'un de la première apophyse épineuse du sacrum, l'autre du bord inférieur de la symphyse pubienne ; 3° à se mettre soi-même juste en face de la femme, mais un peu éloigné d'elle, pour bien voir si les deux fils à plomb se trouvent ou non sur le même plan antéro-postérieur. Or, s'ils sont loin d'être sur le même plan, on peut être sûr d'avoir affaire à un bassin *oblique-ovalaire*. Au degré de déjettement par côté du fil antérieur (et ce fil s'en va toujours du côté opposé à la symphyse sacro-iliaque ankylosée), on peut même juger assez nettement de l'étendue du vice de conformation. Dans les cas extrêmes, dit Nægelé, il arrive que le fil à plomb antérieur se trouve sur le même plan vertical que la symphyse sacro-iliaque non ankylosée.

Pronostic. — Un rétrécissement notable du bassin est toujours une circonstance très-fâcheuse, qui expose la mère et l'enfant tout ensemble à un très-grand danger au moment de l'accouchement, si celui-ci se fait à terme, et si, — ce qu'on ne saurait reconnaître au juste d'avance, — le crâne du fœtus est gros et solide. Le pronostic variera, du reste, suivant le siége et le degré du rétrécissement. *Au détroit supérieur*, le rétrécissement le plus grave est celui qui porte sur le diamètre sacro-pubien, déjà naturellement le plus petit. Les aplatissements oblique et transverse sont moins fâcheux, du moins quand ils sont *simples* ; car, quand ils sont *combinés*, ils prennent une extrême gravité.

Au détroit inférieur, un rétrécissement, quel qu'il soit, n'a pas à beaucoup près la même importance que lorsqu'il siége au détroit supérieur, attendu qu'il ne s'oppose pas à l'engagement de la partie fœtale qui se présente la première, et que, si une opération est indispensable pour terminer l'accouchement, on la fait bien plus facilement et bien plus sûrement que lorsque la partie fœtale est arrêtée au détroit supérieur, où l'opérateur se trouve évidemment très-gêné et par la longueur et par la courbure du canal que doit parcourir l'instrument.

Quant au degré du rétrécissement, nul doute que plus le canal pelvien sera rétréci, plus les difficultés pour l'expulsion spontanée ou pour l'extraction du produit seront grandes, et plus, par conséquent, il y aura de danger pour ce produit et pour la mère elle-même.

Indications (1). — Elles varient suivant le *degré* du rétrécissement.

1° Si le bassin n'a pas moins de 9 cent. et demi dans son diamètre le plus étroit, l'accouchement spontané peut très-bien se faire, surtout quand le fœtus se présente par le sommet. Par les pieds, l'accouchement spontané est possible encore; néanmoins, l'enfant court alors de bien plus

_____

(1) Ce que nous allons dire à ce sujet, nous l'emprunterons presque textuellement à l'un des excellents tableaux synoptiques de notre ami, M. le professeur Pajot.

grands risques, à cause de la compression du cordon et de la déflexion de la tête, toutes deux presque inévitables.

La tête étant arrêtée au détroit supérieur, l'accoucheur, malgré la dilatation très-complète du col, attendra donc un certain temps, *cinq ou six heures*, par exemple, avant d'appliquer le forceps : il attendra, pour mieux dire, *tant que les contractions utérines seront soutenues et que l'état de la mère ou de l'enfant ne périclitera pas.* Dans le cas contraire, il n'attendra pas une minute et aura recours au forceps, dès qu'il jugera la dilatation du col suffisante.

Quand c'est le détroit inférieur, rétréci à 9 centimètres et demi, qui arrête la tête, on n'a pas besoin de se livrer à une aussi longue expectation ; le col étant suffisamment dilaté, on attend *une heure* ou guère plus, et, après cela, si la tête ne se dégage pas, on l'entraîne au moyen du forceps. Un plus long séjour de la tête dans l'excavation exposerait la lèvre antérieure du col de la matrice, ou même le bas-fond de la vessie, à une gangrène par compression.

2° Si le bassin n'a plus que 8 centimètres dans son diamètre rétréci, il ne peut guère permettre l'accouchement spontané, à moins que la tête du fœtus ne soit très-petite et l'énergie de l'utérus très-soutenue. Après *deux ou trois heures* d'expectation, si la tête est au détroit supérieur, et *moins d'une heure*, si la tête est déjà au bas de l'excavation, on devra donc, — si toutefois la dilatation du col est suffisante, — ne pas reculer devant l'application du forceps. Habituellement, comme nous le dirons plus loin, cet instrument n'est qu'un instrument de traction ; mais, ici, il devient un peu agent de réduction, parce qu'il faut déployer une certaine vigueur, pour faire passer la tête d'un fœtus à terme dans un bassin rétréci à 8 centimètres, et qu'il est impossible de faire de pareils efforts sans comprimer et allonger le crâne saisi si étroitement. Malgré cela, si la tête est arrêtée au détroit supérieur, on échoue souvent dans une première application du forceps, et il faut en venir à une seconde et même à une troisième, *en laissant à la femme, après chacune, au moins deux ou trois heures de repos ;* mais si la troisième application restait sans succès, on n'hésiterait plus à *perforer le crâne* et à recourir, après, soit encore au forceps qui, lorsque le rétrécissement ne dépasse pas 8 centimètres, suffit généralement, une fois le crâne ouvert et vidé en partie, à achever l'extraction ; soit au céphalotribe lui-même, qui est l'instrument réducteur par excellence, et avec lequel on aurait un succès certain et immédiat. Du reste, on devrait nécessairement régler sa conduite sur l'état de vie ou de mort du fœtus. Tant qu'on saurait celui-ci vivant, on insisterait sur l'application simple du forceps ; tandis que si l'on savait positivement qu'il a cessé de vivre, on se bornerait à appliquer cet instrument une seule fois, — pour en venir ensuite sans hésitation, dans le cas de non-réussite, à la crâniotomie et, s'il le fallait, à la céphalotripsie.

3° Si le diamètre rétréci du bassin a moins de 8 centimètres, mais un peu plus de 6 centimètres et demi, il n'y a plus à hésiter, *c'est à la perforation du crâne* et *à l'application du céphalotribe qu'il faut recourir de suite*, dès qu'on a acquis la certitude d'un tel rétrécissement ; car, avec une pareille étroitesse, on ne peut guère espérer un accouchement par les seules forces de l'utérus, ni même par l'application du forceps. Cependant, comme MM. Depaul, P. Dubois et autres ont eu à observer des cas où le rétrécissement n'était pas de moins de 7 centimètres, et où, malgré cela, l'accouchement s'est effectué spontanément ou à l'aide d'une simple application de forceps, il serait convenable, avant d'en venir au sacrifice du fœtus, d'attendre tout ce qu'on peut espérer de l'énergie de l'utérus, sans compromettre néanmoins la vie de la mère. Mais, savoir où s'arrêter, en pareil cas, dans l'expectation, est assurément l'un des points les plus délicats de la pratique obstétricale.

4° Si le bassin a, dans son diamètre rétréci, moins de 6 centimètres et demi, il faut tenter la *céphalotripsie répétée* qui a déjà donné à son auteur, M. Pajot, de très-beaux résultats, et, si elle échoue, avoir recours à la dernière ressource, *l'opération césarienne*. Peut-être même, si l'on savait l'enfant bien vivant, et si l'on avait le moin-

dre soupçon que la céphalotripsie dût être insuffisante, vaudrait-il mieux recourir tout d'abord à
l'opération césarienne ; car, avec elle, on aurait
au moins, pour compensation des dangers que
l'on fait courir à la femme, la presque certitude
de sauver l'enfant. Du reste, le cas est assez délicat pour qu'on ne prenne pas une décision définitive sans consulter les parents et tout particulièrement la femme. Il pourrait arriver, en effet,
que celle-ci se refusât formellement à laisser sacrifier son enfant, préférant courir pour elle-même les
chances de la gastro-hystérotomie, et, évidemment,
on n'aurait pas le droit d'aller contre sa volonté.

Mais, *la forme* du rétrécissement devient quelquefois la source d'une indication précieuse. Ainsi,
quand le bassin est ce qu'on appelle *oblique-ovalaire*, il faudrait, avant de se décider à pratiquer
la crâniotomie, rechercher avec soin de quel côté
du bassin regarde l'occiput, autrement dit, la
grosse extrémité du crâne. Car, si l'occiput se
trouvait en rapport avec le côté large du bassin,
on pourrait livrer le travail à la nature, qui très-
probablement se suffirait à elle-même ; tandis que
si l'occiput se trouvait tourné vers le côté rétréci
du bassin, on devrait, avant tout, tenter la version
podalique, qui, amenant la partie la plus grosse de
la tête à s'engager dans la moitié la plus large du
détroit supérieur et de l'excavation, donnerait,
sans aucun doute, un aussi heureux résultat
que si le vice de conformation n'existait pas.

Enfin, la *nature* de l'altération du bassin peut devenir également la source d'une indication particulière. C'est ainsi que quand le bassin est rétréci par cause d'ostéomalacie, les os étant souples (si toutefois la maladie n'est pas guérie), il est permis d'espérer l'heureuse délivrance de la femme, par les contractions de la matrice seules ou aidées tout au plus d'une simple application de forceps. Sprengel et Humberger affirment avoir vu des bassins, réduits à 5 centimètres par ostéomalacie, permettre cependant l'accouchement spontané.

Mais s'il est utile, d'après cela, de pouvoir préciser la nature du rétrécissement, il ne l'est pas moins de savoir distinguer si ce rétrécissement affecte uniquement le détroit supérieur ou le détroit inférieur, — ne serait-ce que pour ne pas répondre à faux si l'on était questionné sur la marche plus ou moins rapide de l'accouchement livré à lui-même. En effet, on est généralement porté à juger de la durée du travail à faire par celle du travail déjà fait; or, on se tromperait presque toujours, si l'on ne savait pas au juste où gît le rétrécissement. Car, quand ce rétrécissement gît au détroit supérieur seul, le commencement du travail est très-long et la fin très-rapide; et quand c'est le détroit inférieur seul qui est rétréci, le commencement du travail est très-rapide et la fin très-longue (leçon de P. Dubois).

Mais il n'y a pas que des rétrécissements du

bassin par rachitisme ou ostéomalacie ; il y a encore des tumeurs développées dans le périoste ou dans le tissu osseux lui-même, qui peuvent siéger à la face interne de l'excavation et s'opposer au passage du fœtus. Nægelé cite deux cas d'exostoses si volumineuses qu'elles rendirent nécessaire l'opération césarienne (*fig.* 71 et 72).

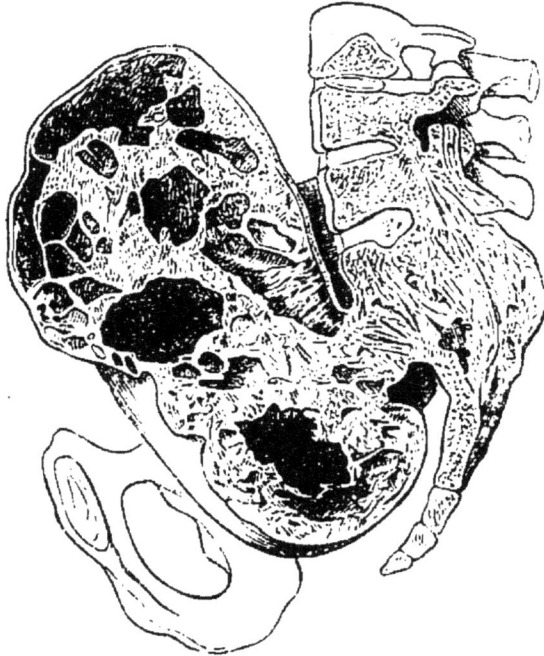

Fig. 71. Cas longuement rapporté dans la thèse de Élie de Haberl, et en raccourci, dans le *Traité d'accouchements* de Chailly, p. 578.

Mayer (Valentin) rapporte une observation d'ostéosarcome ayant nécessité également la gastro-hystérotomie (1). Enfin, Lenoir a signalé quelques cas

(1) L'opération, faite par M. Stoltz (de Strasbourg), eut un succès complet pour la mère et pour l'enfant.

d'ostéostéatome ayant entravé l'accouchement. —
Quelle conduite tenir dans des cas de ce genre ? —

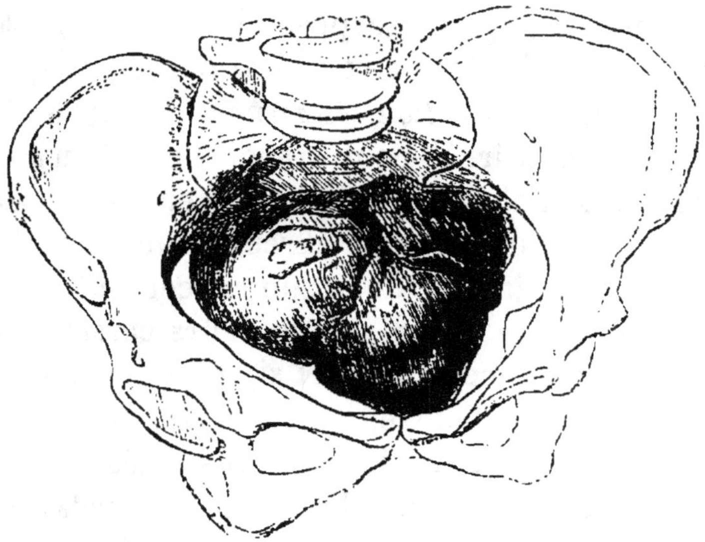

Fig. 72. Observation rapportée dans la thèse de Thierry.

S'il s'agit d'une tumeur osseuse, on doit intervenir
absolument comme dans le cas de rétrécissement
par vice de conformation ; on détermine avec soin
le siége précis de la tumeur, puis le degré de rétrécissement qu'elle entraîne, et on se décide,
d'après cela, pour tel ou tel mode d'intervention.
Mais, si la tumeur n'est pas dure, si elle paraît
inégalement résistante sous le doigt et qu'on puisse
supposer qu'elle renferme un liquide quelconque
en collection, il est bon, avant d'en venir à une
opération sérieuse, de commencer par faire une
simple ponction qui, dans certains cas, peut fort
bien amoindrir le volume de la tumeur au point de

permettre le passage du fœtus. Et ce n'est qu'après avoir constaté l'insuffisance de cette ponction, et aussi l'insuffisance du forceps, appliqué à deux ou trois reprises, qu'on se poserait la question de savoir à laquelle des deux opérations ultimes, *céphalotripsie* et *opération césarienne*, il faut définitivement recourir. Il peut y avoir hésitation dans le choix, si l'obstacle à l'accouchement est un ostéophyte ou un sarcome fibreux ou un ostéostéatome ; mais si la tumeur est un cancer déjà considérable et déjà le siége de douleurs caractéristiques presque incessantes, et si, d'un autre côté, l'auscultation démontre, à n'en pas douter, que le fœtus est plein de vie, il n'y a plus à hésiter ; car, enfin, on est en présence d'une femme condamnée à une mort prochaine par excès de souffrances et épuisement, et d'un enfant qu'on est presque sûr de sauver et qui peut avoir devant lui de longues années de vie. Pour nous, du moins, nous n'hésiterions pas, dans un cas semblable, à proposer l'opération césarienne de préférence à la céphalotripsie.

B. Causes des accouchements vicieux de la seconde catégorie.

Ampleur excessive du bassin.

Dans certains cas, au lieu d'être trop étroit, le bassin est plus ample qu'il ne devrait l'être. Eh

bien, quoique au premier abord cela paraisse singulier, c'est encore un défaut et non une qualité.
Un bassin trop large expose, effectivement, la
femme à des accidents fâcheux au moment même
de l'accouchement ; par exemple : à une déchirure
du col de la matrice, du vagin ou du périnée,
parce que le fœtus descend trop vite ; — à un
décollement prématuré du placenta et à une hémorrhagie primitive grave, par la même raison ;
— à une chute complète de l'utérus contenant
encore le produit, d'où des tiraillements qui dis-
poseront beaucoup à une péritonite ou à des abcès
consécutifs ; — à une hémorrhagie consécutive,
parce que l'utérus, débarrassé trop rapidement,
ne revient pas assez vite sur lui-même, une fois le
produit dehors, etc., etc.

Si, donc, on s'apercevait, en touchant la femme
en travail, qu'elle porte un bassin d'une largeur
excessive, il faudrait la tenir couchée horizontalement sur le dos ou sur le côté, dès que les douleurs deviendraient un peu fortes ; l'empêcher,
en outre, de faire aucun effort volontaire ; et,
quand la matrice viendrait s'appuyer sur le plancher périnéal, l'y retenir tant que la dilatation
du col ne serait pas achevée, et, pour mieux dire,
tant que la partie fœtale qui se présente n'aurait pas
franchi ce col. Il est bien entendu qu'on veillerait
très-attentivement sur le périnée pour prévenir
sa rupture.

LUCIEN PÉNARD.   20

Excès d'énergie de l'utérus.

Les accidents qui peuvent résulter d'un accouchement trop prompt, par excès d'action de l'utérus, sont plus rares, mais presque aussi graves que ceux qui résultent d'un accouchement trop lent. Pour la mère, il y a à craindre, soit des déchirures du col, du vagin ou du périnée; soit une rupture du corps de la matrice ; soit, enfin, une syncope ou un ébranlement nerveux mortels. Pour l'enfant, dès que les eaux se sont échappées, on a à redouter une asphyxie par compression du cordon, ou par interruption dans la circulation inter-utéro-placentaire.

Les femmes les plus disposées à cette contractilité excessive de l'utérus sont celles qui d'habitude ont de fortes coliques à l'époque menstruelle, et celles à tempérament nerveux et irritable.

Indications. — Pour peu que la femme soit pléthorique, on fait bien de lui pratiquer une saignée du bras (Wigand) ; après quoi, on lui administre, comme on le ferait tout d'abord pour la femme nerveuse, une assez forte dose d'opium, soit en potion, soit en lavement ; enfin, dès les premières douleurs, on lui fait garder la position horizontale sur son lit, — on l'engage à ne pas céder au besoin de *pousser*, si c'est possible, — et on retarde autant qu'on le peut la rupture des membranes. Si elle ne pouvait s'empêcher de *pousser*, ce serait le cas, ou jamais, de la soumettre aux inhalations anesthésiques jusqu'à résolution des muscles volontaires. Mais cela n'empêcherait pas de bien veiller sur le périnée qui, en pareille circonstance, est si manifestement menacé, et de pratiquer, dès lors, le débridement de la vulve, dès qu'on le jugerait nécessaire.

Thrombus de la vulve et du vagin.

Cet accident, s'il a lieu au moment même où la tête franchit le détroit inférieur, comme nous avons eu l'occasion de l'observer tout récemment, n'apporte aucune entrave à l'accouchement ; et, cependant, il n'en est pas moins dangereux pour la mère, si l'infiltration sanguine est considérable. Deneux, dans son mémoire, dit que sur 62 cas de thrombus volumineux de la vulve ou du vagin, il y a eu 22 fois mort de la femme. Le cas que nous venons d'observer s'est terminé heureusement ; l'infiltration sanguine était pourtant assez considérable pour obturer le vagin dans toute sa hauteur. Nous prîmes de suite le parti, sitôt l'accident constaté, de ne point livrer une aussi grande quantité de sang au travail des vaisseaux absorbants ; mais nous attendîmes, pour ouvrir la poche, d'être bien sûr de l'arrêt de l'hémorrhagie. Ce ne fut donc que douze heures après l'accouchement, que, nous faisant aider d'un confrère qui ouvrait la vulve aussi largement que possible, nous fîmes une incision sur le point le plus déclive de la tumeur. Mais il ne s'échappa de celle-ci que 60 grammes environ de sang liquide et manifestement veineux. Nous engageâmes alors deux doigts dans le foyer et nous réussîmes à en extraire encore 140 grammes de sang, moitié liquide, moitié en caillots. Nous fîmes ensuite des injections à l'eau *froide*, pour crisper les vaisseaux qui auraient pu donner encore ; l'hémorrhagie ne se renouvela pas ; il ne survint même aucune inflammation ; il n'y eut que des douleurs assez vives dans les régions sacrée et anale, mais qui ne durèrent que 28 à 30 heures ; et, huit jours après, il n'y avait plus trace de l'accident.

Malheureusement, la guérison ne s'obtient pas à beaucoup près aussi rapidement dans tous les cas ; l'évacuation du sang et des caillots ne fait pas toujours éviter le développement d'une inflammation plus ou moins vive dans les parois du foyer ; et il faut alors combattre celle-ci par les antiphlogistiques de toutes sortes ; puis, la suppuration étant franchement établie, avoir recours à des injections détersives et même légèrement chlorurées ; et encore, n'arrive-t-on pas d'une manière certaine à empêcher la femme de succomber par épuisement, ou, si elle résiste, à la préserver d'une fistule intarissable.

Procidence ou chute du cordon.

La procidence du cordon n'est pas commune ; elle ne s'observe guère qu'avec une présentation inclinée du sommet, une présentation de la face ou une présentation du tronc, et encore pas toujours à beaucoup près. Dans la présentation du siége, elle n'est point un accident. — Une grande longueur du cordon, une énorme quantité d'eau dans l'amnios et un bassin large avec un fœtus petit, doivent être placés, évidemment, en tête des prédispositions.

Quand, bien que le col soit dilaté, les membranes sont encore intactes, il n'est pas facile de reconnaître une présentation du cordon. Cependant, si la poche des eaux est, comme on dit, *en boudin*, et si le toucher y fait constater la présence *d'un corps mou, mobile et à pulsations plus fréquentes que celles de la mère*, on est bien sûr que le cordon se présente sous la partie fœtale quelle qu'elle soit, et qu'il va tomber dans le vagin au moment de l'échappement des eaux.

Mais si les membranes sont rompues, quand on fait sa première exploration, le diagnostic de la procidence du cordon n'offre plus la moindre difficulté, puisqu'on tient l'organe à nu sous le doigt et qu'il est impossible, rien qu'au toucher, de le confondre avec aucune autre partie du fœtus.

Le *pronostic* est grave, mais seulement pour

l'enfant, bien entendu. Celui-ci, en effet, peut en quelques instants mourir asphyxié, s'il y a compression du cordon. L'expérience est là pour prouver que les deux tiers des enfants, qui se présentent précédés d'une anse de cordon, succombent par asphyxie. Du reste, le danger dépend beaucoup de la place qu'occupe cette anse dans l'excavation. Si, dans le cas de première position du sommet ou même de la face, le cordon procident se trouve être couché sur la symphyse sacroiliaque *gauche*, il est évident qu'il y courra bien moins risque d'être comprimé que s'il se trouvait en rapport avec tout autre point de l'excavation. Or, la fréquence de la première position, pour le sommet et pour la face, est telle, que, comme le dit fort bien Nægelé, *quand on verra l'anse du cordon placé en arrière et à gauche du bassin, on sera en droit de porter, à priori, un pronostic favorable, et vice versâ.*

Les *indications* à remplir, en pareille occurrence, sont assez simples.

Si le fœtus se présente par l'épaule, c'est nécessairement à la version qu'on aura recours, dès qu'elle sera praticable. Mais, remarquons bien que ce n'est pas la chute du cordon, mais bien le mode de présentation du fœtus, qui fait ici de la version une nécessité.

Si le fœtus se présente par le sommet ou par la face, on s'occupera d'abord de constater, par l'examen des artères du cordon et par l'auscultation hypogastrique, si l'enfant vit ou non ; car s'il était mort, on n'aurait, après en avoir prévenu les parents, qu'à laisser faire la nature, sans avoir égard au cordon ; tandis que s'il était vivant, on devrait intervenir immédiatement, — soit en essayant de réduire le cordon, c'est-à-dire, de le porter et maintenir au-dessus du détroit supérieur, jusqu'à l'engagement de la tête, — soit en terminant le plus rapidement possible l'accouchement, par la version ou le forceps.

Quand la tête est encore mobile au détroit supérieur, il faut tenter d'abord la réduction du cordon procident, — non pas par le procédé de M. Dudan (voyez le *Traité d'accouchement* de Cazeaux, et les *fig.* 73 et 73 bis), ni par celui de M. Schœller (*fig.* 74), procédés plus théoriques que pratiques, — mais bien avec la main. On introduit, à cet

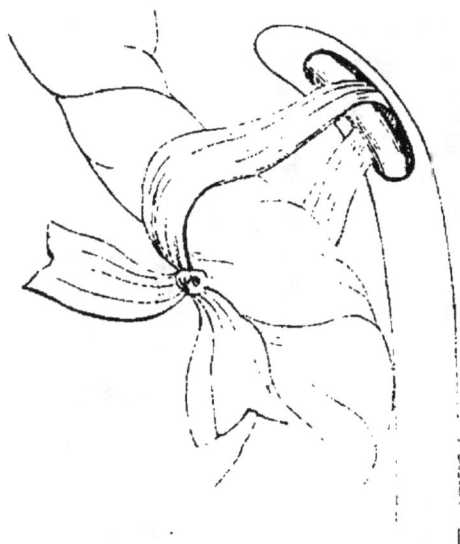

Fig. 73. Manière de saisir le cordon pour l'entraîner avec la sonde dans l'utérus. Procédé Dudan pour la réduction du cordon ombilical.

effet, les quatre derniers doigts dans le vagin, on saisit, du mieux qu'on le peut, l'anse entière du cordon entre leurs extrémités, et on tâche de

Fig. 74. Porte-cordon de Schœller, modifié.

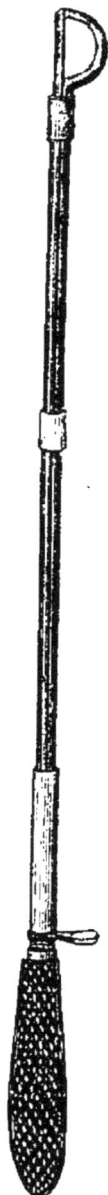

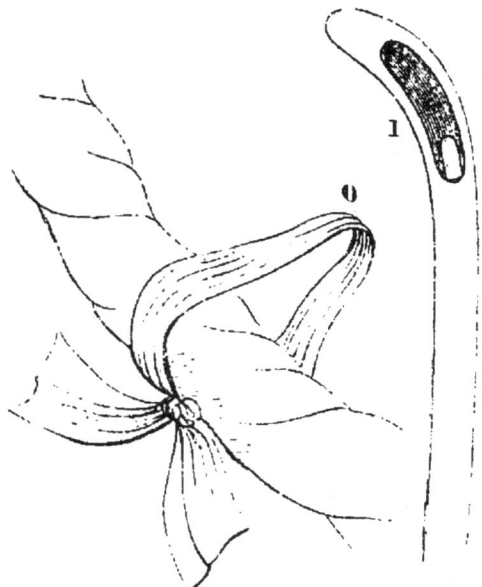

Cet instrument est composé de deux tiges tout en baleine ; l'une est fixée à un manche en ébène et se termine en forme de crochet mousse comprenant les deux tiers d'un anneau, l'autre, dont la tige est droite, glisse le long de la première et se pousse par un coulant à patte, pour venir fermer le crochet et former ainsi un anneau complet.

Fig. 73 bis. Retrait du mandrin de la sonde, pour abandonner l'anse du cordon une fois réduite.

la reporter dans l'utérus jusqu'au-dessus du détroit supérieur ; et, arrivé là, on attend que la tête s'engage franchement dans le haut de l'excavation ; après quoi, on peut retirer sa main, le cordon ne pouvant plus retomber où il était. Cette manœuvre est souvent couronnée de succès ; mais assez souvent aussi elle échoue, et, alors, ce qu'il y a de mieux à faire, c'est, pendant que la tête est encore mobile, d'aller chercher les pieds du fœtus et de terminer l'accouchement par la version.

Quand la tête a, au contraire, perdu déjà toute mobilité, au moment où l'on constate la procidence du cordon, il faut ne pas perdre cet organe de vue un seul instant, le toucher sans cesse pour juger de la force et de la régularité de ses pulsations; laisser le travail marcher seul tant que ces pulsations sont normales; mais, *appliquer immédiatement le forceps dès que les artères ombilicales ne battent plus que faiblement et inégalement*, et, à plus forte raison, si ces artères cessent de battre.

Si l'on avait lieu de soupçonner le fœtus petit et le bassin très-large, on pourrait se livrer avec confiance à l'expectation; tandis que si l'on prévoyait le contraire, c'est-à-dire un fœtus à grosse tête s'engageant dans un bassin un peu étroit, on devrait recourir de prime abord au forceps.

Lorsque c'est la face qui se présente, il est sage aussi de ne pas trop se livrer à l'expectation, et de recourir de suite à la version, si la tête est encore au détroit supérieur et libre, — ou au forceps, si la face est déjà engagée dans le petit bassin.

Dans le cas où, quoique l'enfant soit vivant, on croirait pouvoir abandonner le travail à lui-même, il n'en faudrait pas moins s'occuper du cordon, pour le tenir constamment pelotonné dans le vagin, de peur qu'il ne se refroidisse.

Hémorrhagie par décollement prématuré du placenta.

Le décollement prématuré du placenta peut sans doute avoir lieu quand cet organe s'insère à sa place ordinaire ; mais c'est bien plus fréquemment lorsqu'il s'insère sur le col ou tout près du col. Dans tous les cas, l'hémorrhagie est *externe*, et, pour peu qu'elle soit abondante, elle peut compromettre en un instant la vie du fœtus et même celle de la mère ; *c'est donc, au total, un accident très-grave et contre lequel il faut que l'on sache prendre une détermination prompte et énergique.*

Quand le fœtus se présente par le sommet, celui-ci peut s'adapter si bien à l'orifice utérin dilaté que la perte sanguine en soit presque suspendue ; mais il n'en est pas de même, si c'est la face, le pelvis et surtout le tronc qui se présentent, parce que ni l'épaule, ni le pelvis, ni même la face n'ont une forme arrondie assez régulière pour obturer exactement le col au fur et à mesure qu'il se dilate ; de là, continuation de l'hémorrhagie jusqu'à ce que l'on intervienne.

Les *indications* sont assez claires. Si la perte de sang est légère et que ce soit la tête ou le siège qui se présente, on peut, — en employant toutefois les moyens propres à modérer l'écoulement, — se livrer à l'expectation, pour voir si l'engagement de la partie fœtale ne suffira pas à l'arrêter tout à fait.

Mais si, au contraire, l'hémorragie est abondante, si la vie de la femme est réellement compromise, il n'y a plus d'expectation possible; quelle que soit la présentation, on doit entreprendre la version sitôt qu'elle est praticable, c'est-à-dire sitôt que le col permet l'introduction de la main; et, en attendant, avoir recours au *tamponnement* qui hâtera la dilatation désirée, tout en suspendant la perte.

Dans le cas de danger extrême, on devrait même ne pas attendre que le col fût largement dilaté pour entreprendre la version (*accouchement forcé*) : seulement, on aurait soin alors de faire précéder l'introduction de la main d'un *débridement multiple* du col.

Si l'on choisit, en pareille circonstance, la version plutôt que le forceps, même lorsqu'il y a présentation du sommet, c'est que la version, faite par une main habile, demande moins de temps qu'une application du forceps au détroit supérieur. Un accoucheur expérimenté peut, en effet, terminer la version en moins de 5 minutes, tandis qu'il mettra bien près d'un quart d'heure dans l'application du forceps au détroit supérieur.

Dans le cas d'insertion du placenta sur le col, *avec hémorrhagie menaçante*, M. Simpson dit avoir mis plusieurs fois en pratique *avec succès* une méthode particulière, consistant à décoller complétement le placenta avec la main, avant de pousser celle-ci vers les pieds de l'enfant. Si l'on avait l'idée d'imiter l'illustre professeur d'Édimbourg, on comprendrait la nécessité, dans l'intérêt de l'enfant surtout, de manœuver aussi promptement que possible.

Contre l'hémorrhagie pendant le travail, le seigle ergoté ne peut rien; bien mieux, il augmenterait la perte, au lieu de la diminuer, si elle tenait à une implantation du placenta sur le col. Le seigle ne saurait être indiqué, alors, que comme agent préventif d'une inertie utérine consécutive, et, par conséquent, on ne devrait le donner, si on le croyait utile, qu'au moment où l'on se décide à intervenir.

Il est un fait que le praticien doit connaître pour ne pas intervenir inutilement; c'est que, si le fœtus est mort depuis quelque temps déjà, le placenta a beau s'insérer sur le col, il n'y aura pas d'hémorrhagie au moment du travail, — parce que le fœtus ayant cessé de vivre, la circulation utéroplacentaire s'est arrêtée peu à peu. Aussi, quand il aura acquis la certitude que l'enfant ne vit plus, ne serait-ce que depuis 24 heures, l'accoucheur se gardera-t-il de troubler la marche du travail, malgré la constatation d'une vicieuse insertion du placenta. (Moreau.)

Enfin, *dans l'accouchement gémellaire*, si, après la naissance du premier enfant, il survient une hémorrhagie assez considérable pour donner à penser que la masse des deux placentas est déjà décollée, il faut, — pour sauver le deuxième enfant qui va périr exsangue avant d'être né, et pour préserver la mère elle-même d'un assez grand danger, — procéder immédiatement à l'extraction, par le forceps ou la version, de l'enfant qui reste encore dans l'utérus. Nous donnerions, toutefois, la préférence à la version, dans cette circonstance, parce qu'elle aurait l'avantage d'exciter la matrice, de réveiller ses contractions, et de prévenir une inertie consécutive. On ferait même bien, toujours dans le même but, d'administrer du seigle ergoté un peu avant d'introduire la main.

Renversement de l'utérus (introversion).

Dans un accouchement trop rapide, si le cordon est court et le placenta fortement adhérent au fond de la matrice, il peut très-bien se faire une introversion de ce dernier organe, au moment où l'enfant s'échappe au dehors. Mais, c'est plus particulièrement sur des femmes ayant eu déjà beaucoup d'enfants, et accouchant debout par surprise (la brièveté du cordon et l'adhérence intime du placenta existant, bien entendu), qu'on a eu à observer ce genre d'accident.

Le *diagnostic* est des plus faciles ; car il suffit de jeter un coup d'œil vers la vulve, pour y constater la présence de la matrice renversée et souvent encore recouverte du placenta adhérent.

Le *pronostic* est grave, parce qu'il y a à craindre, au moment où le placenta se décollera, une hémorrhagie qui sera peut-être foudroyante.

Quant au *traitement*, il n'y a qu'une seule indication, *réduire l'organe introversé le plus tôt possible*. Mais faut-il décoller le placenta avant de réduire l'utérus, ou après l'avoir réduit? — Les auteurs sont en désaccord à ce sujet. Cependant, on peut dire que ce qu'il y aurait de plus sage, serait de réduire le tout ensemble, quand c'est possible, afin de diminuer les chances d'hémorrhagie; par conséquent, de ne décoller préalablement le placenta, pour réduire ensuite l'utérus immédiatement, qu'autant qu'on ne peut faire autrement. Pour repousser, du reste, cet organe en dedans de lui-même, on se servirait de la main ou du *bâton-repoussoir* de M. Depaul. — Il va sans dire qu'il ne faudrait garder au dehors l'utérus introversé, que lorsqu'il serait absolument impossible de le réduire.

Déchirure du périnée.

Nous avons dit les précautions à prendre dans le but de prévenir la rupture du périnée, vers la fin du travail; mais, — soit que la femme accouche seule en cédant trop au besoin de *pousser*, — soit que la sage-femme qui l'assiste lui donne intempestivement du seigle ergoté, — soit, enfin, que le périnée ait une rigidité extraordinaire qui nécessite l'emploi du forceps, — cette rupture est encore très-fréquente.

Elle peut, d'ailleurs, se produire à trois degrés différents : 1° n'atteindre que la fourchette; 2° entamer le périnée, plus ou moins, sans aller pourtant jusqu'à l'anus ; 3° s'étendre jusqu'à cet orifice et faire, par conséquent,. de la vulve et de l'anus une seule ouverture.

Dans le premier cas, qui est très-commun, — et, du reste, insignifiant, — on n'a rien de particulier à prescrire ; avec quelques soins de propreté, la petite plaie guérira parfaitement et en peu de jours.

Dans le deuxième cas, qui est encore assez commun, il n'en est pas tout à fait ainsi ; il faut faire un ou deux points de suture ou appliquer deux ou trois serres-fines, *de suite*, pendant que la plaie est toute fraîche, et prescrire à la femme de rester couchée sur le côté, de ne point écarter les jambes, d'uriner *à quatre pattes*, et de se tenir propre. Pour être sûr qu'elle n'écartera pas les jambes, sans le vouloir, durant son sommeil, par exemple, on fera même bien, comme le recommande M. Pajot et comme nous le faisons toujours, de lui tenir les genoux rapprochés au moyen d'une bande ou d'un mouchoir. Les fils ou les serres-fines sont enlevés du 3e au 4e jour, et l'on trouve alors, généralement, les lèvres de la plaie réunies par une cicatrice linéaire, qui sera si solide, plus tard, qu'elle résistera au passage d'un nouvel enfant.

Enfin, dans le troisième cas, le plus sérieux, mais le plus rare heureusement, il y a à donner *immédiatement* à la femme les mêmes soins que tout à l'heure : trois ou quatre points de suture, aidés du rapprochement des genoux, du coucher sur le côté, de la précaution indiquée pour prévenir le passage des urines sur la plaie, et de grands soins de propreté ; — et, si ces moyens échouent, ainsi qu'on le voit trop souvent, hélas ! il y aura à tenter *plus tard,* — quand l'écoulement lochial aura cessé, que l'état puerpéral, qui dispose tant à toute espèce d'inflammation, aura disparu et que la femme sera, en un mot, rendue complétement à la santé (Roux et Velpeau), — à tenter, disons-nous, une véritable opération, la *périnéoraphie.*

Cette opération consiste à rafraîchir avec le bistouri les bords plus ou moins cicatrisés de la rupture, et à les tenir ensuite rapprochés aussi exactement que possible, du fond à la superficie, au moyen d'une double suture, — suture *enchevillée* pour rapprocher la base des deux lèvres, — et suture *à points séparés* pour rapprocher la peau et la couche cellulo-adipeuse sous-jacente. C'est là, en réalité, une véritable opération, très-douloureuse, même assez souvent dangereuse ; — et cependant il faudra de toute nécessité y recourir ; car, on ne peut pas consciencieusement laisser la femme avec une semblable infirmité, qui ne compromet pas sans doute directement son existence physique, mais qui compromet énormément son existence morale, en la rendant un objet de dégoût pour son mari et pour elle-même.

Il y a encore un genre tout particulier de rupture du périnée dont nous n'avons rien dit jusqu'à

présent, et qui, pourtant, est bien intéressant ;
c'est la déchirure *centrale*. — Sur une femme à
sacrum très-oblique et avec cela presque sans
courbure, le vertex, une fois arrivé au bas de l'excavation, porte principalement sur la partie
moyenne du périnée ; et, alors, pour peu que la
vulve soit rigide et l'utérus énergique dans ses
contractions, la cloison se déchire *centralement*,
s'ouvre sous forme d'une grande boutonnière et
livre passage au fœtus, sans pourtant que la fourchette ni la marge de l'anus soient endommagées.
La plaie est bien vaste, et cependant elle n'offre
pas la moindre gravité.

Pour en obtenir la cicatrisation prompte et solide, il suffit de faire coucher la femme sur le côté
et le ventre un peu tourné par en bas, afin que les
lochies aient le moins de tendance possible à passer
par la déchirure ; puis, de la faire uriner *à quatre
pattes*, de lui tenir les genoux rapprochés, et de
panser la plaie tout simplement avec un gâteau de
charpie maintenu par un bandage en T. Il serait
bon aussi, en tenant le ventre libre, d'empêcher
la malade de faire des efforts de défécation. Peut-
être même serait-il avantageux de vider chaque
jour la vessie par le cathétérisme. La guérison, disent les auteurs, se fait rarement attendre, en pareil cas, plus d'un mois ; on l'a vue même être
complète en trois semaines, et cela n'a rien d'é-
tonnant au bout du compte ; car cette plaie, si
grande au moment de l'accouchement, s'est ré-

duite, immédiatement après, à de très-petites dimensions et n'a eu aucune tendance à l'écartement ni au frottement de ses bords.

Éclampsie.

L'éclampsie, pendant le travail, est un accident grave qui expose beaucoup et la mère et l'enfant. Mais, loin d'empêcher l'accouchement, elle le rend ordinairement plus facile, si bien que le fœtus s'échappe parfois à l'insu de la femme et que, lors-qu'on le croyait encore dans l'utérus, on le trouve entre les cuisses de sa mère.

L'expérience ayant démontré, — d'une part, qu'une femme, prise d'éclampsie durant le travail, n'a de chances de guérir qu'autant qu'elle accouche avant d'avoir eu une vingtaine d'accès, — et, d'autre part, que, si elle en a eu seulement une dizaine, on ne peut guère compter sur la vie de l'enfant,— il est évident que, tout en s'occupant de préserver la langue de terribles morsures et de combattre l'état congestionnel du cerveau par la saignée générale (1), les sangsues aux mastoïdes, la glace sur

(1) C'est à tort que M. Trousseau condamne, en pareil cas, la *saignée* (*Clinique médicale de l'Hôtel-Dieu*. Paris, 1865, t. II, p. 142), sous prétexte qu'il y a déjà trop d'*aglobulie*; ce moyen est le seul qui puisse remédier à la congestion des organes encéphaliques et pulmonaires. On devra donc y recourir. Seulement, sitôt qu'on le pourra, on aura soin de prescrire une bonne alimentation, du fer et du quinquina, pour reconstituer le sang.

la tête et les sinapismes aux jambes, on doit surveiller attentivement les progrès de dilatation du
col, pour extraire le fœtus sitôt qu'on le peut, par
la version ou le forceps, suivant le cas. Si le danger, du côté de la femme, paraissait extrême, on
ne devrait même pas attendre, pour en venir à la
version, que le col fût complétement dilaté. Dès
qu'on le sentirait suffisamment *dilatable*, on intro-
duirait la main dans l'utérus. Il serait même rationnel, dans le cas où l'on douterait de la dilatabilité du col, de le débrider sur plusieurs points
de sa circonférence, à l'aide d'un long bistouri
boutonné, et de forcer ensuite le passage avec la
main pour extraire rapidement le fœtus (*accouchement forcé*). Ce serait aussi le cas, ou jamais, d'employer, comme l'ont fait déjà plusieurs fois *avec
succès* MM. Danyau, P. Dubois, Pajot, etc., les *inhalations de chloroforme*, qui, si elles n'ont pas
toujours arrêté la marche de la maladie, ont au
moins le plus souvent diminué la violence des con
vulsions.

Quoi qu'il en soit, peu d'heures après la délivrance, — si la femme doit guérir, — l'albuminurie diminue, et si rapidement, quelquefois, que
dès le lendemain on n'en trouve presque plus de
traces; l'œdème disparaît aussi très-promptement,
le plus souvent avant le 10° jour; et les suites de
couches sont, en général, naturelles; la sécrétion
du lait elle-même s'établit bien.

QUATRIÈME PARTIE

OPÉRATIONS OBSTÉTRICALES.

Version

La *version* est cette opération par laquelle on se propose de ramener au détroit supérieur l'une ou l'autre des extrémités du fœtus. De là, deux espèces de version : l'une qui tend à ramener la tête au détroit, quand elle a fui vers l'une des fosses iliaques, c'est la version dite *céphalique* ; l'autre dans laquelle on va saisir les pieds du fœtus pour lui faire faire la culbute et l'extraire par le pelvis, c'est la version dite *pelvienne* ou *podalique*, la vraie version.

Les anciens, pénétrés de cette fausse idée que l'accouchement ne pouvait se terminer d'une manière entièrement satisfaisante que si le vertex se présentait le premier, n'admettaient que la version *céphalique* : d'Hippocrate à Celse, elle est seule conseillée.

Mais Celse démontre que par la version *podalique* on peut aussi avoir l'enfant bien vivant, et, de ce moment, on commence à juger rationnelle cette nouvelle opération. Vient enfin A. Paré, qui, — dans un livre intitulé : *Manière d'extraire les enfants du ventre de leur mère*, 1573 (1), — établit nettement les règles de la version podalique et la fait passer complétement dans la pratique. Alors, la version céphalique est à peu près abandonnée. Flamand, Osiander et Wigand (2), au dix-huitième siècle, cherchent bien à la faire revivre ; mais ils n'y réussissent point. Elle ne mérite pourtant pas la réprobation dont l'ont couverte Baudelocque, madame Lachapelle (3) et la plupart des accoucheurs du commencement de ce siècle ; car, comme s'attachent à le prouver quelques praticiens distingués de Paris, M. Mattéi entre autres, elle peut rendre service dans quelques circonstances. Aussi, ne la passerons-nous pas tout à fait sous silence.

Version céphalique.

La *version céphalique* consiste, nous l'avons dit, à ramener la tête au détroit supérieur, quand elle s'en écarte pour laisser la place à l'une ou l'autre

(1) *Œuvres complètes*, édition Malgaigne. Paris, 1840, t. II, p. 633.

(2) *De la version par manœuvres externes, et de l'extraction du fœtus par les pieds*, traduit de l'allemand par le docteur Herrgott. Paris, 1857.

(3) *Pratique des accouchements.*

épaule. Elle n'est qu'une imitation de ce que fait la nature à elle seule, dans certains cas de présentation du tronc.

Quoi qu'en aient pu dire ses partisans exagérés, elle n'est possible qu'avant la rupture des membranes, et quand il y a une assez grande quantité de liquide amniotique. Alors, le fœtus conserve une certaine mobilité dans la matrice, et il n'est pas irraisonnable de penser que, sous l'action de pressions extérieures bien combinées, il puisse être modifié dans sa position. — Mais, il n'en est plus ainsi une fois la poche crevée et les eaux en grande partie écoulées; la rectification de la position du fœtus par de simples manœuvres *extérieures* est, dans ce cas, à peu près impossible; et, d'ailleurs, il y a alors mieux à faire dans l'intérêt de la mère et de l'enfant.

On peut donc, en résumé, tenter la version céphalique, quand les membranes sont encore intactes, que rien ne presse, qu'il n'y a aucun accident nécessitant une intervention plus active, que la femme n'a pas des parois abdominales trop épaisses, et qu'on reconnaît ou soupçonne fort une présentation de l'épaule ou une présentation très-inclinée du sommet.

Pour opérer, la femme étant couchée, on la fait se placer sur le côté gauche si la tête de l'enfant est à droite, et *vice versâ*, et, avec les deux mains dont l'une refoule la tête vers le centre du détroit supérieur, tandis que l'autre relève le siége, on tâche d'arriver à ce que l'on désire. On n'y arrive pas à beaucoup près aussi souvent que les partisans de la méthode l'ont prétendu, mais on y arrive réellement *quelquefois* (P. Dubois, Pajot, Depaul, etc.), et c'est assez pour que ce genre de manœuvre ne soit pas entièrement proscrit.

Quoi qu'il en soit, si par hasard on aboutissait ainsi à ramener la tête en bonne position, il faudrait tâcher de l'y maintenir jusqu'à dilatation assez avancée du col, et, alors, pendant que d'une main on appuierait fortement sur le fond de l'utérus, crever bien vite la poche des eaux, pour que la tête s'engageât dans le détroit supérieur et y restât fixée. Mais si, par le toucher, on s'assurait, une fois la poche rompue, que la tête a encore fui, on devrait se décider à pratiquer immédiatement la *version pelvienne*, pendant qu'il y a dans l'utérus de l'eau en quantité suffisante.

Les bandages les mieux faits, appliqués dans le but de fixer le fœtus dans la position qu'on lui a donnée, en attendant la dilatation du col, ne valent rien (P. Dubois) et ne peuvent pas, du reste, être supportés plus de quelques instants, à moins d'une patience et d'un courage extraordinaires de la part de la femme. C'est donc avec les mains seulement que l'accoucheur doit chercher à fixer l'enfant où il l'a ramené, jusqu'à ce que le col soit dilaté et la tête engagée au détroit supérieur. — Après tout, comme la version céphalique a pour but de ménager tout particulièrement l'enfant, en le faisant se présenter par le sommet, qui est le mode de présentation le plus favorable pour lui, il est évident qu'on n'ira pas songer à cette opération, si l'on sait le fœtus mort.

Version podalique ou pelvienne.

La *version podalique*, qui est à peu près la seule usitée de nos jours, consiste à aller chercher les pieds de l'enfant, avec la main introduite tout entière dans la matrice, et à les faire descendre les premiers.

Elle est d'abord, nous l'avons déjà dit bien souvent, l'unique indication dans le cas de présentation du tronc. Mais elle est indiquée aussi, toutes les fois qu'un accident grave (hémorrhagie, éclampsie, etc.) menace la vie de la mère ou de l'enfant, et qu'on est fondé à croire que le danger peut disparaître par la prompte terminaison de l'accouchement. Si la tête se présentait bien au détroit supérieur, on pourrait peut-être hésiter entre la version pelvienne et le forceps ; mais lorsqu'on sait qu'une application de forceps au détroit supérieur ne demande pas moins d'un quart d'heure, tandis que la version, faite par une main habile, peut ne prendre que cinq minutes, — s'il y a une hémorrhagie ou des accès d'éclampsie menaçant sérieusement la mère ou l'enfant, — on n'hésite plus et l'on fait choix de la version. S'il n'y avait pas d'accident pressant, ce serait, au

contraire, au forceps qu'on devrait donner la préférence, parce qu'*il prend mieux, en général, les
intérêts de l'enfant, sans nuire davantage à la mère.*
En effet, la version, qui serait une opération facile
et peu dangereuse (1 enfant mort sur 5, et 1 femme
morte sur 20), si on la faisait alors que les membranes viennent de se rompre, la dilatation du
col étant achevée, et alors que la matrice contient encore beaucoup d'eau, — est, au contraire,
une opération très-difficile et très-dangereuse,
quand elle est faite alors que les membranes sont
rompues depuis plusieurs heures, et que l'utérus
est vide d'eau, ou à peu près, et fortement rétracté
sur le fœtus. Or, c'est là le cas le plus ordinaire.
Excepté la présentation de l'épaule, qui peut être
reconnue dès que le travail est tant soit peu avancé,
les présentations vicieuses de l'enfant peuvent rester assez longtemps mal déterminées, même après
la rupture de la poche; et alors on attend, avant
d'intervenir, pour voir si les contractions utérines
ne suffiront pas à corriger le vice de présentation.
Or, en attendant, on laisse nécessairement l'utérus
se vider du liquide amniotique et revenir fortement
sur lui-même; et s'il faut en venir, enfin, à la version, on la fait, conséquemment, dans de mauvaises conditions; il mourra, alors, 1 femme sur 10,
et pas moins de 1 enfant sur 2.

Dans la version difficile, l'enfant meurt habituellement d'asphyxie, par suite de la compression
du cordon, ou du décollement prématuré du pla-

centa, ou encore d'un arrêt dans la circulation inter-utéro-placentaire ; et la femme, par suite d'ébranlement nerveux, de fatigue et de douleurs extrêmes, — ou par suite de péritonite consécutive.

Il est trois conditions sans lesquelles la version podalique ne peut être entreprise, du moins avec espoir de succès :

1° Il ne faut pas qu'il y ait de disproportion sensible entre le volume du fœtus et les diamètres du bassin, soit que cette disproportion vienne du fœtus seul, comme dans le cas d'hydrocéphalie, soit qu'elle vienne de la mère seule, comme dans le cas d'étroitesse du bassin. — Mais, rappelons-nous bien que le rétrécissement du bassin dit *oblique-ovalaire* fait quelquefois exception à la règle, puisque, — si toutefois la tête du fœtus se présente au détroit supérieur, l'occiput tourné vers le côté étroit du bassin de la mère, — ce rétrécissement commande la version, au lieu de la contre-indiquer.

Si un certain degré de disproportion entre le volume du fœtus et les dimensions du petit bassin rend la version pelvienne si dangereuse pour l'enfant et même pour la mère, c'est qu'il est presque impossible que les moindres tractions que l'on exercera sur l'enfant ne fassent pas *défléchir* la tête au détroit supérieur, d'où, le plus souvent, la nécessité de recourir à la céphalotripsie. — Dans le cas de présentation du sommet, le même degré de disproportion entre les dimensions de la tête du fœtus et celles du bassin n'a pas du tout les mêmes conséquences; la tête, arrivant fortement fléchie, finit presque toujours par franchir le point rétréci de l'excavation, pourvu toutefois que l'utérus se maintienne énergique dans ses contractions.

2° Il faut que l'orifice de la matrice soit dilaté ou pour le moins dilatable, puisqu'il est nécessaire d'introduire la main tout entière dans cet organe, et que cette main n'est pas beaucoup moins volumineuse que la tête de certains fœtus.

3° Enfin, il ne faut pas que la tête soit encore engagée dans l'excavation, ni surtout qu'elle ait franchi le col utérin. Si elle n'était que peu engagée dans le haut du petit bassin, sans avoir franchi, bien entendu, l'orifice utérin, et si elle était encore mobile, on pourrait peut-être réussir à la repousser au-dessus du détroit supérieur, bien qu'il y ait à cela, généralement, de grandes difficultés. Mais, si elle avait franchi le col de l'utérus, même sans avoir dépassé le détroit supérieur, on ne parviendrait certainement pas à la refouler dans la cavité utérine, — comme il le faudrait, cependant, pour pouvoir glisser sa main dans cette même cavité, — et, dès lors, ce serait au forceps qu'il faudrait de toute nécessité recourir.

Du reste, il est bon de ne pas perdre de vue que plus il y aura d'eau encore retenue dans la matrice, au moment où l'on entreprendra la version, plus on aura de facilité à aller à la rencontre des pieds du fœtus et à faire faire à celui-ci sa culbute.

Soins préliminaires.

L'opération étant décidée, on prévient la femme que son enfant ne se présente pas tout à fait comme on le désirerait et qu'on a besoin de modifier un peu sa position. On ne lui dit donc pas, à elle, tout ce qu'on va faire ; mais on ne cache rien aux parents ou amis qu'on a su attirer à part, un instant, pour cette communication. De peur qu'ils ne vous accusent plus tard de maladresse, s'il survient des accidents, on leur dit nettement que c'est une opération véritable qu'on va entreprendre et une opération qui a ses dangers, non-seulement pour l'enfant, mais encore pour la mère, — tout en ayant bien soin, d'un autre côté, de la déclarer indispensable.

Si par hasard, ce qui se rencontre assez souvent, la femme, découragée par tout ce qu'elle a déjà souffert, paraissait ne pas vouloir se soumettre à ce qu'on lui propose, objectant qu'elle aime mieux mourir que d'avoir à supporter des douleurs plus atroces encore que les précédentes, — il faudrait lui parler de son enfant, du danger que court ce pauvre petit être, qui est encore plein de vie, mais qui va sûrement périr, si l'on ne termine bien vite l'accouchement, — et il est plus que probable qu'on la ferait ainsi consentir à tout; bien peu de femmes, en effet, fermeront longtemps l'oreille à un pareil argument.

Le consentement obtenu, on s'occupe de *vider*, — si c'est nécessaire, bien entendu, — *le rectum et la vessie*, le premier par un lavement, la seconde par la sonde.

Puis, on prépare ce qu'il faut : 1° pour ranimer l'enfant s'il naît asphyxié (eau chaude, eau froide, eau-de-vie, plume avec ses barbes et tube laryngien); — 2° pour couper, lier et panser le cordon (ciseaux, fils cirés, petit linge cératé, compresse et bandage de corps); — 3° pour l'opération elle-même (cérat ou saindoux, lacs et deux ou trois serviettes de linge fin et à demi usé) ; et l'on tient enfin, près de soi, son forceps tout prêt, en cas de besoin.

Cela fait, on s'occupe de mettre la femme dans la position la plus convenable. En France, celle que nos maîtres préfèrent est la suivante : la femme est placée en travers sur son lit, dont un des bords est appuyé contre un mur ou une armoire ; plusieurs oreillers sont accumulés derrière son dos, de manière à tenir le haut du tronc un peu élevé, — pendant que le sacrum, qui doit correspondre au bord du lit, est lui-même relevé au moyen d'un coussin un peu résistant, ou tout bonnement d'un drap replié plusieurs fois sur lui-même. Glisser, en outre, une planche ou un grand

registre entre les deux matelas, au point correspondant à celui sur lequel repose le siége, est
même une très-sage précaution (Depaul). *Il faut,*
en effet, pour que l'opérateur ait toute liberté de
manœuvre, *que la vulve soit complétement en dehors du lit et que le sacrum soit tenu un peu relevé.*
Les membres inférieurs, — recouverts, du reste,
chacun d'un drap, pour ménager autant que possible la pudeur de la femme, — sont modérément
fléchis, les pieds appuyés sur deux chaises, et
maintenus écartés par deux aides placés en dehors. Si la femme est indocile, deux autres aides
sont chargés de la retenir en place. Et si elle est
intraitable, comme il s'en rencontre de temps à
autre, un confrère est appelé et chargé de la soumettre aux inhalations de chloroforme jusqu'à résolution musculaire.

A la clinique d'accouchements de Paris, les aides qui sont chargés de maintenir les membres
inférieurs modérément fléchis et écartés, sont
assis, en dehors de ces membres, vis-à-vis l'un de
l'autre. De la main qui regarde la tête de la femme
ils tiennent la cuisse en abduction, et, de l'autre,
le pied solidement appuyé sur leur genou. Le
drap qui recouvre chaque membre et qui pend
jusqu'à terre, par devant les jambes de ces deux
aides, préserve ceux-ci suffisamment de toute
souillure. En outre, pour que les liquides qui vont
s'échapper de la vulve n'éclaboussent pas l'accoucheur, on a soin, comme le prescrit sagement

M. Chailly (1), de glisser sous le siége de la femme l'extrémité d'une alèze dont l'autre extrémité va former sur le sol une masse de plis irréguliers.

La femme et les aides étant ainsi placés, on met habit bas et on retrousse sa manche de chemise jusques au-dessus du coude; on se fait attacher devant soi un grand tablier, ou, à défaut, une nappe tombant jusqu'à terre ; on place près de soi les serviettes demi-usées dont on aura bientôt besoin, soit pour s'essuyer les mains, soit pour envelopper l'enfant au fur et à mesure qu'il sortira; et, après avoir pratiqué le toucher de nouveau, pour être bien sûr que la position du fœtus n'a pas changé, on se graisse *le dos de la main qui va opérer*, et même tout le poignet, de cérat, d'axonge ou d'huile.

Mais de quelle main va-t-on se servir? par quelle raison choisira-t-on la gauche plutôt que la droite, et *vice versâ*? — Si l'enfant se présente par la tête (vertex ou face), et si l'on a pu reconnaître au juste de quel côté du bassin se trouve tourné l'occiput, il n'y a pas d'hésitation possible; la règle est celle-ci : *occiput à gauche, main gauche; occiput à droite, main droite.* — Il y a, en effet, tout avantage, *dans les cas de présentation du sommet ou de la face, à introduire dans l'utérus*, pour faire la version, *la main dont la paume regarde na-*

(1) *Traité pratique de l'art des accouchements*, 4ᵉ édition. Paris, 1861.

turellement le plan antérieur du fœtus. — Mais s'il s'agit d'une présentation de l'épaule, on peut, au contraire, hésiter. Car, bien que la règle générale soit ainsi formulée : *épaule droite, main droite; épaule gauche, main gauche*, on peut très-bien, néanmoins, se servir de la main droite dans certaine position de l'épaule gauche, et *vice versâ.*

Nous dirons plus ; nous trouverions rationnel d'user de la main *gauche* de préférence dans le cas de 2e position de l'épaule *droite*, et de la main *droite* dans le cas de 1re position de l'épaule *gauche ;* et cela, pour éviter les mouvements de pronation ou de supination exagérés de la main qui va saisir les pieds. Du reste, il y aurait mieux encore à faire, ce serait de *se servir, quelle que soit l'épaule qui se présente, de la main la plus forte et surtout la plus exercée.* On aurait sans doute à forcer les mouvements de pronation ou de supination de l'avant-bras, quand la position des pieds l'exigerait ; mais, malgré cela, on arriverait encore bien plus facilement au but que si l'on entreprenait l'opération avec une main faible, peu exercée et, par conséquent, maladroite.

Règles de la version.

Il y a trois temps distincts dans la version : l'introduction de la main dans l'utérus, l'évolution du fœtus et l'extraction de ce même fœtus. Or, il

y a des règles à suivre dans chacun de ces temps ;
examinons-les.

1er *Temps. Introduction de la main*. — La main
que l'on doit introduire dans les parties génitales
et qui a été graissée, comme nous l'avons dit, est
disposée en cône avant d'être présentée à la vulve,
et engagée dans celle-ci par pression combinée à
de petits mouvements de rotation. Si la femme est
primipare, la main peut trouver, à franchir l'orifice vaginal, une certaine difficulté, tenant à une
réaction spasmodique du constricteur de la vulve ;
dans ce cas, il faut savoir attendre quelques secondes et bientôt on sentira que la résistance est
vaincue et que l'on peut continuer de faire cheminer la main vers l'orifice utérin. Mais, *dès qu'on
sent cet orifice sous ses doigts, on s'empresse*, avant
d'aller plus avant, *de porter l'autre main sur le
fond de l'utérus* pour bien soutenir cet organe,
l'empêcher de fuir et rapprocher un peu, en
même temps, les pieds du fœtus de la main qui
va à leur recherche. Ce placement d'une main
sur le fond de la matrice, pendant la durée, non-
seulement du premier temps de l'opération, mais
encore du second, est, remarquons-le bien, un
précepte de la plus haute importance et qu'il ne
faut jamais oublier de mettre en pratique, sous
peine d'exposer le vagin à une déchirure grave.

Arrivée sur l'orifice utérin, la main cherche à
bien reconnaître cet orifice, et ce n'est que lorsqu'elle est bien sûre d'être où il faut, que, les

doigts étant plus que jamais disposés en cône, elle entre dans la cavité même de la matrice (*fig.* 75).

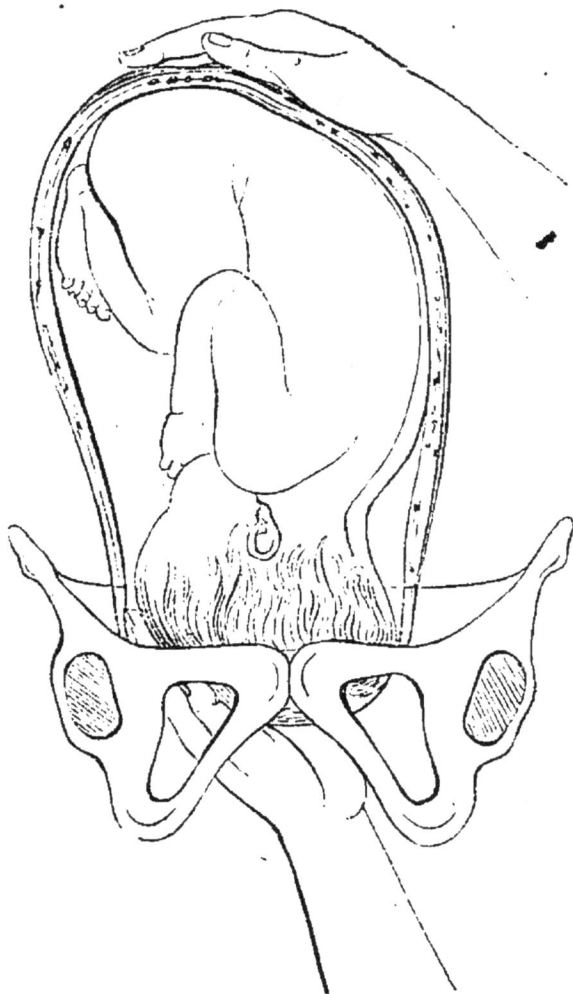

Fig. 75. Premier temps de la version pelvienne. Introduction de la main.

On choisit, du reste, pour l'introduction de cette main, successivement dans la vulve, dans le ragin et dans le col de l'utérus, un repos de ce dernier organe, autrement dit, un intervalle de deux douleurs, et non, comme le voulait A. Dubois et, naguère encore Nægelé, le moment même d'une douleur. A. Dubois croyait que de cette façon l'introduction de la main passerait inaperçue, parce que la femme rejetterait le tout sur la douleur naturelle ; mais il était, en cela, à côté de la vérité : le passage de la main à travers les parties sexuelles ajoute réellement aux douleurs qui sont inhérentes à la contraction de l'utérus, et la femme, qui après tout sent très-bien ce qu'on lui fait, attribue toutes ses souffrances à la manœuvre de l'accoucheur.

Quoi qu'il en soit, on doit, suivant P. Dubois, entrer dans l'orifice utérin, *avec douceur*, sans doute, mais aussi *sans hésitation, sans tâtonnements* ; et, quand on l'a franchi, aller également sans hésitation jusqu'au fond de l'utérus. Lorsqu'on y est rendu, s'il survient une contraction, il est bon de s'arrêter, de garder sa main immobile, à plat, — pour reprendre ensuite ses recherches, une fois la douleur passée. Si l'utérus reste calme, au contraire, on ne s'arrête pas, et l'on procède de suite à la recherche des pieds ou des genoux. Et c'est encore ainsi qu'on agirait, malgré l'état de contraction de l'organe, s'il y avait une hémorrhagie ou des convulsions de nature à compromettre la vie ou de la mère ou de l'enfant.

« On devrait, dit Cazeaux, au moment où l'on

« pousse la main dans le col, saisir avec cette
« main la partie fœtale qui se présente pour la
« refouler d'abord un peu au-dessus du détroit
« supérieur, puis, pour la pousser vers l'une des
« fosses iliaques, où elle serait ensuite maintenue
« par la face antérieure de l'avant-bras. » — Mais
dans combien de cas ce refoulement de la partie
fœtale sera-t-il facile à exécuter ? M. Pajot ne
semble pas lui donner la moindre importance, et
il a raison ; car, il est on ne peut plus rare que
le fœtus soit encore mobile au moment où l'on
entreprend la version ; et c'est ce qu'il faudrait,
cependant, pour pouvoir opérer le refoulement
prescrit par Cazeaux.

Enfin, lorsque la main est rendue au fond de
la matrice (*fig.* 76), les doigts doivent se promener
doucement et chercher les pieds ou les genoux :
or, si l'on s'est bien orienté, ils ne peuvent guère
manquer de rencontrer les uns ou les autres, ou
au moins un pied ou un genou, ce qui suffit à la
rigueur. « Il n'y a pas, disait M. P. Dubois, à se
« préoccuper de passer par tous les temps indi-
« qués dans les auteurs classiques ; il faut seule-
« ment, même quand un bras du fœtus est dans le
« vagin, engager sa main en rasant la face concave
« du sacrum, la glisser avec douceur, dans un
« moment de calme, dans le col et de là dans la
« cavité utérine, jusqu'au fond même de cette ca-
« vité, et, là, chercher *de suite* du bout des doigts
« une extrémité inférieure quelconque du fœtus,

« les deux à la fois, si c'est possible, pour les atti-
« rer au dehors ; car, il *est important de ne pas*

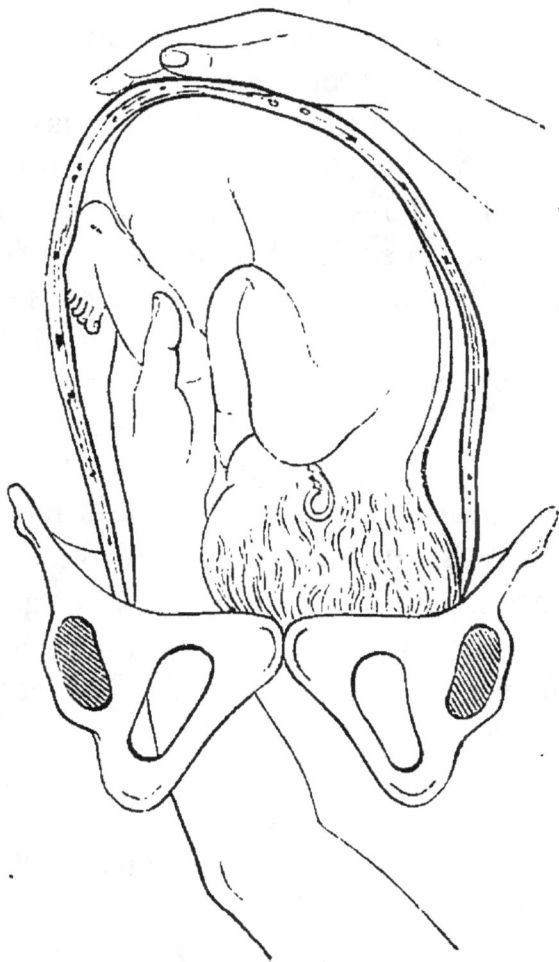

Fig. 76. Main cherchant à saisir les pieds au fond de l'utérus.

trop frotter de la main la face interne de la ma-
trice, de peur de pousser celle-ci à des contractions exagérées qui gêneraient énormément l'o-

« pérateur. » On saisit donc ce que l'on peut, pour l'amener immédiatement au détroit supérieur : les mouvements de la main introduite et l'évolution du fœtus sont bien plus faciles, quand on sait agir vite, comme nous venons de le dire, que si, par des recherches prolongées et inintelligentes, on avait agacé le fond de l'utérus et suscité dans cet organe des contractions violentes.

On a dit que si les membranes étaient encore intactes quand on se décide à faire la version pelvienne, il fallait glisser la main entre elles et l'utérus, pour ne les perforer que plus haut, au moment où l'on sentirait les pieds sous ses doigts. (Nægelé.) Sans doute, en agissant ainsi, on aurait l'avantage très-grand de pouvoir garder sa main plus libre dans un utérus plein d'eau et non encore rétracté ; mais, outre que ce décollement des membranes n'est pas toujours facile et qu'il peut prendre un temps précieux, il peut aussi avoir ses inconvénients. Les doigts, en effet, peuvent, sans le vouloir, aller décoller le bord correspondant du placenta et donner lieu à une hémorrhagie dangereuse, sinon pour la mère, du moins pour l'enfant. Il vaut donc mieux, imitant en cela M. Pajot, *rompre tout bonnement la poche des eaux au centre même de l'orifice utérin,* mais avec l'attention de pousser *de suite* la main vers les pieds du fœtus, — non en se donnant la peine de suivre le plan latéral et postérieur de celui-ci, comme on l'enseigne encore dans certains traités d'accouchements, —

mais bien *par le chemin le plus court*. L'avant-bras, qui est conique, vient, si l'on sait aller vite, remplir l'orifice utérin et s'opposer à l'échappement total des eaux.

En général, quand on ne rencontre pas les pieds ou les genoux dans le point où l'on pensait les trouver, d'après le diagnostic établi sur la présentation et la position, — c'est qu'on n'a pas pris soin de recourber suffisamment son avant-bras par-dessus les pubis et qu'on ne porte pas la main directement au fond même de l'utérus, plus oblique en avant qu'on ne le croyait. Dès que la main a commencé à pénétrer dans la cavité utérine, il faut donc ne pas oublier d'*arquer fortement l'avant-bras et le poignet dans le sens des axes réunis de la matrice et du petit bassin ;* autrement, on n'ira pas où sont habituellement les pieds ; on en sera réduit à chercher longtemps peut-être, et, en cherchant, outre qu'on agacera sûrement l'utérus, il pourra se faire qu'on décolle prématurément le placenta, d'où mort pour l'enfant et danger même pour la mère.

Il est toutefois, il faut bien en convenir, des cas excessivement embarrassants, où les extrémités inférieures du fœtus sont si bizarrement disposées, qu'on ne les rencontre pas, bien que, cependant, on s'*oriente* convenablement. On peut, alors, suivre le précepte de Baudelocque, retirer un peu sa main vers l'orifice utérin, puis la repousser doucement, *mais en suivant*, cette fois, *le plan latéral et postérieur du fœtus ;* — et, au-dessus de la fesse, on ne peut guère manquer de trouver un pied quelconque.

Si l'on rencontre les deux pieds réunis sous ses doigts, on tâchera de les amener ensemble, car c'est réellement avantageux. Mais, pour peu qu'on y éprouve de la difficulté, on doit se contenter d'un pied ou même d'un genou. Nous dirons même, en passant, que c'est bien plus souvent un genou qu'un pied que l'on rencontre sous sa main ; mais qu'importe, puisque l'un vaut l'autre ? — Quant à la manière dont il faut saisir les pieds, le pied ou le genou qu'on a rencontrés, il n'y a pas de règle à suivre, quoi qu'en puissent dire certains auteurs ; la vraie règle, la seule réellement pratique, c'est de *saisir ce qu'on peut*, et de *le saisir comme on peut*, pourvu qu'on le saisisse *solidement.*

2ᵉ Temps. Évolution ou culbute forcée du fœtus (*fig.* 77). — Toujours est-il que, lorsqu'on a bien saisi les deux pieds, ou un seul pied, ou un seul genou, on doit déplier lentement les membres ou le membre, et, en les attirant vers l'orifice utérin, forcer l'enfant à se pelotonner sur son plan antérieur et à faire la culbute : pendant que son extrémité pelvienne descend, sa tête remonte vers le fond de l'utérus.

C'est, du reste, comme pour le premier temps de l'opération, toujours *pendant un repos de l'utérus* qu'on fait faire au fœtus cette culbute ; à moins, bien entendu, qu'il n'y ait quelques raisons par-

ticulières pour aller vite, auquel cas on fait évoluer le fœtus malgré l'état de contraction de la
matrice.

Quelques auteurs conseillent, dans le cas où l'on

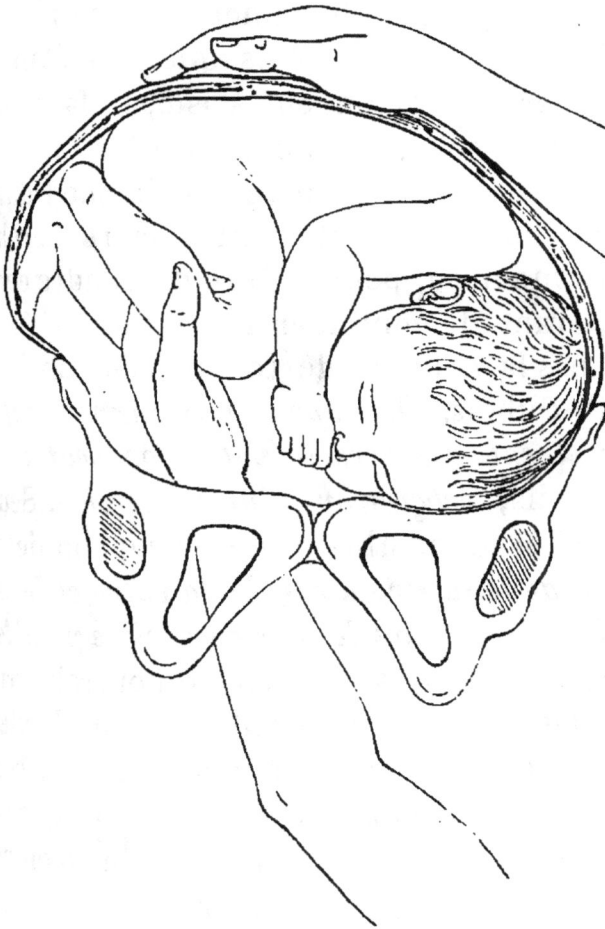

Fig. 77. Deuxième temps de la version. Culbute forcée du fœtus.

n'aurait pu amener dans le vagin qu'un seul des
membres inférieurs, « de bien s'assurer si c'est

22.

« l'antérieur, celui qui regarde les pubis ; ou si ce
« n'est pas, au contraire, le postérieur, c'est-à-
« dire, celui qui regarde le sacrum ; parce que
« la conduite à tenir ne serait pas la même dans
« les deux cas ; attendu que si l'on tenait la jambe
« *antérieure*, on pourrait terminer la version sans
« s'inquiéter de l'autre ; tandis que si c'était la
« jambe *postérieure* qu'on eût saisie, il faudrait,
« après avoir passé le nœud coulant d'un lacs au-
« dessus des malléoles pour retenir le pied dans
« le vagin, aller immédiatement à la recherche
« de l'autre membre, pour le faire descendre éga-
« lement, avant de continuer l'opération. » Mais
telle n'est pas la manière de voir de MM. Chailly,
Pajot et P. Dubois. *Quel que soit le membre inférieur saisi et entraîné vers la vulve, on peut très-
bien*, disent-ils, *achever avec lui la version*. Seulement, si c'est le membre postérieur qu'on tient,
*on aura soin de le saisir au ras de la vulve et de ti-
rer sur lui en le portant le plus en arrière possible,
vers le périnée* (Pajot) ; autrement, il pourrait arriver que la fesse qui est en avant vînt s'arc-bouter
sur les pubis et entraver la manœuvre d'une façon
embarrassante. Cependant, il est bien rare que ce
soit là un obstacle sérieux, si, lors même qu'on ne
tire pas assez *par en bas*, on songe à imprimer au
bassin du fœtus un léger mouvement de rotation,
comme pour ramener le dos en avant, — mouvement de rotation que l'on obtient, du reste, assez
facilement en agissant, d'une main, sur la jambe

qui est déjà dehors, et, avec deux doigts de l'autre main introduits dans le vagin, sur la hanche antérieure de l'enfant.

Si l'on ne tient qu'un membre, on tirera donc sur lui juqu'à ce que le siége soit à la vulve ; et, alors, on engagera l'index d'une main dans le pli de l'aine de l'autre membre pour aider au dégagement des fesses et, en même temps, amener le dos à regarder un peu en avant. Mais, *jamais on ne cherchera à étendre le membre qui est resté relevé sur le plan antérieur du fœtus* ; car, dans cette position, ce membre n'aura pas plus à souffrir qu'il ne souffrirait dans la manœuvre entreprise pour aller le chercher ; et, bien mieux, il rend deux services importants : celui, d'abord, de laisser l'extrémité pelvienne un peu plus grosse et partant plus propre à préparer l'orifice utérin au passage de la tête, et, ensuite, celui de préserver plus sûrement de toute compression le cordon ombilical, qui pourra se placer à côté même de la jambe relevée et échapper à l'action du col, au moment où le thorax et la tête s'engageront dans cet orifice.

3ᵉ *Temps. L'extraction du fœtus (fig.* 78). — Dès que les pieds ou le pied qu'on est allé chercher au fond de l'utérus sont hors de la vulve, on les enveloppe d'un linge souple et sec, serviette ou mouchoir, — on les saisit, ainsi enveloppés, *à pleine main* et non du bout des doigts, — et on tire sur eux *doucement et sans brusquerie*, en joignant au mouvement de traction de petits mouvements de latéralité et même de circumduction. Il va sans dire qu'on fait suivre au tronc du fœtus l'axe

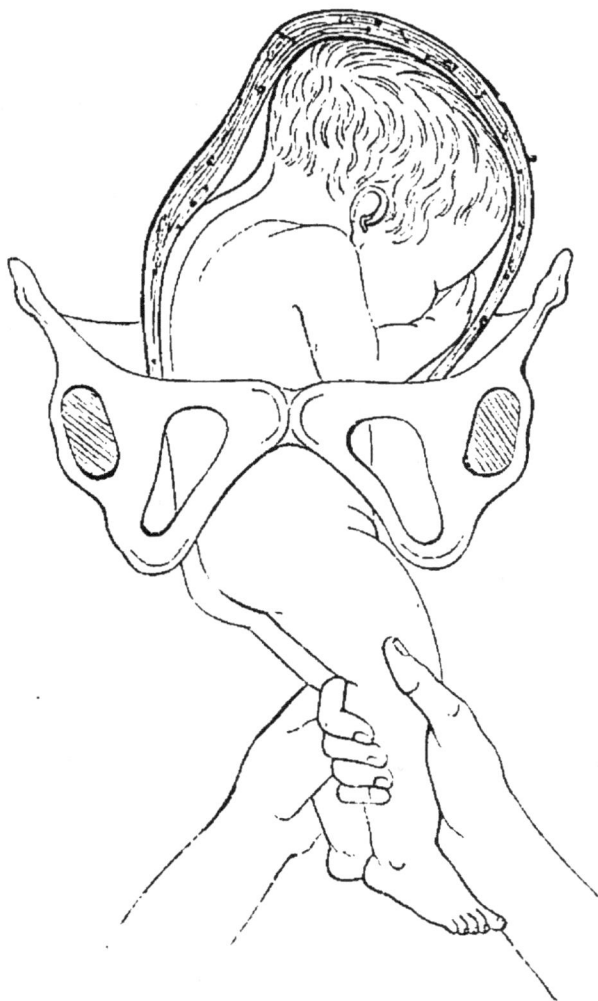

Fig. 78. Troisième temps de la version. Extraction du fœtus.

du détroit supérieur ; et qu'en conséquence on tire *très-par en bas*, tant que le siége n'a pas dé-

passé la vulve. Dès que le pelvis est dehors, on
l'enveloppe et le saisit, comme on avait enveloppé

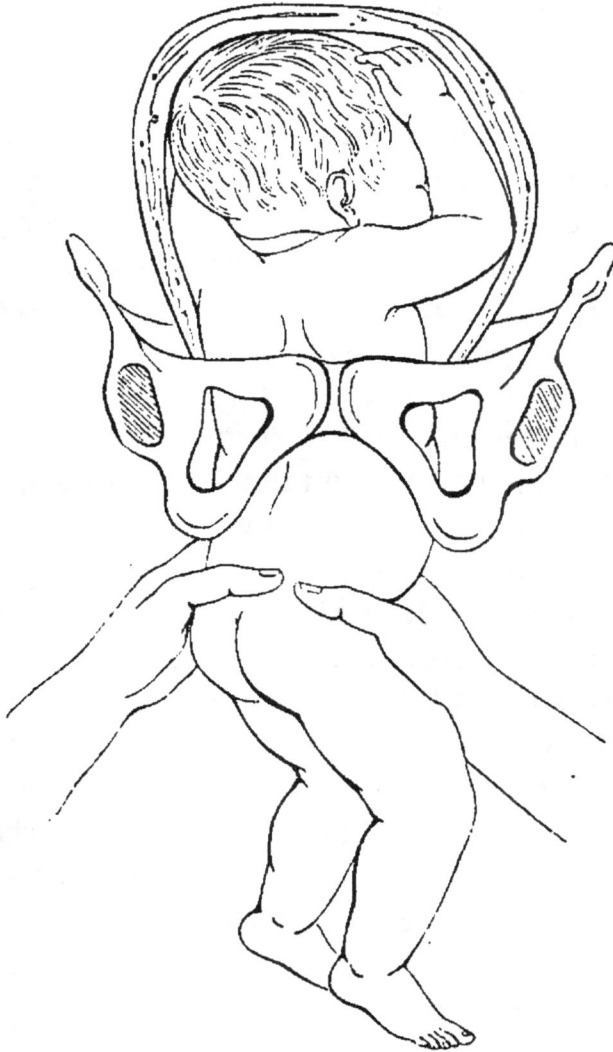

Fig. 79. Application des mains sur les hanches.

et saisi successivement les jambes, les genoux et
les cuisses, et l'on achève avec lui l'extraction.

Ainsi, il est de règle de *saisir l'enfant, à mesure qu'il sort, de plus en plus haut, jusqu'à ce qu'on tienne le bassin par les hanches (fig.* 79). Car, *arrivées là, les mains ne doivent pas être portées plus loin ;* en pressant sur le ventre, elles pourraient léser quelqu'un des viscères abdominaux, tout particulièrement le foie qui est si volumineux chez le nouveau-né.

Les auteurs prescrivent de *ne jamais faire,* à moins d'accidents pressants, *de tractions continues et empressées, et de livrer, au contraire, presque toute la besogne à la nature, du moment que les fesses de l'enfant ont dépassé la vulve,* et ils ont raison ; car, en tirant trop vite, on court le risque de défléchir la tête au détroit supérieur ou dans l'excavation, ou, tout au moins, de ne pas laisser le temps à la matrice de revenir sur elle-même au fur et à mesure qu'elle se vide, — deux choses également dangereuses qu'il faut tâcher d'éviter. Or, pour y arriver, rien de mieux à faire, — ainsi que nous l'avons dit en traitant *des soins à donner à la femme pendant le travail,* — que d'abandonner l'enfant, presque complétement du moins, aux efforts expulsifs de l'utérus et des muscles abdominaux, *tant que le tronc n'est pas sorti jusqu'à la poitrine.* Il n'y a qu'un grand danger d'asphyxie pour le fœtus, — danger que dénoteraient suffisamment l'échappement d'une quantité considérable du méconium et l'absence de pulsations dans le cordon procident, ou, à défaut, dans les artères crurales, — qui pourrait engager à des tractions *empressées.*

Du reste, s'il est utile d'aider ainsi la nature, — contrairement à ce qui se fait dans les deux premiers temps de l'opération, — on attendra, pour tirer sur l'enfant, que la matrice entre en contraction, parce que cette contraction aidera puissamment à la manœuvre et maintiendra la tête et les bras eux-mêmes fléchis sur le thorax. Ce serait donc une bonne précaution que de faire comprimer et agacer le fond de l'utérus par les mains d'un aide, tant que la tête n'est pas dans l'excavation. Nous sommes même dans l'habitude, si la femme est naturellement faible ou épuisée par la longueur du travail, de donner un peu de seigle ergoté dès que nous tenons solidement les pieds hors de la vulve ; l'extraction en est rendue plus facile et l'inertie consécutive moins à redouter.

Le fœtus, pour bien faire, doit, à mesure qu'il descend, se trouver le dos en rapport avec l'une ou l'autre des cavités cotyloïdes. Si donc il arrivait que le dos eût une disposition particulière à rester tourné en arrière, il faudrait l'amener à regarder obliquement en avant, par un mouvement de torsion exécuté avec douceur et, pour plus de prudence, commencé de bonne heure. Lorsqu'on tient une jambe de chaque main, il est on ne peut plus facile d'imprimer au tronc de l'enfant ce mouvement de torsion. En n'agissant que sur une seule jambe, c'est moins facile ; mais, avec un peu d'adresse, on y arrive encore, néanmoins.

Sitôt que le siége a dépassé la vulve, *il faut ne pas oublier de s'assurer de l'état du cordon ombilical,* en glissant l'index jusqu'à son insertion à l'abdomen. Si on le trouve tendu, on joindra le pouce à l'index pour le mieux saisir, on tirera sur son extrémité placentaire, et on en amènera au dehors une anse suffisante pour prévenir tout tiraillement ultérieur. Mais s'il résiste, s'il est fortement tendu et menace, soit de se rompre, soit d'enrayer la sortie du fœtus, il n'y a pas à hésiter, il faut le couper d'un coup de ciseaux, et, faisant pincer par un aide son bout ombilical, terminer l'accouchement le plus rapidement possible. Enfin, si le cordon est engagé par hasard entre les deux cuisses, on essaye nécessairement de le dégager, en ayant soin de le faire passer *par derrière le membre postérieur,* de façon à le placer en contact avec le périnée, — et, si l'on ne peut y parvenir, ce qui doit être rare, on le coupe, on fait pincer le bout ombilical et l'on se hâte d'entraîner le fœtus.

Assez souvent, lors même qu'on n'a pas exercé de tractions trop empressées, les bras du fœtus, au lieu de rester croisés et fléchis sur la poitrine, se sont défléchis à mesure que le tronc descendait et se sont relevés sur les côtés de la tête. Comme ils gênent alors extrêmement l'engagement de cette dernière dans l'excavation, il faut procéder à leur réduction, c'est-à-dire, à leur abaissement. Or, voici comment se fait cette opération assez délicate : *commençant par le bras qui est en arrière*, parce qu'il est le plus facile à dégager, on porte l'index et le médius de la main dont la paume regarde le plus directement le dos de l'enfant, sur le plan postérieur et externe du bras, jusqu'au delà de l'articulation huméro-cubitale, et le pouce en dessous, sur la face interne. Ces trois doigts sont, du reste, tenus allongés, pour faire l'office d'attelles et moins exposer le bras à une fracture. Le tronc, enveloppé d'un linge, est relevé par l'autre main. Alors, l'index et le médius, agissant sur toute l'étendue du bras et une partie de l'avant-bras, fléchissent celui-ci en le ramenant d'abord sur le devant de la face, puis sur le devant du thorax, et enfin l'allongeant sur le côté du tronc. Cela fait, on procède de la même façon au dégagement du bras qui est *en avant* (*fig.* 80), en se servant de la main opposée à celle qui a dégagé le bras postérieur et ayant soin d'abaisser le tronc du fœtus vers le périnée. L'élévation du tronc pendant le dégagement du bras postérieur et son abaissement pendant le dégagement du bras antérieur, constituent deux mouvements très-importants, en ce qu'ils facilitent énormément l'opération. En résumé : si le dos de l'enfant regarde à gauche, c'est de la main droite qu'on se sert pour dégager le bras postérieur, et de la main gauche pour dégager le bras antérieur ; et si le dos regarde à droite, c'est la main gauche qu'on emploie au dé-

gagement du bras postérieur et la main droite au
dégagement du bras antérieur.

Quelquefois, il y a redressement du bras antérieur

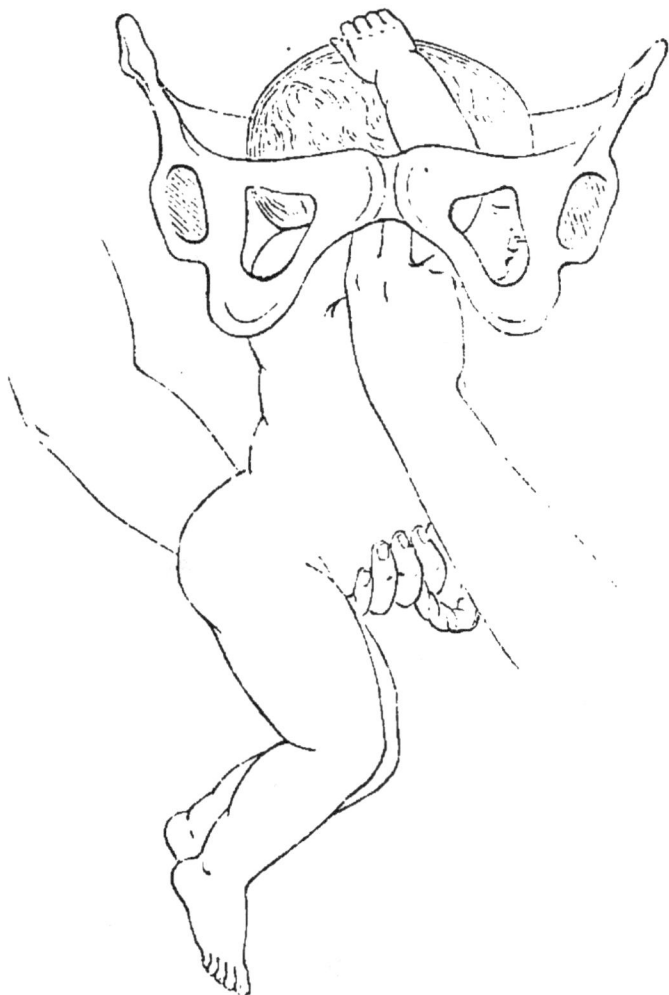

Fig. 80. Dégagement du bras antérieur relevé sur le côté de la tête.

par derrière la nuque. Dans ce cas, la manœuvre
pour le dégagement est bien plus difficile ; — d'a-

bord, parce qu'on ne peut pas faire descendre le bras entre le dos et les pubis comme on l'a fait descendre entre le thorax et la concavité du sacrum, — puis, parce que, si le bras s'est relevé en passant par devant la tête, on ne l'abaisse par derrière qu'en tordant l'articulation de l'épaule. Il serait donc important de pouvoir, avant de commencer l'opération, reconnaître si le bras s'est placé derrière la nuque en passant par devant la tête, ou en passant de suite par derrière le tronc. Eh bien, il y aurait, dit-on, un moyen infaillible d'asseoir sur ce point son diagnostic. Ce serait de chercher à atteindre avec le doigt l'angle inférieur de l'omoplate et de voir si cet angle est éloigné ou rapproché du rachis : s'il en était éloigné, on serait certain que le redressement du bras s'est fait par devant la poitrine et la tête ; si, au contraire, il en était rapproché, c'est que le redressement se serait fait, à n'en pas douter, par derrière le dos. Mais, par malheur, l'appréciation du degré d'éloignement ou de rapprochement de l'angle inférieur de l'omoplate par rapport au rachis, n'est pas du tout facile à établir ; aussi, que de fois ne restera-t-on pas dans le doute sur le chemin à faire suivre au bras pour le ramener en bas. Et, cependant, il faudra bien prendre un parti !... Alors, on devra tenter de réduire le bras n'importe comment ; si l'on ne peut y réussir, on essaiera, en passant, comme le fait M. P. Dubois, une main en forte supination par-dessous le fœtus, d'imprimer à celui-ci un vigoureux mouvement de torsion, capable de placer les épaules dans le sens du plus grand diamètre du bassin, ce qui permettra peut-être ou le dégagement du bras ou l'extraction de la tête flanquée du bras redressé ; — et, si cette nouvelle manœuvre reste sans résultat, on se décidera à terminer l'accouchement sans s'inquiéter du bras, ainsi que le conseille madame Lachapelle. Il est très-probable qu'en suivant ce dernier conseil, on cassera le bras ; mais ne le casserait-on pas également en s'acharnant à son dégagement ? Et, après tout, est-ce donc un accident si grave que la fracture du bras chez un enfant naissant ? Non : il suffit d'un pansement bien fait, avec un morceau de carton mouillé et un petit bandage dextriné ou amidonné, pour obtenir un cal solide en 8 ou 10 jours. Ce traitement est si simple, qu'on pourrait même très-bien cacher l'accident à la mère.

Enfin, quand il n'y a plus que la tête dans l'excavation et qu'elle est bien tournée, *l'occiput en avant*, on élève le tronc du fœtus vers le ventre de la mère, pendant qu'on engage celle-ci à *pousser*, et le dégagement de la face, puis du front, puis du bregma, s'opère habituellement sans difficulté sur le bord antérieur du périnée.

Mais si ce dégagement n'a pas lieu, que fera-t-on ? Comme l'enfant est, à ce moment-là, fortement exposé, à cause de la compression du cordon, il faut tâcher d'extraire la tête par une manœuvre assez hardie et qui consiste (*fig.* 81) : à

aller porter dans la bouche l'index et le médius
réunis de la main dont la paume embrasse le

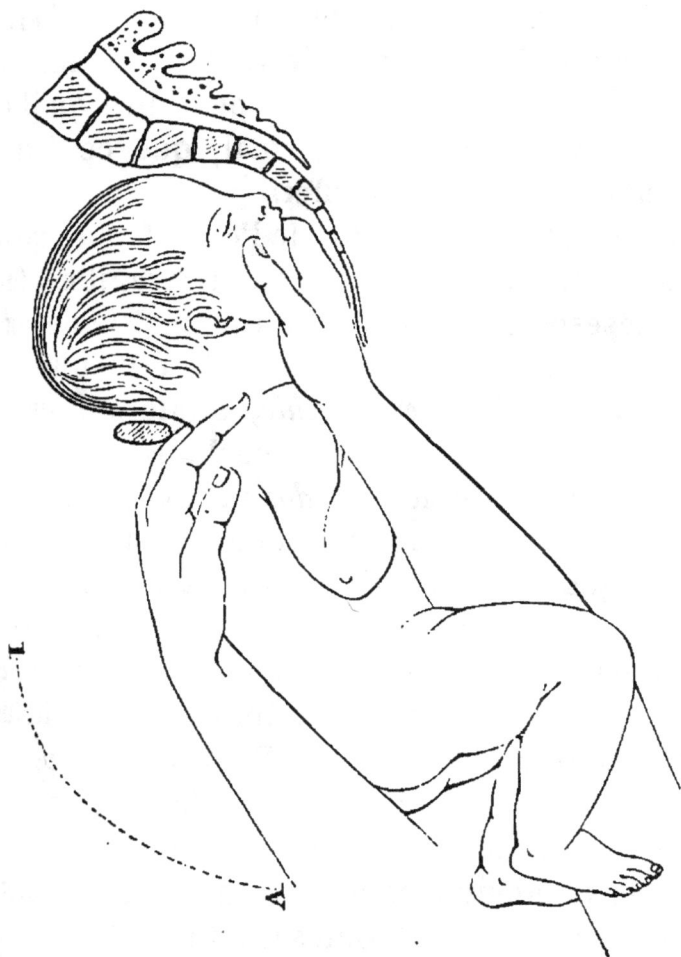

Fig. 81. Dégagement de la tête par la manœuvre des deux doigts
dans la bouche.

mieux la face ; à mettre le fœtus à cheval sur
l'avant-bras ; et, pendant qu'avec deux doigts de
l'autre main, disposés en fourche sur la nuque,
on arrête celle-ci derrière les pubis, à prendre un

point d'appui sur la mâchoire inférieure avec les deux doigts portés sur elle, pour forcer la tête à se fléchir davantage ; puis, on n'a plus qu'à renverser le dos du fœtus vers le ventre de la femme, pour achever l'extraction. On peut dire qu'il est très-rare, si le bassin est normal, que ce double mouvement manque son effet.

Quand, par hasard, le dos de l'enfant, quoi qu'on ait pu faire, est resté tourné en arrière, il ne faut point désespérer; la plupart du temps, le dégagement de la tête se fera sans trop de difficulté. Ou la tête restera *fortement fléchie*, et alors il suffira de deux doigts portés sur la mâchoire inférieure et du grand mouvement de *dos sur dos* (Pajot) imprimé au tronc du fœtus, pour que le front de celui-ci glisse derrière les pubis et se dégage le premier à la vulve ; — Ou la tête *se défléchira complètement, le menton s'arc-boutant au-dessus des pubis*, et alors on n'aura qu'à imprimer au fœtus le grand mouvement que M. Pajot appelle *ventre sur ventre*, pour voir l'occiput se dégager le premier en avant du périnée. — Dans l'un et l'autre cas, si la manœuvre échouait, on recourrait bien vite au forceps, malgré toutes les difficultés de son application, quand le haut du tronc remplit encore la vulve (1).

(1) Pour dégager la tête restée *fléchie* dans l'excavation, après la sortie du tronc, M. Carrée, membre résidant de la *Société de médecine de Gand* (*Mémoire*, mars 1862), ne voit rien qui vaille le *levier*, qu'on engagerait à raser la face, jus-

L'enfant est bien venu d'abord, le dos tourné vers l'une des cavités cotyloïdes ; mais la tête n'a pas achevé sa rotation et elle est restée en travers dans l'excavation. Pour la faire évoluer, il n'y a qu'à glisser la main dont la paume embrasse le plus naturellement l'occiput, entre la joue inférieure et la concavité du sacrum, à appliquer l'extrémité de tous les doigts sur la joue qui regarde en haut, et, avec eux, par un vigoureux mouvement de pronation de l'avant-bras, à amener l'occiput derrière les pubis (*fig.* 82). Cette manœuvre, indiquée par MM. Pajot et Chailly, vaut beaucoup mieux que celle qui consiste à placer deux doigts d'une main sur la joue qui regarde en haut, deux doigts de l'autre main derrière l'oreille qui regarde en bas, et, par un effort synergique, à faire venir l'occiput vers l'arcade pubienne.

Quand il y a issue d'une main dans le vagin, il n'y a pas à chercher à la repousser dans la cavité utérine, on n'y parviendrait pas. On se contente donc de placer un lacs sur le poignet (*fig.* 83), lacs qui servira à retenir le bras dans une bonne position, à l'empêcher surtout de remonter sur le côté de la tête ; et, cela fait, on entreprend immé-

---

qu'à ce qu'il arrivât à prendre point d'appui sur le bregma, et avec lequel on entraînerait aisément la tête en forçant encore sa flexion. Mais, puisque les mains suffisent si bien, en général, à opérer ce dégagement, est-il donc nécessaire de faire revivre un instrument, le levier, condamné comme inutile, depuis si longtemps déjà ?

diatement la version ; car, on ne gagnerait rien à
attendre. Sitôt qu'on aura amené les pieds ou un

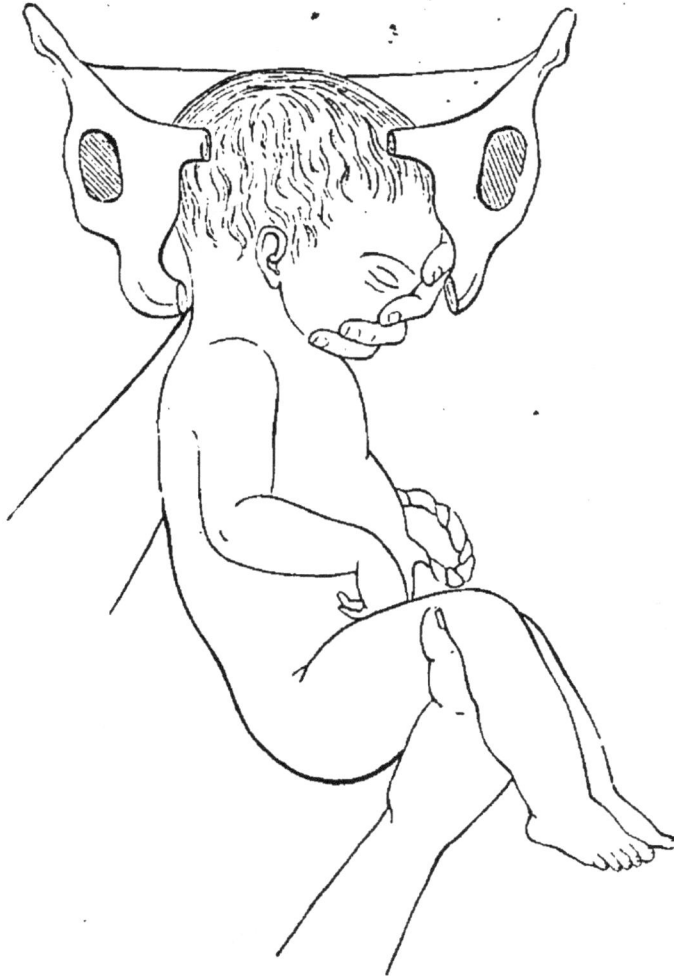

Fig. 82. Manière de forcer la rotation de la tête restée en travers.

pied dans le vagin, on verra le bras remonter de
lui-même dans l'utérus. Or, à ce moment-là, l'o-
pérateur n'oubliera pas dans quel but il a placé un
lacs sur le poignet, et il veillera à ce que l'aide qui

lient ce lacs, ne cesse de le tendre, mais *modéré-ment*; à mesure que l'épaule remonte vers le fond de la matrice; par ce moyen, le bras reste sûre-ment accolé au tronc.

Nous l'avons déjà dit, l'issue de la main dans le

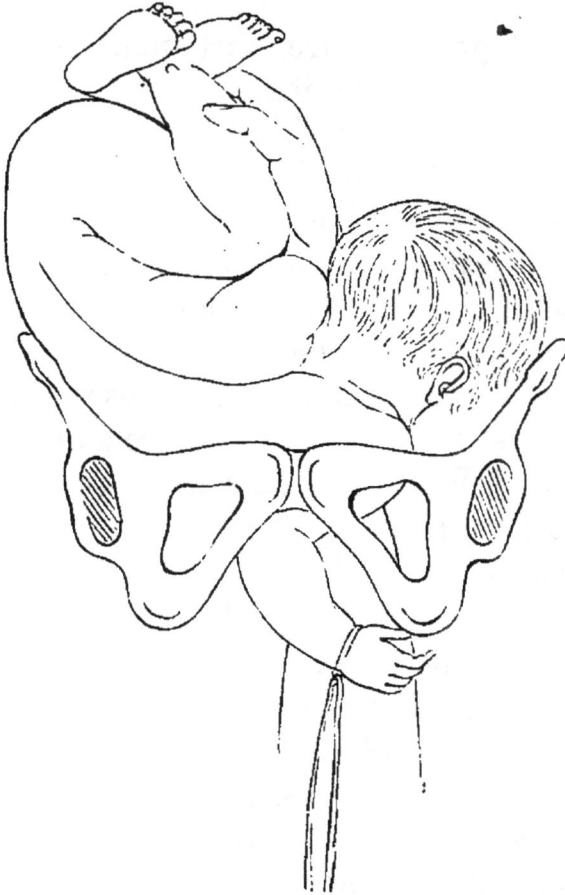

Fig. 83.

vagin n'est qu'un épiphénomène insignifiant dans la présentation de l'épaule, si insignifiant que nous avons vu plusieurs fois M. P. Dubois déplier un

23

coude qui se présentait, rien que pour éclairer le
diagnostic de la position et faire choix de la bonne
main à introduire pour aller chercher les pieds.
Mais il n'en est plus de même quand tout le bras
pend au dehors de la vulve; car il faut évidemment, pour qu'il y ait une telle procidence du
bras, que l'épaule soit très-fortement engagée dans
l'excavation et que l'utérus, tout à fait vide d'eau,
soit complétement rétracté. Or, dans de telles
conditions, la version est une opération presque
impossible. Il ne reste plus guère, alors, qu'à
essayer de vaincre la rétraction de l'utérus par
l'administration de 10 centigrammes de tartre
stibié, ou de 8 à 10 centigrammes d'extrait thé-
baïque, donnés en une seule dose, et, si ces
moyens restent inefficaces, à recourir à l'*embryotomie*. Vouloir effectuer la version, dans de
pareilles conditions, en y employant la violence, ce
serait exposer la femme aux plus grands dangers.

Enfin, quand on a lieu de soupçonner l'existence de deux jumeaux dans la matrice, et, à plus
forte raison, quand la main, introduite dans cet
organe pour aller chercher un fœtus qui se présente mal, reconnaît positivement qu'il n'est pas
seul, — on doit bien se garder de chercher à
saisir à la fois deux pieds ou deux genoux; car ils
pourraient fort bien, — quoique jugés pied droit
et pied gauche et, de plus, de même volume, — ne
pas appartenir au même sujet, et, dans ce cas, on
se créerait, en les amenant ensemble au dehors,

des difficultés peut-être insurmontables. Il vaut donc bien mieux, alors même qu'il se présente deux pieds ou deux genoux sous la main, n'en saisir et n'en amener qu'un seul; avec lui on entraîne un enfant, et l'on retourne, après cela, chercher l'autre, s'il ne naît pas spontanément.

Forceps.

Le *forceps* (*fig.* 84), cette grande pince destinée spécialement à aller chercher la tête du fœtus dans le bassin, est, nous l'avons déjà dit, un moyen de traction et non un instrument de réduction. Sans doute, en rapprochant fortement les cuillers l'une de l'autre, on pourrait réduire de 8 à 10 millimètres le diamètre de la tête qui a été saisi; mais, enfin, là n'est pas le but du forceps; il n'est fait que pour tirer ou extraire, et il n'en est pas moins un excellent instrument, qui rend chaque jour d'immenses services. En l'inventant, Levret a donc fait faire un très-grand progrès à l'art des accouchements; car il faut bien remarquer que la pince de Chamberlen, qui était droite, et non à double courbure, comme celle de Levret, ne pouvait servir que lorsque la tête était dans l'excavation; tandis que l'instrument de Levret, modifié par Baudelocque, qui est le seul usité aujourd'hui, suffit à tous les cas, c'est-à-dire qu'il peut aller saisir la tête aussi bien au détroit supérieur que dans l'excavation.

Le forceps est indiqué, d'une manière générale,

toutes les fois que, la tête étant engagée au détroit supérieur, il survient un accident grave (convulsions, hémorrhagie, chute du cordon, etc.) menaçant la vie ou seulement la santé de la mère ou de l'enfant, et nécessitant la terminaison prompte de l'accouchement; et, à plus forte raison, est-il indiqué quand la tête, arrivée dans l'excavation, y est retenue plus longtemps qu'il ne faut, par la résistance des parties molles, ou par une disproportion sensible entre le volume du crâne et les diamètres du détroit inférieur.

Mais il est encore indiqué, d'une manière particulière : 1° quand, bien que la tête ne soit pas engagée dans le détroit supérieur et conserve encore une certaine mobilité, on reconnaît que le bassin est un peu étroit ou la tête du fœtus un peu

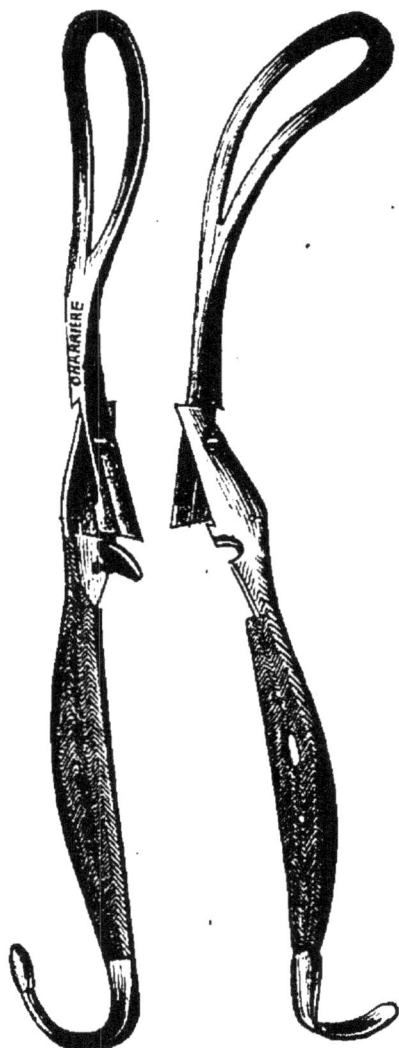

Fig. 84. Forceps.

trop grosse, deux circonstances qui contre-indiquent évidemment la version podalique ; 2° quand, sans qu'il y ait disproportion entre la grosseur de la tête et l'ampleur du bassin, on diagnostique une présentation irrégulière du sommet ou de la face, avec un utérus vide d'eau et fortement rétracté, circonstances qui contre-indiquent encore la version.

Dans le cas où l'enfant s'est présenté par les pieds, il peut arriver que, le tronc sorti, la tête s'arrête *dans l'excavation*, ou parce qu'elle s'est défléchie malencontreusement, ou parce qu'elle est un peu trop grosse pour le détroit inférieur rétréci ; il y a là encore, évidemment, indication du forceps, dès que la manœuvre des deux doigts dans la bouche s'est montrée insuffisante.

Mais lorsque, dans le cas d'expulsion ou d'extraction du fœtus par les pieds, la tête est restée enclavée *au détroit supérieur*, l'application du forceps, quoi qu'en ait dit Baudelocque, n'est guère possible, à cause de la présence du tronc dans l'excavation, qui met obstacle au placement méthodique des branches. On réussit bien quelquefois, mais c'est rare, et, le plus souvent, si le tronc du fœtus n'est pas très-petit, ou l'excavation pelvienne très-ample, on est dans la nécessité de pratiquer la décollation, ou mieux la section du haut du tronc en écharpe, pour aller ensuite saisir, avec le forceps ou le céphalotribe, la tête restée seule dans la matrice.

En résumé, si la tête se présente au détroit supérieur et qu'un accident force à hâter l'accouchement, c'est à la version qu'il faut d'abord songer, parce que, bien faite, elle demande moins de temps qu'une application du forceps, — et ce n'est que lorsqu'elle est impraticable, qu'on en vient au forceps. Au contraire, c'est de prime abord au forceps qu'on aura recours, si la tête est déjà engagée et fixée dans le détroit supérieur, et, à plus forte raison, descendue dans l'excavation. La version et le forceps sont donc, sous le rapport de l'opportunité, en raison inverse. Généralement, c'est plus de la mère que de l'enfant qu'on se préoccupe quand on se décide pour la version, et plus dans l'intérêt de l'enfant que dans celui de la mère, qu'on se décide à appliquer le forceps. Ce serait donc établir assez bien le parallèle entre la version et le forceps, que de dire que la première prend mieux, en général, les intérêts de la mère, et le second, mieux, en général, les intérêts de l'enfant.

Il est trois conditions à peu près indispensables pour qu'on puisse songer au forceps. Il faut: 1° que l'orifice utérin soit assez dilaté pour livrer passage aux cuillers de l'instrument; 2° que les membranes soient rompues ; 3° que le bassin n'ait pas moins de 8 centimètres. Il est ensuite favorable, mais non indispensable, que la tête du fœtus (car ce n'est que sur elle qu'on applique le forceps) soit engagée et immobile au détroit supérieur.

Soins préliminaires.

L'opération résolue, on prévient la femme qu'on a *quelque chose* à lui faire pour faciliter l'accouchement, sans lui dire, cependant, ce que c'est au juste, à moins qu'on ne la sache courageuse, ou qu'elle ne demande à être délivrée n'importe comment ; — mais, si l'on a quelque raison pour ne pas prévenir complétement une jeune primipare timide de ce qu'on va lui faire, on a bien soin, pour mettre sa responsabilité à couvert, de ne rien cacher aux parents (qu'on a pris *à parte* pour cette communication) du danger que peut faire courir toute application du forceps. En général, c'est une opération bien simple et bien inoffensive ; mais après tout, c'est une opération, et, vu les prédispositions maladives particulières attachées à l'état puerpéral, on n'est jamais sûr qu'elle ne sera pas suivie d'une métro-péritonite.

On s'occupe ensuite, ce qui est très-important, de faire vider le rectum et la vessie, si toutefois c'est nécessaire, et de préparer tout ce dont on peut avoir besoin, soit pour l'opération elle-même (forceps, ciseaux, cérat ou axonge, et serviettes demi-usées) ; — soit pour ranimer l'enfant s'il naissait asphyxié ; — soit, enfin, pour le panser. — Il serait même bon d'avoir sur soi un petit flacon de *chloroforme*, pour le cas où la femme se montrerait trop indocile ou trop craintive, — et du *seigle ergoté*, pour celui où l'utérus tomberait à l'état d'inertie, après l'extraction du fœtus.

La position à donner à la patiente est absolu-ment la même que pour la version ; seulement, on ne doit pas tenir à ce que le lit soit aussi élevé; à hauteur de ceinture, c'est bien ; plus haut, c'est gênant; plus bas, c'est plus gênant encore.

Les aides sont aussi les mêmes, plus un que l'ac-coucheur charge de lui présenter les branches de l'instrument quand il les lui demandera ; et pour que cet aide, si ce n'est pas un médecin ou une sage-femme, ne présente pas une branche pour l'autre, on les lui désigne sous les noms de *branche à pivot* et de *branche à mortaise,* qu'il comprendra, et non sous ceux de *branche gauche* et *branche droite,* qu'il ne comprendrait pas.

Ces branches ont, du reste, été préalablement trempées un instant dans de l'eau chaude pour les *tiédir,* puis *graissées* de cérat ou d'axonge *sur la convexité seule des cuillers,* — la concavité de celles-ci devant saisir une partie du fœtus qui n'est déjà que trop lubréfiée.

Enfin, au moment de commencer l'opération, on doit s'assurer que c'est bien la tête qui se pré-sente, que le col est suffisamment dilaté et que les membranes sont rompues. Et, pour être certain que la tête est bien à nu dans un col suffisamment dilaté, il faut engager l'extrémité du doigt entre cet orifice et la tête qui est en train de le franchir; et, la chose reconnue, sans retirer la main, procéder de suite à l'introduction de la première branche.

Sauf de très-rares exceptions, c'est la branche à pivot ou branche gauche qu'on applique la première, avec la main gauche et du côté gauche du bassin de la femme. La branche à mortaise ou branche droite ne se place qu'après, avec la main droite et du côté droit. *Branche gauche, tenue de la main gauche, appliquée à gauche, toujours la première, — et branche droite, tenue de la main droite, appliquée à droite, toujours la seconde,* — sont deux formules établies par M. Pajot, et qu'il est essentiel de se loger dans l'esprit, pour ne pas éprouver d'embarras au moment d'entreprendre l'opération. Si l'on introduit la branche gauche la première, c'est pour n'avoir pas, après l'introduction de la droite, à opérer un décroisement souvent difficile et, en outre, compromettant pour la vulve et même pour l'orifice utérin.

Règles de l'application du forceps.

Il y a trois temps distincts dans cette opération : l'introduction des branches de l'instrument ; l'articulation de ces branches ; et l'extraction de la partie fœtale saisie. Or, il y a des règles pour chaque temps.

1er *Temps. Introduction des branches du forceps.* — En faisant cette introduction, on doit chercher autant que possible à saisir la tête du fœtus suivant son diamètre bipariétal, c'est-à-dire, à embrasser

une bosse pariétale avec chacune des cuillers.
Rien, en effet, n'est plus avantageux. Mais, malheureusement, ce n'est pas toujours possible. Si,
par exemple, la tête est encore *au détroit supérieur*,
il est bien rare qu'elle y soit assez *directe* pour
que les cuillers embrassent, même à peu près, les
bosses pariétales. On ne peut, à cette profondeur,
que placer une branche à gauche et l'autre à
droite, dans le sens même, ou peu s'en faut, du
diamètre transversal du bassin, et comme la tête
est, en général, située de façon à avoir son diamètre
occipito-frontal presque parallèle à l'un des diamètres obliques du détroit, il s'ensuit qu'une cuiller
de l'instrument embrasse une bosse frontale et
l'autre cuiller la bosse occipitale opposée. Ce n'est
pas régulier ; mais on doit compter que la tête, à
mesure qu'elle descendra, se placera d'elle-même
en meilleure position, l'occiput ou le front presque
directement en avant, — si toutefois on a bien
soin de ne pas trop rapprocher les manches du
forceps et de ne faire de celui-ci qu'un instrument
de traction.

Mais il n'en est plus de même, si la tête est arrivée dans l'excavation. Là, quand rien ne s'oppose
au diagnostic précis de la position, il est facile
d'embrasser du premier coup les bosses pariétales
avec les cuillers. La tête, d'abord, est devenue presque *directe*, de très-oblique qu'elle était plus
haut ; — et, ensuite, les branches du forceps n'ont
plus à pénétrer à une si grande profondeur dans

le canal pelvien, qu'on ne puisse très-bien donner
à l'instrument lui-même, à présent, une notable
obliquité. — Toujours est-il qu'on devrait tâcher
de saisir la tête par son diamètre bipariétal et de
faire en sorte que le bord concave du forceps correspondît à la partie du crâne ou de la face, qui,
dans la parturition *spontanée*, se dégage la première sous l'arcade pubienne ; par conséquent,
vers l'occiput s'il s'agit d'une présentation du
sommet, et vers le menton, s'il s'agit d'une présentation de la face.

Si quelque chose, une bosse sanguine considérable, par exemple, empêche de reconnaître la
position du sommet, il ne faut nullement se laisser
déconcerter par cet incident ; on dirige les cuillers, comme dans le cas de 1re position, — qui est
de beaucoup la plus commune, — et l'on essaye
d'amener la tête par quelques tractions ménagées,
quitte à la reprendre mieux, si l'on s'aperçoit qu'on
s'est trompé et que les efforts auxquels on se livre
n'aboutissent à rien de bon.

Quelle que soit, du reste, la branche que l'on
introduise la première, il faut la tenir, au niveau
de son entablure, *comme une plume à écrire* (*fig.* 86),
si le lit sur lequel est placée la femme est un peu
élevé, — *à pleine main*, au contraire, soit par l'extrémité du manche (*fig.* 85), soit, ce qui est préférable, au niveau encore de l'entablure, si le lit
est très-bas.

L'autre main sert de conducteur et, à cet effet,

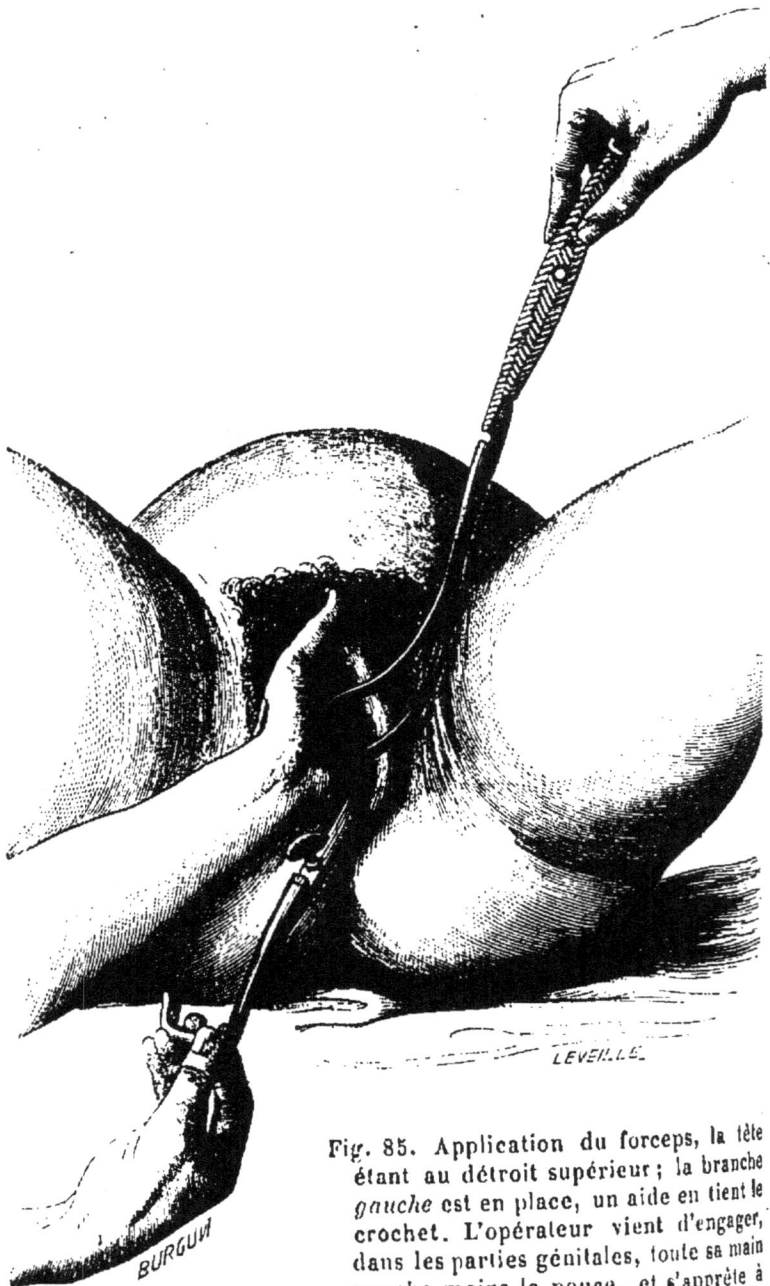

Fig. 85. Application du forceps, la tête étant au détroit supérieur ; la branche *gauche* est en place, un aide en tient le crochet. L'opérateur vient d'engager, dans les parties génitales, toute sa main gauche moins le pouce, et s'apprête à introduire la branche *droite* de l'instrument.

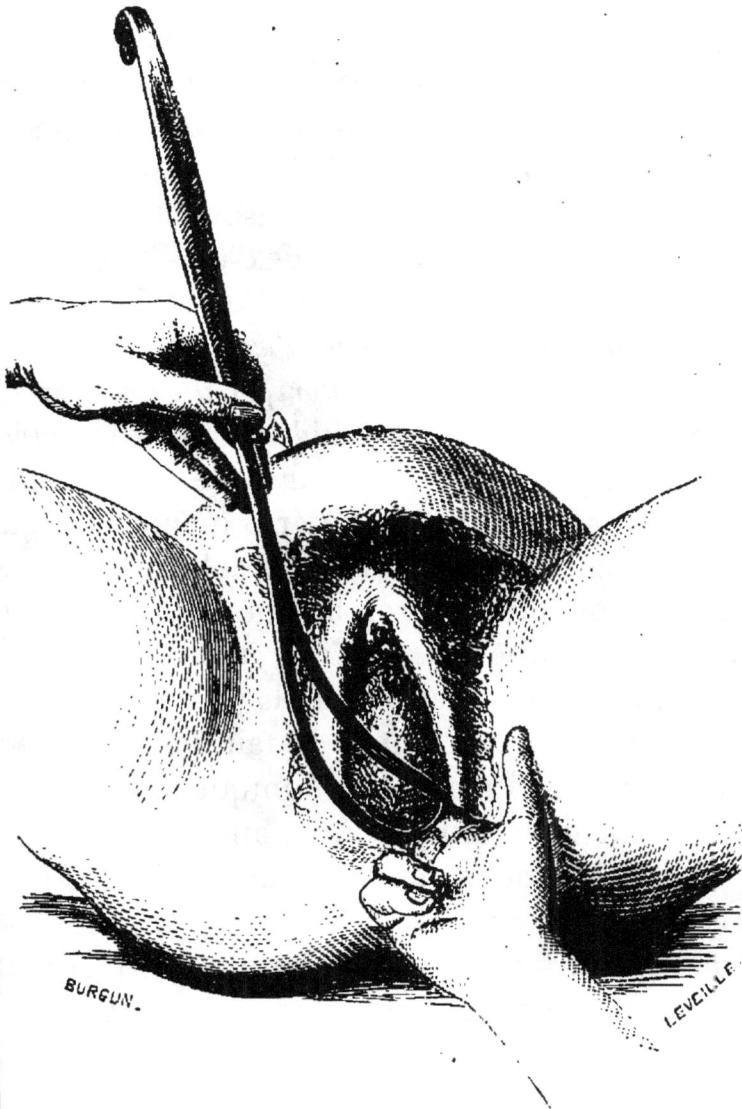

Fig. 86. Application du forceps, la tête étant à la vulve. L'opérateur
vient d'engager l'index et le médius de la main droite entre la tête
et le conduit vulvo-utérin, et s'apprête à introduire la branche *gauche* de l'instrument.

Nous devons les figures 85 et 86 à l'obligeance de M. S. Tarnier, professeur agrégé à la Faculté de médecine de Paris.

est graissée sur ses deux faces de cérat ou d'axonge. Si la tête est encore au détroit supérieur, on introduit dans les parties génitales toute cette main conductrice, *moins le pouce* qui reste étendu sur le pénil (*fig.* 85) ; mais si la tête est déjà dans l'excavation et, à plus forte raison, à la vulve, on se contente d'introduire l'index et le médius accolés (*fig.* 86). Du reste, dans l'un et l'autre cas, *on doit bien veiller à engager l'extrémité des doigts entre la tête et le bord de l'orifice utérin*, avant de faire glisser le bec de la cuiller sur la face palmaire de ces doigts. On est sûr par là de bien faire pénétrer l'instrument dans l'utérus même, et non, en dehors, dans le cul-de-sac vaginal. Introduire les doigts conducteurs profondément et en bien engager l'extrémité *dans l'utérus, jusqu'à dépasser son orifice*, est une précaution de la plus haute importance et souvent, comme le fait judicieusement remarquer M. Tarnier (1), l'unique secret qui fait réussir un opérateur là où un autre avait échoué.

Chaque branche, au moment où l'on va commencer à l'introduire, *doit être presque couchée sur l'aine opposée au côté du bassin où sera portée la cuiller*, le crochet tourné par en haut (*fig.* 85 et 86) ; de cette façon, le bec de l'instrument se présente à la vulve dans un sens convenable. Mais, à mesure que ce bec entre dans le vagin, en rasant

_____

(1) *Atlas complémentaire de tous les Traités d'accouchements*, p. 257.

la face palmaire des doigts conducteurs, on a soin
d'abaisser peu à peu le manche entre les cuisses
de la femme, jusqu'à ce qu'il soit en bas et presque sur la ligne médiane. La cuiller a suivi nécessairement, dans le petit bassin, un trajet inverse,
celui de l'axe même de cette cavité, et est arrivée
sur le côté correspondant de la tête du fœtus.
Quand cette tête est au détroit supérieur, le crochet, si la branche est bien placée, doit être très-
bas, au-dessous des cuisses, et le pivot à toucher
la vulve. Mais quand la tête est déjà dans l'excavation, le crochet n'a pas besoin d'être autant abaissé,
ni le pivot d'être aussi rapproché des parties génitales.

M. Pajot fait avec raison une règle de la *nécessité
de transférer la main* qui tenait la branche, *de l'entablure au crochet, au moment où la cuiller est à
moitié engagée dans le conduit vulvo-utérin*; et cela,
pour pouvoir imprimer plus facilement à cette
cuiller le mouvement de demi-spire dont il sera
parlé plus loin. La main, en glissant ainsi jusqu'à
l'extrémité du manche, par un mouvement lent de
pronation, doit ne pas cesser un seul instant de
soutenir l'instrument, et arriver au crochet, la face
palmaire regardant en bas et non pas en haut.

Il ne faut jamais pousser les branches avec force,
elles doivent aller se placer, pour ainsi dire d'elles-
mêmes, où il convient; aussi, est-il établi en principe que, dès qu'on rencontre de la résistance, on
doit s'arrêter, retirer un peu la branche et la re-

pousser doucement en lui donnant une meilleure direction. *Ce serait une grande faute que de vouloir forcer une résistance.*

On reconnaît, d'ailleurs, qu'une branche est bien placée, quand, en la poussant avec douceur, une fois qu'elle paraît introduite au degré voulu, on sent qu'elle pénétrerait plus profondément sans difficulté, et lorsqu'en la retirant directement vers soi, on la sent arrêtée par une surface qu'embrasse exactement la concavité de la cuiller.

Du reste, pendant l'introduction de celle-ci, la main sur laquelle elle glisse est avertie de la plus légère fausse route et des changements de direction qu'il faut dès lors lui imprimer. Si l'on abaisse trop tôt le manche, on sent que la cuiller échappe aux doigts conducteurs par devant ; si on le relève trop, c'est par derrière ; si on le porte trop peu vers la ligne médiane, elle s'arrête sur les plis articulaires des doigts ; si, enfin, on le porte au delà de la ligne médiane, elle ride le cuir chevelu du fœtus et ne va pas plus loin. *Il faut* donc *être très-attentif aux avertissements de la main conductrice,* pour rectifier rapidement les mauvaises directions communiquées à la cuiller par de fausses inclinaisons du crochet.

Baudelocque glissait *directement* chaque cuiller sur le point de la tête du fœtus où elle devait rester appliquée. Mais telle n'est pas la manière de faire des grands accoucheurs de notre époque. Imitant, en cela, Levret et madame Lachapelle, ils portent d'abord la cuiller vis-à-vis du grand ligament sacro-sciatique correspondant, pour de là l'amener où il faut par un *mouvement de demi-spire*. Si la tête est encore au détroit supérieur, ce mouvement de demi-spire est nécessaire des deux côtés au même degré ; mais si elle est déjà dans l'excavation et placée, comme d'habitude, encore assez obliquement, le mouvement de spire est très-faible ou même nul d'un côté, et, au contraire, très-étendu de l'autre. Dans la 1re position (*o. i. g. a.*), c'est la branche droite qui fait le grand mouvement, quand la branche gauche reste à sa place, et *vice versá* dans la 5e position (*o. i. d. a.*).

Dans les positions obliques du sommet, si la tête est déjà fortement engagée dans le haut de l'excavation, on éprouve quelquefois, pour peu que le bassin soit étroit, de très-grandes difficultés à placer la branche antérieure, si l'autre est déjà placée; alors, il faut retirer celle-ci, et refaire l'opération en commençant cette fois par l'antérieure qui est la plus difficile à placer; et si, par hasard, cette antérieure se trouve être *la droite*, on pratique le *décroisement des branches* pour les articuler, ou bien on fait, à ces mêmes branches, au moyen d'un lacs solide, une articulation *artificielle*.

Quelle que soit, du reste, la branche que l'on ait placée la première, on en donne le crochet à tenir solidement à un aide, pendant qu'on s'occupe d'introduire l'autre. (V. la figure 85.)

Mais nous avons, à ce sujet, un conseil à don-

ner; c'est de bien veiller à ce que l'aide à qui l'on
confie, pour le tenir immobile, le manche de la première branche placée, ne ramène pas trop ce
manche vers la ligne médiane; car il agirait alors,
avec un véritable levier du premier genre, sur la
tête, pour l'appliquer étroitement à la paroi opposée du bassin, et fermerait ainsi tout passage à la
cuiller de la seconde branche, qui ne pourrait pénétrer qu'au moyen de grands efforts toujours dangereux.

2° *Temps. Articulation des branches.* — Quand on
en est rendu à articuler les branches du forceps,
il faut le faire avec lenteur et ménagement, pour
ne pas contondre l'orifice utérin; et, lorsque la
mortaise rencontre bien le pivot, on n'a qu'à faire
tourner celui-ci par l'un des aides, ou à le tourner
soi-même, pour que l'instrument soit solidement
articulé.

Mais il n'est pas toujours aussi facile d'engager
le pivot dans la mortaise, parce que les cuillers ne
se regardent pas exactement et que les deux entablures sont un peu obliques l'une par rapport à
l'autre; il faut, dans ce cas, saisir un crochet de
chaque main, et, en y mettant un peu de force,
pas trop cependant, — essayer d'amener le pivot
à entrer franchement dans la mortaise; et si l'on
n'y réussit pas, avec une force moyenne, — plutôt
que de s'entêter à articuler quand même, — on
doit sans hésitation retirer tout à fait la seconde
branche pour la réappliquer plus convenablement.

L'enfoncement inégal des branches dans l'utérus ne crée jamais une difficulté sérieuse pour leur articulation.

Nous avons dit qu'on était forcé, dans certaines circonstances, d'introduire la branche *droite* la première. Mais, alors, la mortaise est par-dessous le pivot, au lieu d'être par-dessus, et les branches ne peuvent s'articuler qu'après avoir été *décroisées*.

Or, pour faire ce *décroisement*, on n'a qu'à saisir un crochet de chaque main et à écarter les branches *doucement* et *de juste ce qu'il faut* pour que la gauche passe en dessous de la droite. Mais si, parce que la tête est embrassée par les cuillers suivant son plus grand diamètre, on sent qu'on n'arriverait pas à opérer ce décroisement sans confondre violemment le col de l'utérus ou l'orifice vaginal, on prend un lacs solide (bande ou large galon), on le passe dans la mortaise, on relie entre elles les deux branches par plusieurs 8 de chiffre embrassant étroitement les deux entablures d'une part et le pivot de l'autre, et, au moyen de cette *articulation artificielle*, si elle est faite avec intelligence et solidement, on peut très-bien terminer l'opération.

Du reste, si l'on prévoit une extraction laborieuse, dans n'importe quel cas, et, sans cela, si l'écartement des crochets est un peu considérable, il sera bon d'enrouler autour des manches un mouchoir ou une serviette, qui maintiendra le rapprochement des branches et évitera beaucoup de fatigue aux mains de l'opérateur.

3ᵉ *Temps*. *Extraction du fœtus*. — Les branches du forceps étant articulées, n'importe comment, on doit, avant de tirer, s'assurer, en portant le doigt dans le vagin entre les cuillers, que la tête de l'enfant est *bien saisie* et *seule saisie*. On n'a, d'ailleurs, qu'à tirer un peu, pour savoir de suite à quoi s'en tenir sur ce double sujet ; car, si la tête n'est pas bien saisie, on sentira le forceps qui glisse sans rien entraîner ; et, si quelque partie maternelle a été pincée avec la tête, on en sera averti par les cris de douleur de la femme. Or, s'il en était ainsi, on s'empresserait de désarticuler l'instrument pour le réappliquer mieux. Quelquefois, pourtant, on peut rectifier parfaitement le placement des branches sans les retirer.

Pour tirer sur le forceps, on le saisit d'une main, au niveau des entablures, et, de l'autre, immédiatement en avant des crochets, les doigts toujours en dessus et les pouces en dessous (*fig.* 87), puis, on fait des tractions, combinées à des mouvements de latéralité et même de circumduction, c'est-à-dire un vrai *brassement*. S'il n'y a rien qui presse, on attendra, pour tirer, que la matrice se contracte, — ces contractions aidant puissamment à l'extraction ; — dans le cas contraire, on tirera d'une manière continue et l'on engagera même la femme à *pousser*, jusqu'à ce que la tête se présente à la vulve ; car, quand elle sera arrivée là, il fau-

dra, au contraire, engager la femme, pour peu
qu'elle ait la vulve étroite ou le périnée rigide, à

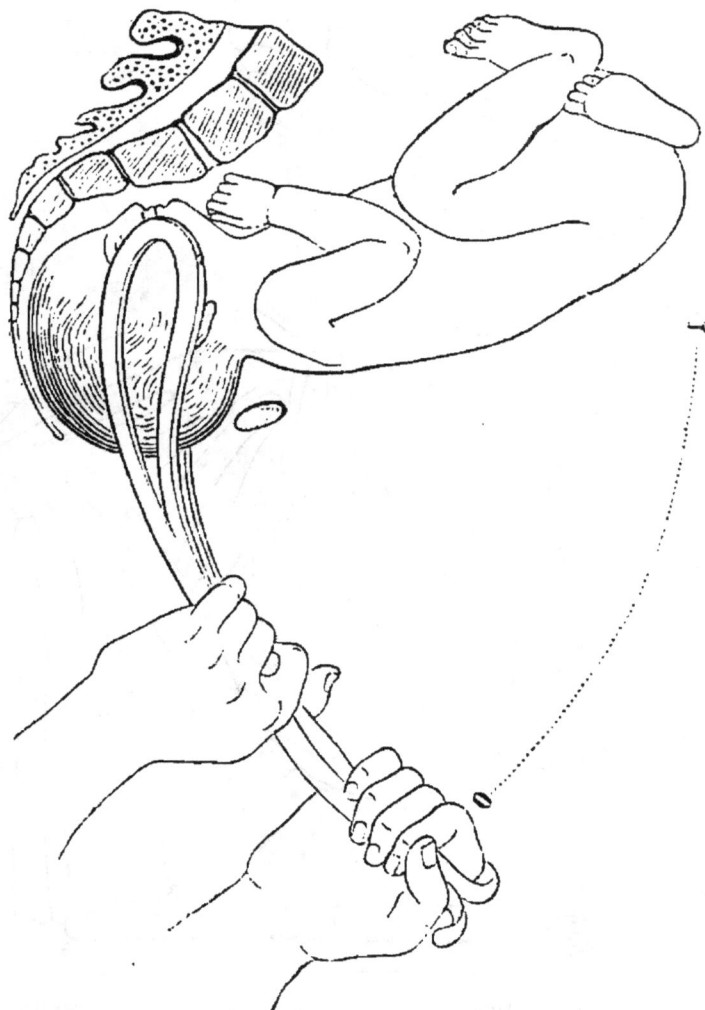

Fig. 87. Manière de saisir les branches du forceps au moment de tirer.

ne pas *pousser*, et, qui plus est, avec le forceps, on
retiendra la tête, au lieu de la tirer : sans cela, il

se produirait quelque déchirure regrettable. On
aurait soin, du reste, à ce même moment, de bien

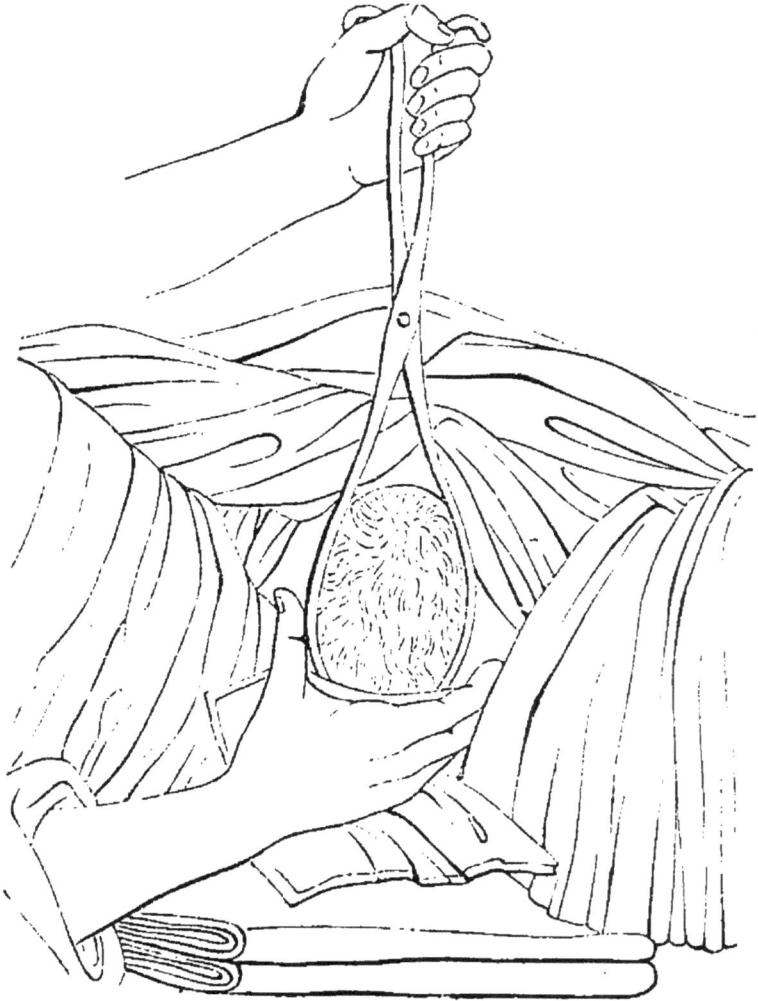

Fig. 88. Application du forceps. Manière de tirer en dernier lieu
pour ne pas trop exposer le périnée.

veiller sur le périnée, de le soutenir d'une main,
pendant que, de l'autre, on relève *peu à peu* le

manche de l'instrument vers le ventre de la femme (*fig.* 88), et de pratiquer, à la moindre menace de déchirure, les deux petites incisions *postéro-laté- rales* de Paul Dubois.

Lorsque la tête est à la vulve, il faut donc modé- rer les tractions autant que possible, et, en même temps, se bien rappeler le mécanisme du dégage- ment spontané de la tête en position *occipito-pu- bienne* et en position *occipito-sacrée*, afin, dans le premier cas, de tirer *par en bas* jusqu'à dégage- ment de l'occiput sous les pubis, avant de relever le manche du forceps, — et, dans le second, de tirer *par en haut* jusqu'à dégagement de l'occiput sur le bord antérieur du périnée, avant d'abaisser

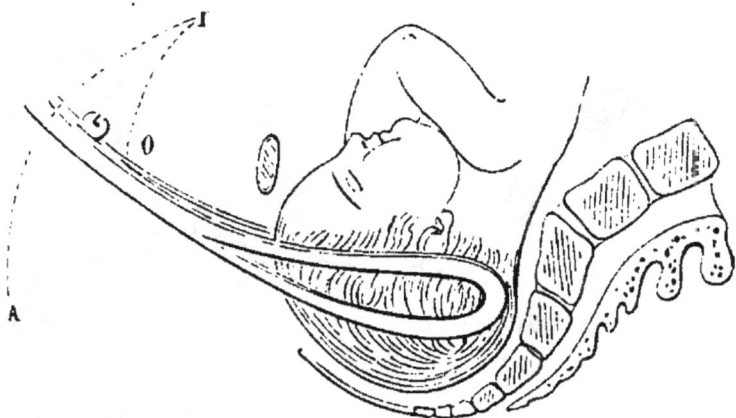

Fig. 89. Manière de tirer dans le cas de position occipito-sacrée secon- daire : commencer par élever le manche du forceps de O eu I, tout en faisant des tractions directes, et, quand l'occiput a franchi le bord antérieur du périnée, abaisser l'instrument de I eu A.

ce manche (*fig.* 89). Ces deux modes de dégage- ment de la tête, dans le cas de présentation du

sommet, sont les seuls, toutes les positions obliques devant être ramenées soit en *occipito-pubienne*, soit en *occipito-sacrée*.

Il faut, dans tous les cas, dès qu'on commence
à tirer sur la tête, faire suivre exactement aux cuillers du forceps la direction connue des axes du
bassin (*fig.* 90).

Il est des circonstances difficiles où l'accoucheur
a besoin d'employer beaucoup de force pour faire

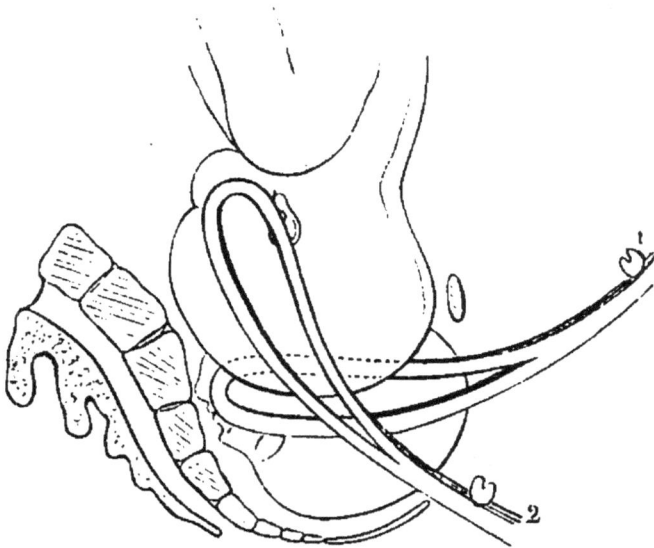

Fig. 90. Sens dans lequel on doit tirer, suivant que la tête est au
haut et au bas de l'excavation.

descendre la tête. Néanmoins, il doit bien se
garder de prendre un point d'appui sur le lit avec
un pied et de se pendre en quelque sorte à l'instrument : *il faut qu'il tire des bras seulement*, les
pieds restant toujours fixés solidement au sol.

Si, malgré des tractions presque immodérées,

la tête restait immobile, on devrait naturellement
supposer ou un bassin rétréci ou une tête trop
grosse, retirer le forceps, attendre quelques heures, réappliquer l'instrument, recommencer de
fortes tractions dans divers sens, imprimer même
un mouvement de rotation assez marqué à gauche
ou à droite, et, si tout cela restait encore sans
résultat — l'état de la femme devenant alarmant,
— se décider à pratiquer la perforation du crâne
et même, s'il le fallait, la céphalotripsie.

La tête dégagée, si l'extrémité des cuillers est
encore dans la vulve, on doit désarticuler les branches du forceps et les retirer l'une après l'autre,
par un mouvement qui ramène chacune vers l'aine
du côté opposé, et non pas enlever l'instrument
tout articulé; on n'agit ainsi que lorsqu'on voit
clairement les becs des cuillers tout à fait en dehors des parties génitales.

Enfin, quand la tête est dégagée et le forceps
enlevé, si l'utérus n'a pas de contractions suffi-
santes, et si l'on craint pour l'enfant qui a déjà
trop souffert, on invite la femme à *pousser*, et, en
même temps, avec les indicateurs engagés sous les
aisselles en sens inverse, on hâte le dégagement
des épaules.

Telles sont les règles qui doivent présider à l'application du forceps, dans les cas les plus ordinaires. Il ne nous reste plus, maintenant, qu'à
ajouter quelques mots sur la manière d'appliquer
cet instrument dans certaines circonstances parti-

culières, savoir : *présentation de la face*, — *présen-*
tation de la base du crâne, le tronc du fœtus étant
venu le premier ; — et *tête restée seule dans l'utérus*,
après détroncation.

1° *Présentation de la face*. — La tête étant encore
au haut de l'excavation, si le menton est tourné en
avant, on applique le forceps absolument comme
dans le cas de présentation du sommet. Le menton ici remplace l'occiput ; c'est donc vers lui qu'on
doit diriger le bord concave de l'instrument, et
lui aussi qu'on doit amener à se dégager le premier sous les pubis. *On abaisse d'abord* le manche
du forceps, jusqu'à dégagement du menton ; puis,
on relève ce même manche, pour opérer le dégagement du reste de la tête en avant du périnée.

Lorsqu'au contraire le menton regarde en arrière, une seule application du forceps n'est généralement plus suffisante ; il en faut deux successives pour dégager la tête comme le fait habituellement la nature. Chercher à ramener la tête
à l'état de flexion, en la saisissant le plus près
possible de l'occiput, est une mauvaise manœuvre
qui manque presque constamment son but (Depaul, Pajot, P. Dubois, etc.). Il faut donc, de toute
nécessité, à moins que le fœtus ne soit très-petit
et le bassin très-ample, amener le menton *en avant*,
sous l'arcade pubienne. Sans doute, par la manœuvre hardie des deux applications successives
du forceps, on court grand risque de tordre le cou
à l'enfant ; mais n'est-il pas en aussi grand danger

par le fait même de la position dans laquelle il se trouve et qui ne permet guère l'accouchement sans mutilation? Et, alors, doit-on donc prendre grand souci de le voir succomber d'une façon plutôt que d'une autre? Ce qu'il y a d'important, c'est d'éviter à la mère le plus possible de douleurs et de chances d'inflammation, et, pour cela, de la délivrer rapidement. Du reste, il faut bien savoir qu'on ne tue pas toujours l'enfant en lui tordant le cou de la sorte, même jusqu'à 150 degrés. MM. Blot, Danyau, Pajot, P. Dubois, etc., ont réussi plus d'une fois à amener ainsi des enfants vivants.

Si la face était déjà rendue au bas de l'excavation, sur le périnée même, on pourrait, au moyen d'un petit forceps *droit*, faire exécuter à la tête son grand mouvement de rotation *en un seul temps*, en agissant, toutefois, avec une certaine lenteur, pour ne pas brusquer la résistance de la colonne cervicale et laisser au tronc le temps de suivre un peu le mouvement imprimé à la tête.

2° *Présentation de la base du crâne, l'enfant étant venu par les pieds et la tête étant restée enclavée, quoi qu'on ait pu faire pour prévenir cet accident.*

Si la tête est arrêtée au détroit supérieur, il n'est guère possible, nous l'avons dit, d'appliquer sur elle le forceps, sans une détroncation préalable. Cependant, on pourrait en essayer, et si le tronc du fœtus ne remplissait pas trop exactement l'excavation, peut-être réussirait-on. Nous avouons, pour notre part, avoir toujours échoué quand la tête était arrêtée au détroit supérieur par cause de déflexion, le menton se trouvant tourné vers l'une ou l'autre fosse iliaque; l'une des cuillers de l'instrument arrivait bien à embrasser assez exactement l'occiput; mais l'autre n'embrassait que très-mal la moitié inférieure de la face, et les tractions n'aboutissaient à rien.

Mais l'opération ne présente plus à beaucoup près les mêmes difficultés, quand la tête est arrêtée dans l'excavation. On n'a alors qu'à faire relever ou abaisser fortement le tronc de l'enfant, suivant que l'occiput regarde en avant ou en arrière, et à procéder au placement des branches de l'instrument, d'après les règles établies plus haut. — C'est toujours, qu'on le remarque bien, *sur le plan sternal du fœtus*, et non sur son plan dorsal, qu'on insinue alors les branches de l'instrument (*fig.* 91 et 92). — Pour faire relever plus exactement le tronc du fœtus sur les pubis, dans le cas où la face regarde en arrière, il faut avoir soin d'envelopper préalablement d'une serviette le tronc et les bras tout ensemble. — Quand, au contraire, la face regarde en avant, cette précaution est inutile, on n'a presque qu'à abandonner le tronc à son propre poids pour qu'il s'abaisse suffisamment vers le périnée. — Une fois la tête saisie (et nous la supposons restée à l'état de flexion), on tire en relevant le manche du forceps, si la face regarde en bas (*fig.* 91), et, au contraire, en abais-

sant ce manche, si la face regarde les pubis
(*fig.* 92) ; car, dans ce dernier cas, c'est le front

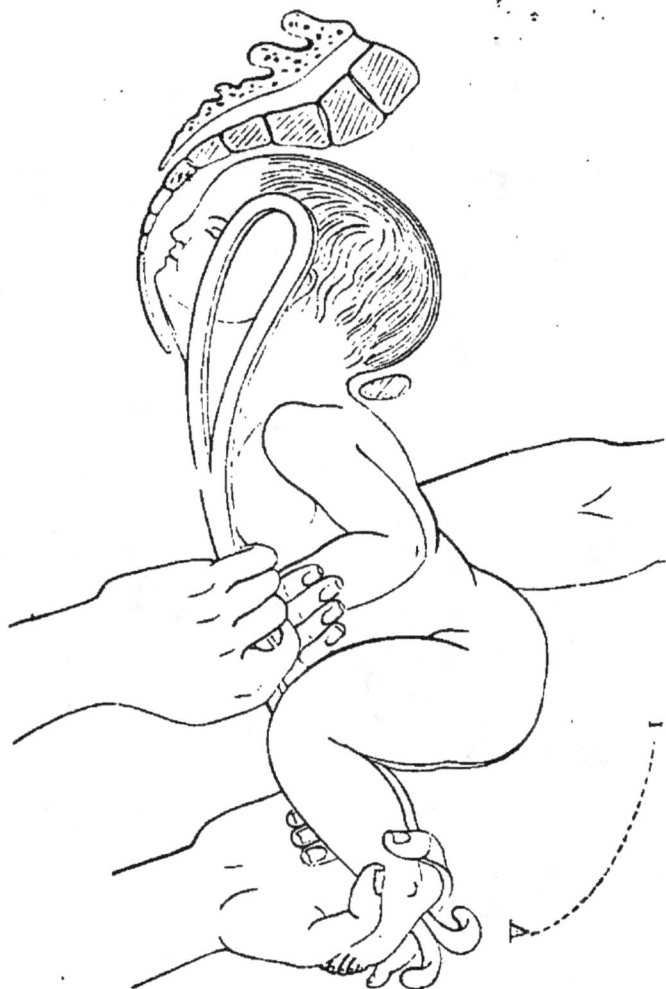

Fig. 91. Manière de placer le forceps sur la tête se présentant par la
base, l'occiput en avant. Sens dans lequel il faut tirer, de A en L.

et non l'occiput qui doit être dégagé le premier.
Si, la face étant tournée en avant, la tête était dé-

fléchie et le menton accroché au-dessus des pubis,
il faudrait relever le manche de l'instrument,

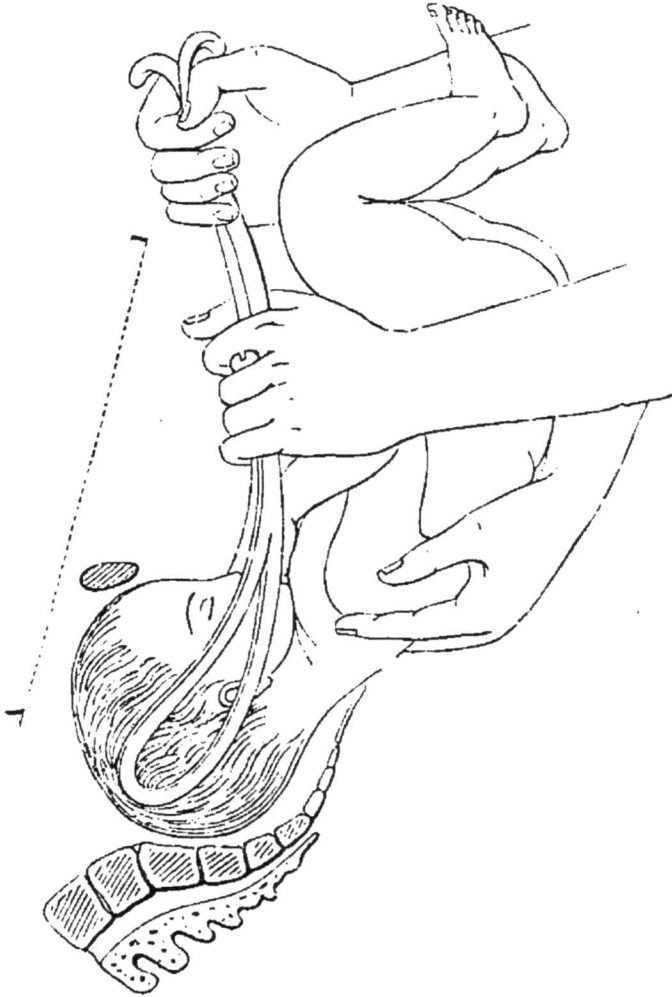

Fig. 92. Manière de placer le forceps sur la tête se présentant par la
base, l'occiput en arrière. Sens dans lequel il faut tirer, de A en I,
c'est-à-dire vers soi et un peu de haut en bas.

comme lorsque la face regarde en arrière, c'est-
à-dire de A en I (*fig.* 91 et 93).

Dans le cas d'enclavement de la tête *défléchie* dans l'excavation, avec le menton tourné *en ar-*

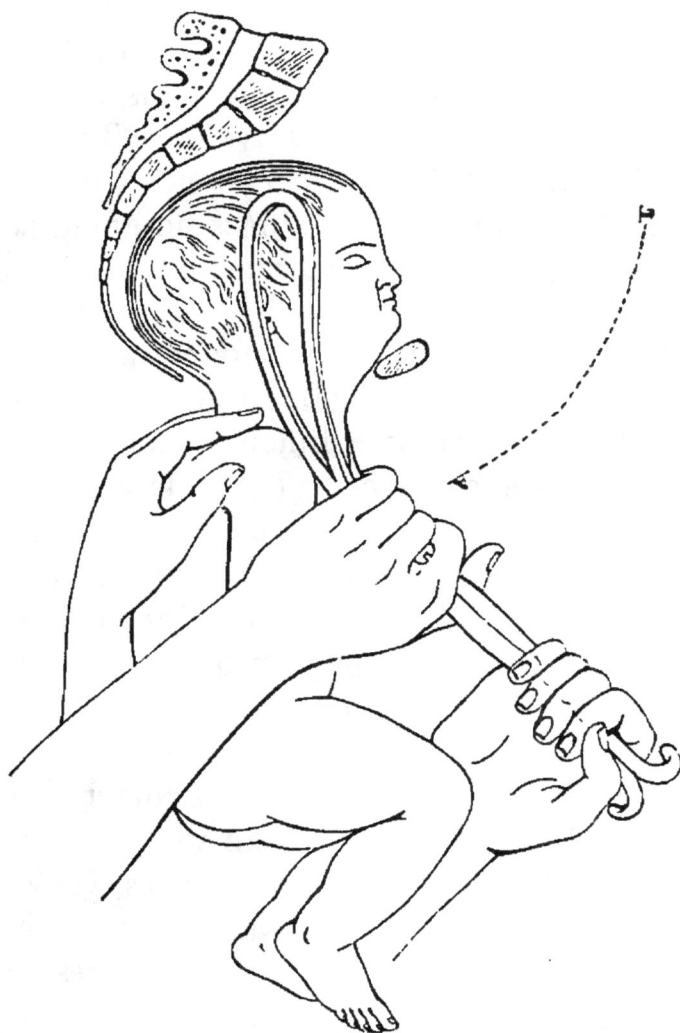

Fig. 93. Sens dans lequel il faut tirer, de A en I, si le menton s'est arc-bouté sur les pubis.

rière, il est plus que probable qu'on ne parviendra

pas à la dégager et qu'on se verra contraint de recourir au céphalotribe.

Au contraire; dans le cas d'enclavement de la
tête, toujours défléchie, mais avec le menton
tourné *en avant*, il est possible qu'on arrive à
pouvoir repousser le menton au-dessus des pubis,
et alors le cas cesse d'être grave ; car il suffit, en
général, pour achever l'accouchement, de quelques tractions sur le tronc, aidées du grand mouvement *de ventre sur ventre*, ou, tout au plus, du
forceps appliqué comme l'indique la figure 93.

3° *Tête restée seule dans la matrice après détroncation.* — L'application, soit du forceps, soit du
céphalotribe, est ici assez difficile, à cause de l'élévation de la tête, et surtout à cause de sa mobilité.
Pour conduire sûrement les cuillers sur les côtés
de la tête, il faut, d'abord, faire fixer cette tête le
mieux possible par les mains d'un aide intelligent,
comprimant la région hypogastrique et, par conséquent, l'utérus ; puis, introduire la main entière
jusque dans cet organe, pour servir de guide dans
le placement des branches de l'instrument. Mais,
cette introduction des deux mains entières, l'une
après l'autre, dans des parties fatiguées, gonflées,
irritées par la longueur du travail et les tentatives
d'extraction déjà faites, cause d'assez vives douleurs à la femme et l'expose évidemment à une
inflammation consécutive. Or, c'est pour diminuer les souffrances et tout à la fois les chances
d'inflammation, que M. Hatin a eu l'idée de se

servir d'une seule main pour conduire, sans dé-

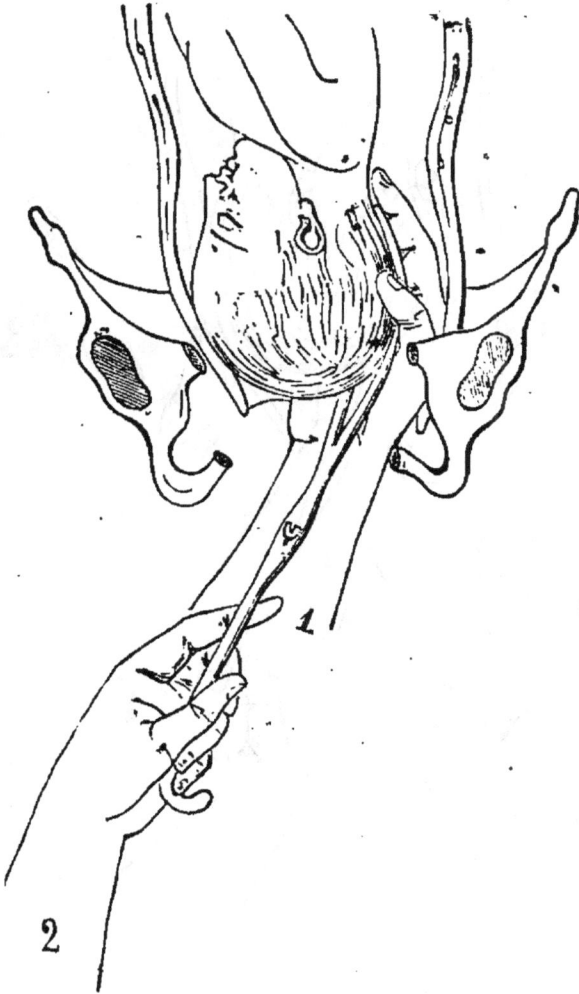

Fig. 94. Procédé Hatin pour le placement des branches du forceps sur la tête encore mobile au-dessus du détroit supérieur (1).

(1) Dans les figures 94 et 95, c'est la main *gauche* 2 qui tient les branches du forceps, et la main *droite* 1 qui les conduit, sur les côtés d'une tête tenant encore au tronc. Malgré cela, ces figures n'en feront pas moins bien comprendre le procédé.

semparer, les deux branches du forceps sur les côtés
d'une tête arrêtée au-dessus du détroit supérieur.

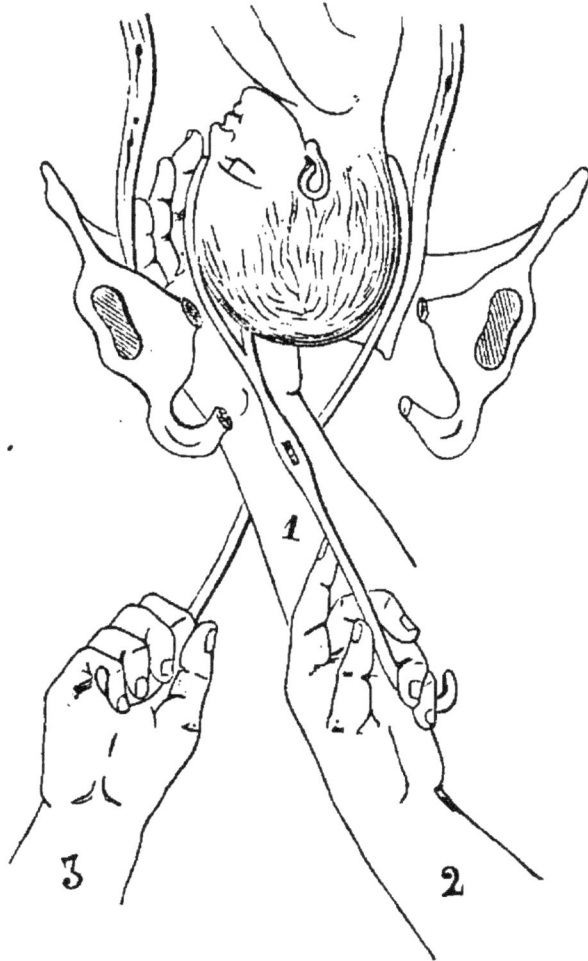

Fig. 95. Procédé Hatin pour le placement des branches du forceps sur
la tête encore mobile ; 1, main droite faisant l'office de conducteur ;
2, main gauche introduisant la branche droite ; 3, main d'un aide
retenant en place la branche gauche déjà introduite.

Le procédé de M. Hatin (*fig.* 94 et 95) consiste
donc à introduire, par exemple, la main *gauche*

entière dans la cavité utérine pour guider dans
le placement des cuillers, et à ne se servir que de
la main *droite* pour l'introduction des branches
de l'instrument. Pendant l'introduction et le placement de la branche *gauche*, la main gauche, qui
est dans la matrice, est tenue *en supination forcée*,
et, au contraire, *en demi-pronation*, pendant l'introduction et le placement de la branche *droite*.
Or, pour opérer ce changement de position, cette
main gauche n'a pas besoin de sortir de l'utérus ;
elle n'a besoin que d'être glissée *par derrière la
tête*, pour passer d'un côté de cette tête à l'autre
et, par suite, de la supination forcée à la demi-pronation. Si c'était la main *droite*, elle passerait de la
demi-pronation à la supination forcée (*fig.* 94 et 95).

Tant mieux, si l'on a pu réussir, préalablement
à l'introduction de l'instrument, à faire que la tête
se présente franchement par le menton au détroit
supérieur ; car, si le menton s'arc-boute sur un
point quelconque de la circonférence du détroit, il
est plus que probable que le forceps restera insuffisant et qu'il faudra recourir à une application
répétée du céphalotribe. Qu'on se serve, du reste,
du forceps ou du céphalotribe, c'est le cas ou
jamais de suivre le conseil que nous avons donné
plus haut, de *bien veiller à ce que l'aide, qu'on
charge de tenir immobile le manche de la première
branche placée, ne rapproche pas trop l'extrémité
de ce manche de la ligne médiane*, de peur d'un
mouvement de bascule qui porterait la tête sur la

fosse iliaque droite, d'où impossibilité d'arriver à placer convenablement la seconde branche.

Crâniotomie ou perforation du crâne.

La *crâniotomie* est une opération qui a pour résultat la perforation de la boîte crânienne, afin de permettre l'écoulemént de la matière cérébrale et de réduire par là les diamètres de la tête. Ce n'est point un moyen direct d'extraction ; c'est tout simplement un moyen de réduction, mais un moyen de réduction très-efficace. Aussi, dans certains cas, avons-nous vu M. P. Dubois se contenter de pratiquer la crâniotomie, laissant ensuite aux contractions utérines, si elles étaient assez énergiques, le soin d'amoindrir la tête, en faisant écouler la matière encéphalique.

La crâniotomie s'exécute avec les ciseaux de Smellie (*fig.* 96), ou le perce-crâne de M. H. Blot (*fig.* 97), ou, au besoin, avec n'importe quel instrument tout à la fois solide, piquant et un peu tranchant vers la pointe. Un grand scalpel à double tranchant, dont on garnirait la pointe, comme on le fait pour les ciseaux de Smellie, d'une boulette de cire, et la lame d'une bandelette de linge roulée sur elle en spires peu serrées, — serait un instrument parfaitement convenable pour pratiquer la perforation du crâne. Voici, du reste, comment se fait l'opération :

La femme étant placée, comme s'il s'agissait

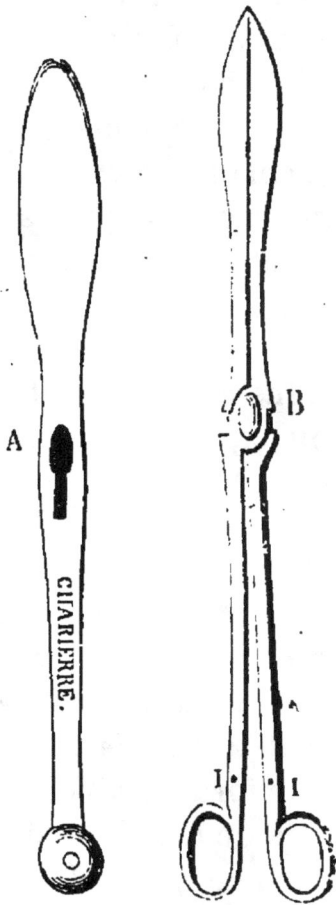

Fig. 96. Ciseaux de Smellie à gaîne
protectrice.

Cet instrument est composé de deux lames dont les tranchants fonctionnent en
sens inverse des ciseaux ordinaires et qui,
réunies à leur extrémité en forme de poin-
tes, servent de perforateur; une gaîne en maillechort, échancrée au milieu A, se fixe sur l'articulation B des ciseaux, et se trouve maintenue
dans deux petits trous I I près des anneaux, et couvrant parfaitement les
tranchants et la pointe, rend l'instrument complétement mousse; cette
gaîne se retire facilement quand l'instrument est placé.

Fig. 97. Perce-crâne de M. Blot. — Cet instrument se compose de deux
lames A superposées glissant l'une sur l'autre, dont le tranchant de chacune est protégé par le dos de chaque lame; les pointes sont en forme de
poinçon; on tient l'instrument par le manche B en protégeant la pointe
avec son doigt, et les lames sont écartées au moyen de la bascule D. On
démonte l'instrument comme les ciseaux en les détachant du tenon B.

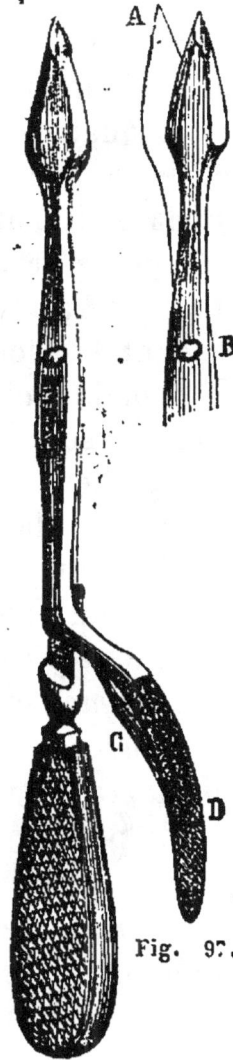

Fig. 97.

25.

d'une application de forceps, c'est-à-dire sur le bord de son lit et le périnée tout à fait en dehors, on engage la main gauche, moins le pouce, dans le vagin, les quatre doigts disposés en cône, et, dès qu'on sent à nu la tête de l'enfant, on relève, s'il le faut, la moitié antérieure du col et on glisse la lame du perce-crâne, quel qu'il soit, dans le vide résultant de l'arrangement des doigts et à raser exactement la face palmaire de ceux-ci. S'il se trouve sous la pointe de l'instrument une fontanelle ou une suture, tant mieux, la ponction sera des plus faciles; un coup sec suffira pour entrer dans le crâne. Mais il n'y a pas à se laisser déconcerter, si c'est un os qu'on rencontre au centre de l'orifice utérin : on applique sur lui la pointe du perce-crâne *le plus perpendiculairement possible à sa surface, ayant soin, à cet effet, d'abaisser le manche de l'instrument jusqu'à déprimer le bord antérieur du périnée,* et, par une forte pression combinée à de petits mouvements de rotation à droite et à gauche, on pénètre dans la cavité crânienne. La sensation d'une résistance vaincue et la sortie d'un mélange de sang noir et de pulpe cérébrale avertissent l'opérateur qu'il a bien pénétré où il le fallait. Alors, il n'y a plus qu'à écarter les lames du céphalotome et à leur imprimer quelques mouvements de circumduction pour broyer le cerveau; après quoi, on retire l'instrument, en protégeant toujours le vagin avec la main conductrice. S'il paraissait nécessaire d'agrandir l'ouverture, on retirerait le perce-crâne de Smellie ou de Blot les lames ouvertes.

Cela fait, si le rétrécissement du bassin n'est pas très-considérable, si le diamètre sacro-pubien n'a pas moins de 8 centimètres 1/2, on essaye d'abandonner le reste du travail à la nature, quitte à aider celle-ci avec le forceps, si elle est impuissante. Mais, si le diamètre rétréci du bassin a moins de 8 centimètres, on fait suivre de suite la perforation du crâne de l'application du céphalotribe.

Dans le cas où l'on ne se servirait pas du céphalotribe, Cazeaux voudrait que l'on fît des injections dans le crâne lui-même, avec une seringue armée d'une longue canule, pour faciliter la sortie de la pulpe nerveuse broyée. Mais, évidemment, cette précaution est inutile; ces injections ne feraient que compliquer et rendre plus repoussante, sans aucun avantage, une opération qu'il convient de laisser dans toute sa simplicité et d'envelopper du plus grand secret possible ; et il est bien plus sage de se borner, comme le veut M. Chailly (1), à disposer devant la vulve un linge pour recevoir la bouillie encéphalique, à mesure qu'elle s'écoulera, et la soustraire, si cela se peut, aux regards des assistants. La pression que les contractions de l'utérus ou le forceps, et, à plus forte raison, le

(1) *Traité pratique de l'Art des accouchements*, 4ᵉ édition. Paris, 1861.

céphalotribe, exercent sur la tête, suffisent à l'évacuation de cette bouillie.

« La perforation du crâne, quand la tête se présente par le sommet, est une opération facile et qui n'expose nullement la femme. Mais il n'en est plus de même dans le cas où la tête, après l'extraction du tronc, se trouve arrêtée au détroit supérieur rétréci ; alors, la perforation est difficile et peut être dangereuse pour la mère, si l'on veut percer le crâne par l'occiput ou par le front. En effet, agissant sur ces parties, l'instrument n'est pas dirigé perpendiculairement à leur surface, et, comme ces parties résistent plus que ne le fait habituellement le sommet, la pointe du céphalotome peut glisser et aller blesser les organes maternels. Il vaut mieux, à l'aide de deux doigts introduits dans la bouche, abaisser fortement la mâchoire inférieure et faire, alors, pénétrer les ciseaux de Smellie dans la masse cérébrale, en perforant la voûte palatine (*fig.* 98). Par ce procédé, on peut agir perpendiculairement, et, dans tous les cas, on n'a pas de glissement à craindre. » (Chailly.)

Cependant, M. Hubert, de Louvain, trouve qu'il y a mieux à faire encore que de perforer la base du crâne par la voûte palatine. Suivant lui, c'est en brisant l'arc-boutant même des os du crâne, *le sphénoïde*, qu'on réduira le plus sûrement le volume de la tête. Le sphénoïde brisé, les temporaux et les pariétaux, qui prennent leur point

d'appui sur lui, s'affaisseront avec une grande facilité et passeront par un rétrécissement de 6 et
même de 5 centimètres. Quant à l'occipital et au
frontal, il n'y aura pas à s'en inquiéter; ils s'inflé-
chiront, s'inclineront, s'engageront obliquement
et passeront toujours.

Partant de cette donnée anatomique, M. Hubert

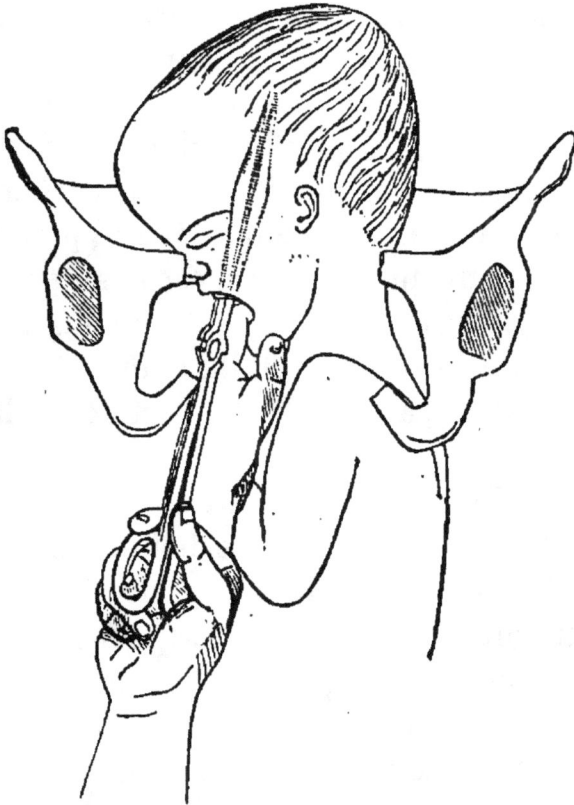

Fig. 98. Perforation du crâne par la voûte palatine.

procède ainsi, le cas échéant : Le tronc du fœtus
étant dehors, la tête seule arrêtée au détroit supérieur, il pratique, à la partie supérieure du sternum

et *transversalement,* une incision de 6 à 7 centimètres ; il en dissèque le lambeau supérieur dans
l'étendue d'un centimètre et y introduit une longue
pince à polype qu'il pousse jusqu'à la base du
crâne. En ouvrant alors cette pince, en sens divers,
et en tenant ses branches écartées au moment où
il la retire, il fraye une route que le *perforateur*
parcourra ensuite sans difficulté et sans danger,
puisqu'il se trouvera dans une véritable gaîne qui
le conduira sûrement à la voûte du pharynx,
c'est-à-dire à peu près sur la base du sphénoïde.

Si les deux doigts, qui ont guidé la pince, arrivent sans peine à la bouche, ils accrocheront la
mâchoire et la fixeront pendant que le perforateur
agira. Mais cette précaution n'est pas de rigueur,
puisqu'une légère traction continue sur le tronc
peut donner à la tête une fixité suffisante.

Le perforateur, auquel M. Hubert donne la préférence sur les ciseaux de Smellie et sur le perce-
crâne de M. Blot, est le *terebellum* de Dugès, modifié de manière à ce que la tête de l'instrument, en
forme de fuseau et un peu grosse, pour faire éclater
la base du crâne en la perforant, soit, en outre,
garnie partout d'un triple pas de vis, qui le fait
marcher plus vite et pour l'entrée et pour la sortie.

Donc, après avoir pratiqué la gaîne tégumentaire à la région antérieure du cou, M. Hubert y
engage le *terebellum,* que deux doigts introduits
dans le vagin guident jusqu'à la voûte pharyn-
gienne : ces deux doigts vont, de plus, accrocher

la mâchoire, s'ils le peuvent; et alors, la tête étant fixée, soit par ces doigts, soit par une traction continue qu'opère un aide sur le tronc, il perfore, ou la gouttière basilaire de l'occipital, ou la base même du sphénoïde, avec la tête du *perforateur* auquel il imprime un mouvement de vis de gauche à droite; et, celui-ci ayant pénétré de 5 ou 6 centimètres, M. Hubert cherche à lui imprimer quelques mouvements latéraux, pour broyer l'encéphale; puis, il le ramène, par un mouvement de rotation en sens inverse du premier, jusqu'au-dessous de la base du crâne, mais sans le retirer de la gaîne tégumentaire; il se contente de changer un peu sa direction, et l'enfonce de nouveau, mais dans un autre point solide; et, ainsi de suite, pour un plus ou moins grand nombre de perforations, selon que le vice de conformation du bassin est plus ou moins considérable.

Quoi qu'il en soit, une fois la base du crâne disloquée, quelques fortes tractions suffiraient à entraîner le fœtus; il n'y aurait plus besoin du céphalotribe.

C'est à l'expérience à prononcer entre le procédé de M. Chailly et celui de M. Hubert. Mais, en attendant, nous aurions une certaine tendance à préférer le procédé Hubert, comme moins dangereux pour la mère et plus facile à exécuter (1).

Enfin, si la tête arrêtée se présentait par la face, on choisirait nécessairement l'orbite la plus accessible, comme point d'introduction de l'instrument perforateur, et l'on arriverait par là dans le crâne presque aussi facilement qu'en passant au travers d'une fontanelle.

Céphalotripsie.

Quand le bassin rétréci n'a pas moins de 8 centimètres, la perforation du crâne, suivie surtout de l'application du forceps, peut suffire au dégagement de la tête, réduite de beaucoup par l'évacuation de la matière cérébrale. Mais, lorsque le plus petit diamètre du bassin a moins de 8 centimètres, il faut nécessairement ajouter à la crâniotomie l'action du *céphalotribe*, espèce de forceps dont les branches sont très-fortes, les cuillers longues, étroites et non fenêtrées, et les manches munis à leur extrémité, pour le rapprochement des cuillers, d'un mécanisme puissant, soit vis à manivelle (*fig.* 99), soit vis à volant (*fig.* 100), soit tige crénelée mue par une clef à engrenage (*fig.* 101), soit lanière de cuir qui s'enroule (*fig.* 102).

Le *forceps-scie* de M. Van-Huevel (*fig.* 103 et 104) est fort ingénieux sans doute ; mais il a le grave inconvénient d'être trop compliqué ; et, après tout, il ne vaut pas mieux que notre céphalotribe ordinaire qui, dans des mains habiles, suffit à tous les cas.

L'application de ce dernier se fait suivant les mêmes règles que l'application *directe* du forceps. Seulement, il est bon de redoubler de précautions à cause de la longueur, du poids et de la force de

l'instrument. Qu'on se figure quels désordres af-
freux on produirait, si on allait pincer maladroi-

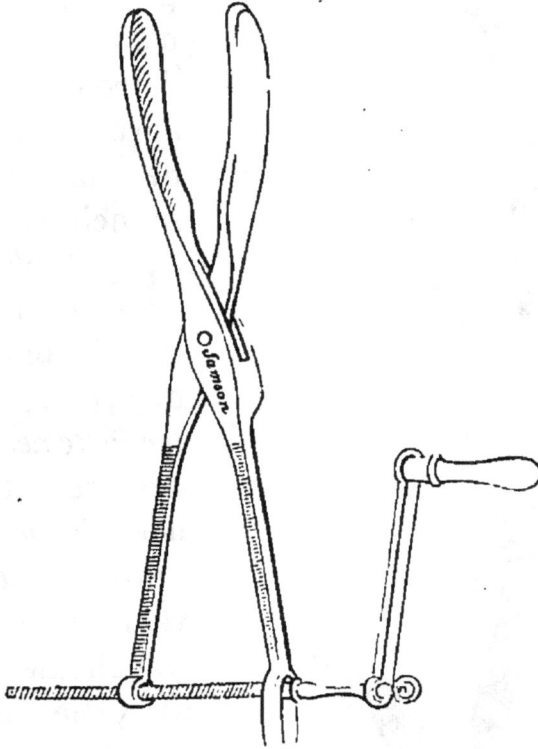

Fig. 99. Céphalotribe à manivelle, de M. A. Baudelocque.

Instrument volumineux, difficile à appliquer, exigeant un trop grand
écartement des cuisses de la femme pour le jeu facile de son mécanisme, et aujourd'hui complétement abandonné.

tement la paroi utérine en même temps que la
tête du fœtus ! C'est donc ici le cas, ou jamais,
d'appliquer le procédé Hatin au placement des
cuillers (main entière introduite comme guide
dans l'utérus). Du reste, pendant qu'on introduit
celles-ci, *un aide, monté sur le lit à côté de la*

femme, doit fixer solidement l'utérus avec ses deux mains, pour que la tête n'abandonne pas le détroit supérieur après le placement de la première branche ; *c'est là une précaution tout à fait indispensable.* On n'oubliera pas, non plus, de *porter fortement par en bas,* vers le périnée, *le manche de l'instrument,* si l'on veut saisir la tête franchement, par sa partie moyenne, et ne pas s'exposer à la voir fuir en avant des mors aux premiers tours de clef ou de vo-

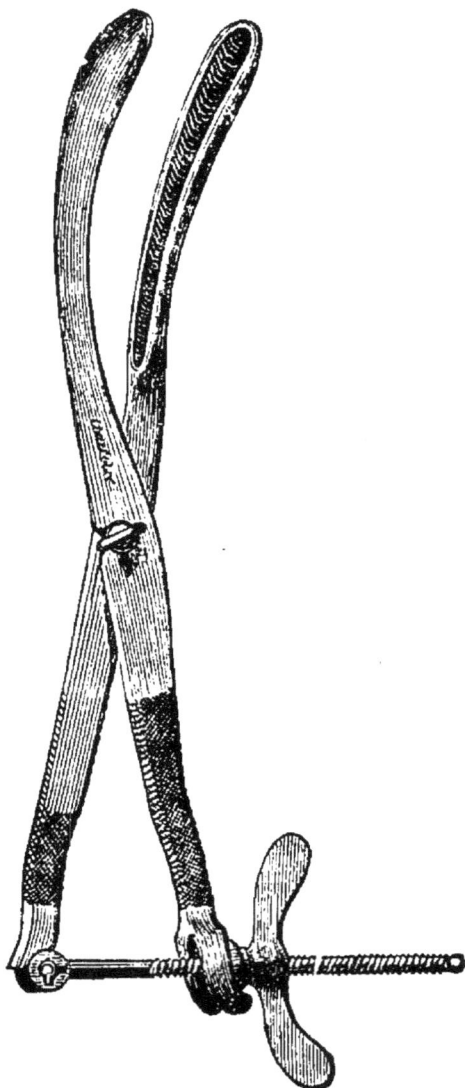

Fig. 100. Céphalotribe de M. Pénard.

La grande manivelle de Baudelocque a été remplacée par une vis à large filets et indépendante, que l'on articule sur la branche gauche de l'instrument, en l'engageant, parallèlement à l'axe de cette branche, dans le clou en forme de T qui y est rivé solidement. Cette vis est placée ensuite à angle droit sous la branche droite, et un volant léger, proportionné à une force moyenne, roule sur cette même vis pour serrer à volonté les deux branches du céphalotribe.

La pression sur les deux branches se fait au centre au moyen d'une chaîne *b* articulée et dentée, fixée sur la branche droite à la partie *c*, qui vient se réunir à la branche gauche en passant sous un baril *d*, dans lequel on engage la clef à pignon *a*. — *e*, pivot de réunion des branches. — *f*, cuillers creusées en gouttière. Il y a, tenant au baril, un cliquet pour empêcher la chaîne de revenir sur elle-même sans qu'on le veuille.

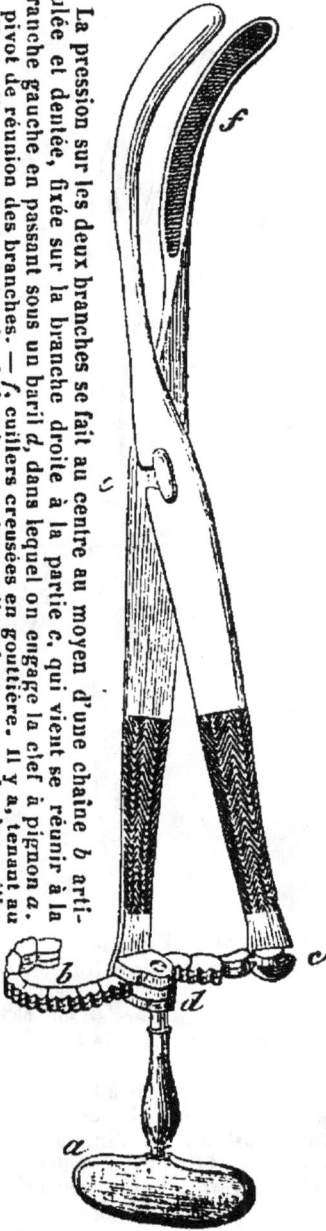

Fig. 101. Céphalotribe de M. Depaul, modifié.

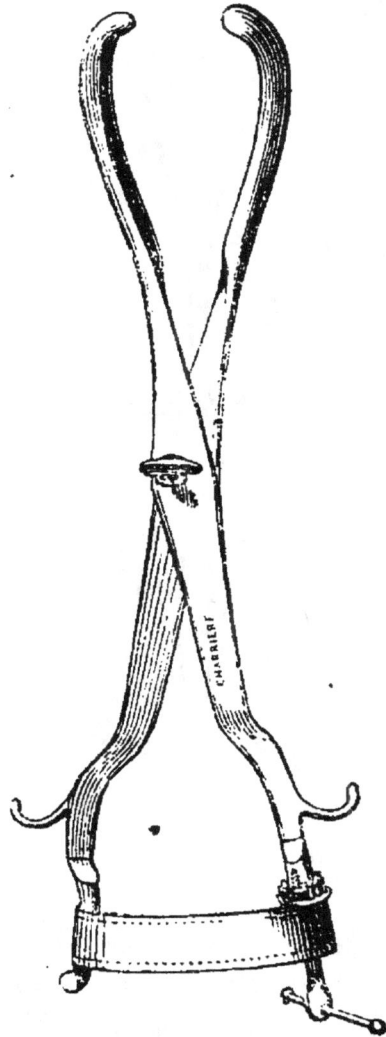

Fig. 102. Céphalotribe de M. Chailly fonctionnant à l'aide d'une courroie en cuir qui s'enroule sur un treuil à crémaillère et à cliquet ; deux crochets pour faciliter la traction ont été ajoutés à l'extrémité des cuillers.

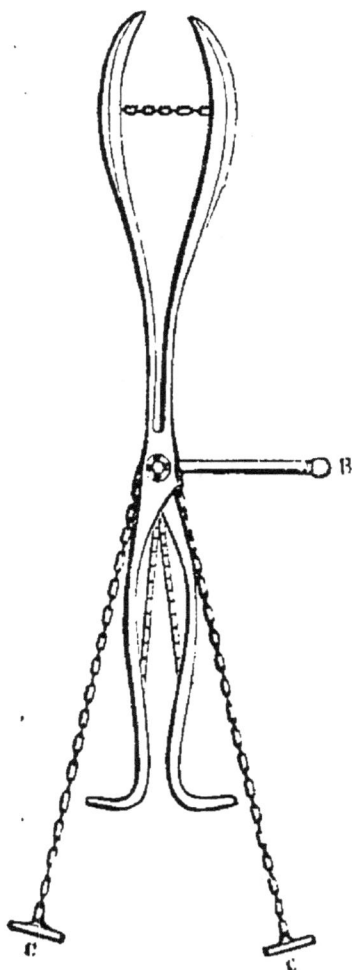

Fig. 103. Forceps-scie de Van-Huevel.

Cet instrument a la forme d'un forceps ordinaire, ses cuillers sont assez épaisses pour y faire glisser une petite scie articulée, dont les chaînons du milieu sont taillés comme ceux de la scie à chaîne ordinaire. Au moyen de poulies de renvoi, on fait monter cette scie qui va ainsi jusqu'à l'extrémité des cuillers.

B, manche servant à soutenir l'instrument. CC, petits manches fixés aux extrémités de la scie à chaîne.

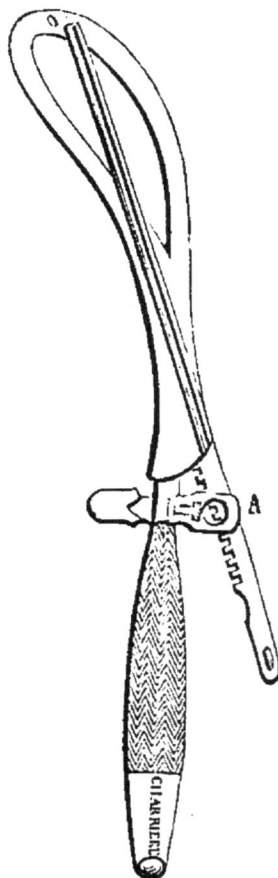

Fig. 104. Forceps-scie modifié de Van-Huevel.

Les cuillers en sont plus minces. La scie à chaîne, faite comme la précédente, passe à travers un tube soudé au centre des cuillers de l'instrument. On fait fonctionner la chaîne à l'aide d'une clef à pignon, placée dans la crémaillère A qui fait monter et descendre la tige qui porte la scie.

lant. Quoi qu'il en soit, une fois la tête saisie suivant l'un de ses diamètres, n'importe lequel (et l'écartement des branches de l'instrument suffit seul à indiquer si les mors sont bien placés ou non), on fait jouer le mécanisme jusqu'à ce que les becs des cuillers se touchent ou à peu près.

Si l'on a suivi le précepte de P. Dubois, qui veut qu'on fasse toujours précéder l'application du céphalotribe de la perforation du crâne, on voit, après quelques tours de clef ou de volant, la pulpe cérébrale s'échapper de la vulve et annoncer que le broiement de la tête se fait bien. On continue, malgré cela, de comprimer cette boîte osseuse, et quand on reconnaît au peu d'écartement des branches que les becs des mors en sont presque à se toucher, on tourne le bord concave de l'instrument à gauche ou à droite, pour placer le diamètre réduit de la tête dans le sens du diamètre rétréci du bassin, et l'on exerce alors d'assez fortes tractions, suivant l'axe général du canal vulvo-utérin.

Il est bien entendu que ces tractions, quoique fortes, doivent encore être faites avec un certain ménagement ; car il serait possible que quelques pointes osseuses eussent transpercé les téguments du crâne et menaçassent les parties maternelles de dilacérations plus ou moins graves.

Eh bien, c'est pour éviter le danger de semblables dilacérations, soit du col de l'utérus, soit du

vagin, par des esquilles crâniennes, que M. Pajot
a proposé dans ces derniers temps une nouvelle
méthode de céphalotripsie, sous le nom de *céphalotripsie répétée*. Ce savant professeur supprime
le 4ᵉ temps de l'opération (l'extraction) et répète,
au contraire, le 3ᵉ (le broiement) jusqu'à 4, 5
et 6 fois, s'il le faut : *Plus d'extraction*; mais, aussi,
de trois à quatre broiements en moyenne. Après le
premier, M. Pajot imprime à la tête un assez
grand mouvement de rotation à gauche ou à droite,
suivant la position reconnue, et, cela fait, il dé-
sarticule les branches de l'instrument, pour les
retirer l'une après l'autre. Il abandonne, alors, le
travail à la nature *pendant deux ou trois heures*. Au
bout de ce temps, si le fœtus n'est pas descendu,
il fait une nouvelle application du céphalotribe et
un nouveau broiement de la tête suivant un diamètre autre que le premier saisi ; puis, il imprime
un nouveau mouvement de rotation, *toujours dans
le même sens que le premier*, et enfin, l'instrument
encore enlevé, il fait un nouvel abandon du travail
à la nature, *pendant encore deux ou trois heures ;* et,
ainsi de suite, jusqu'à 5 et 6 fois, si c'est nécessaire. Le nombre des reprises variera évidemment
selon le degré du rétrécissement et l'énergie des
contractions utérines. Dans un cas, M. Pajot
a dû répéter le broiement jusqu'à 8 fois, à une
ou deux heures d'intervalle en moyenne, et il
n'est survenu aucun accident primitif ni consécutif.

L'expérience ayant démontré : — 1° qu'il est sage,
si rien ne s'y oppose, de livrer l'expulsion du produit, une fois la réduction de la tête opérée, aux
seules forces de la nature ; — 2° que le céphalotribe, à l'inverse du forceps, est un excellent
instrument de réduction, mais un très-mauvais
agent d'extraction ; — 3° que, dans le cas où il a
pu saisir assez solidement la tête une fois broyée,
le col de l'utérus et le vagin, pour peu que le rétrécissement soit considérable, sont exposés, pendant les tractions, à des dilacérations toujours fâcheuses ; — nous ne pouvons que nous prononcer
(sans pourtant avoir encore trouvé l'occasion de
l'appliquer) en faveur de la nouvelle méthode de
céphalotripsie, qui laisse le céphalotribe *exclusivement* agent de réduction, — qui se contente de
broyer à plusieurs reprises la tête du fœtus, pour
livrer ensuite l'expulsion de celui-ci aux seules
contractions utérines, — et qui, dès lors, n'expose
plus les parties molles de la mère à être dilacérées
de la même façon. Assurément, tout accoucheur
habile retirera de ce nouveau mode opératoire les
mêmes avantages que M. Pajot lui-même, qui l'a
déjà appliqué plusieurs fois, nous le savons, avec
un succès complet, même dans des cas où l'opération césarienne paraissait devoir être l'unique
ressource. Mais s'ensuit-il qu'il faille rejeter
entièrement la méthode ancienne? Non, sans
doute ; car, si cette dernière expose, dans quelques circonstances, les parties génitales à une

plus vive inflammation, elle est aussi plus ex-
péditive ; et il n'est certes pas indifférent pour
le praticien, s'il n'a pas de temps à perdre,
comme pour la femme, si elle a déjà beaucoup
souffert, que l'accouchement, pour sa terminaison, exige encore 8 ou 10 heures au lieu d'une
seule.

Quelques accoucheurs ont eu recours avec avantage à la version pelvienne, immédiatement après
avoir écrasé la tête du fœtus, aussi bien que possible, par deux ou trois applications rapprochées
du céphalotribe. M. le docteur Bertin a récemment
commenté les faits de ce genre qui ont été publiés,
et il en a tiré cette conclusion, que c'est encore
une nouvelle méthode opératoire destinée à rendre
de grands services. Mais, évidemment, elle ne sera
applicable que dans des cas de rétrécissement
médiocre, permettant l'introduction de la main
dans l'utérus.

Parfois, après la sortie du tronc (soit version,
soit accouchement spontané par le siége), la tête
est arrêtée au détroit supérieur par un rétrécissement. On essaye d'amener le fœtus par de fortes
tractions, puis par le forceps ; mais on n'y réussit
pas. Que faire alors ? La pratique la plus générale
consiste à détronquer, d'abord, l'enfant, pour dégager le conduit vulvo-utérin, et à appliquer, après
cela, le céphalotribe sur la tête restée seule dans
l'utérus. — La *détroncation* se fait au moyen de
longs et forts ciseaux droits ou courbes sur le plat,

voy. plus loin (*fig.* 105), que l'on conduit sur le cou de l'enfant avec deux ou trois doigts de la main gauche, et à l'aide desquels on coupe chairs et os, à petits coups répétés. — Quant à la *céphalotripsie*, elle s'exécute d'après les règles établies plus haut. Seulement, l'accoucheur veille plus que jamais à ce que l'utérus et la tête, par conséquent, soient maintenus immobiles par les mains d'un aide monté, à cet effet, sur le lit, à côté de la femme; — à ce que les mors de l'instrument soient bien exactement conduits sur les côtés de la tête par la main (procédé Hatin) introduite tout entière dans la cavité utérine; — et, enfin, à ce que le manche du céphalotribe soit tenu fortement abaissé vers le périnée, pendant qu'on fait jouer la clef à engrenage ou le volant : au degré d'écartement des branches il jugera, du reste, très-bien si la tête est ou non solidement saisie, s'il y a à craindre ou non que les mors, glissant sur elle par devant ou par derrière, viennent pincer et déchirer peut-être la paroi utérine.

Depuis quatre ans, — pour des rétrécissements ne dépassant pas 8 centimètres 1/2, mais alors que la tête des fœtus était d'un volume excessif, — nous avons pratiqué deux fois (avec un succès merveilleux, du reste,) le *broiement*, par la méthode ordinaire, *de la tête restée seule dans l'utérus* après version et détroncation; — et nous avons pu nous convaincre qu'en vertu de l'étroitesse des mors du céphalotribe et de leur forme parfaitement arrondie

LUCIEN PÉNARD. 26

en dehors, il est assez facile, après avoir aplati la tête dans un sens et lui avoir imprimé un mouvement de rotation à droite ou à gauche, de la reprendre suivant un autre diamètre, sans retirer les branches de l'instrument (comme on le ferait pour le forceps) et sans cependant exposer beaucoup la paroi utérine à un pincement. Pour cela, il suffit de désarticuler et de faire ensuite exécuter aux mors de petits mouvements en sens inverses.

Mais nous avons également pu remarquer combien le défaut de fixité de la tête, après la détroncation, rend difficile l'exacte application des mors du céphalotribe sur les extrémités d'un diamètre céphalique quelconque, et, dès lors, nous nous sommes demandé pourquoi, — si l'on ne voulait ou ne pouvait pas recourir au procédé ingénieux de M. Hubert, de Louvain (V. *article Crâniotomie*), — on ne substituerait pas *à la décollation* une *simple ablation des deux bras, épaules comprises ;* — ablation qui suffirait certainement à dégager l'entrée du conduit vulvo-utérin, de façon à faciliter de beaucoup l'introduction des branches du céphalotribe, et qui, en même temps, aurait le grand avantage de laisser persister la charpente même du tronc. Ce tronc serait enveloppé d'un linge et confié à un aide intelligent, qui exercerait sur lui des tractions soutenues, d'abord, pour fixer la tête au détroit supérieur, pendant l'application des mors de l'instrument, puis, plus tard, pour aider à l'extraction, une fois le broiement fait : et, moyennant cela, l'opération deviendrait assurément plus facile, plus sûre, plus rapide et, partant, moins dangereuse. Car, qu'on ne se fasse pas trop illusion ; malgré les immenses services qu'elle rend chaque jour, la céphalotripsie n'est pas du tout une opération exempte de dangers. Elle fait, au contraire, passablement de victimes ; puisque, d'après un relevé de M. Rillet, directeur de la Maternité de Paris, sur 60 céphalotripsies pratiquées dans cet établissement, de 1852 à 1862, 17 auraient été suivies de mort.

Embryotomie.

Perforer et, à plus forte raison, briser le crâne d'un fœtus, c'est faire déjà, sans aucun doute, de l'embryotomie. Néanmoins, on réserve, en général, ce nom pour l'opération qui consiste, dans le cas de présentation de l'épaule, avec engagement profond de la partie et rétraction tétanique de l'utérus, à séparer le tronc de l'enfant en deux parties qu'on extraira ensuite séparément, l'inférieure d'abord, puis la supérieure, celle à laquelle tient la tête. Se borner à désarticuler le bras qui pend dans le vagin, serait une opération absurde, qui ne conduirait à rien et, qui plus est, priverait maladroitement l'accoucheur du seul moyen d'agir efficacement par tractions sur l'une ou l'autre des moitiés du tronc, une fois la section de celui-ci achevée. C'est, suivant Davis et P. Dubois, le thorax qu'il faut couper en écharpe, soit du dessous de l'épaule engagée à aller joindre la base du cou du côté opposé, soit du dessus de l'épaule engagée à aller tomber sous l'aisselle opposée. Or, cette section ne s'exécute guère aujourd'hui qu'à l'aide de longs et forts ciseaux droits ou légèrement incurvés sur le plat, (ciseaux de P. Dubois, *fig* 105), que l'on fait agir *à petits coups*, pendant que, de la main gauche, on apporte le plus grand soin à protéger les parties maternelles.

Autrefois, on se servait, pour faire cette séparation du tronc du fœtus en deux parties, du *crochet à lame tranchante*, de Ramsbotham; mais c'est

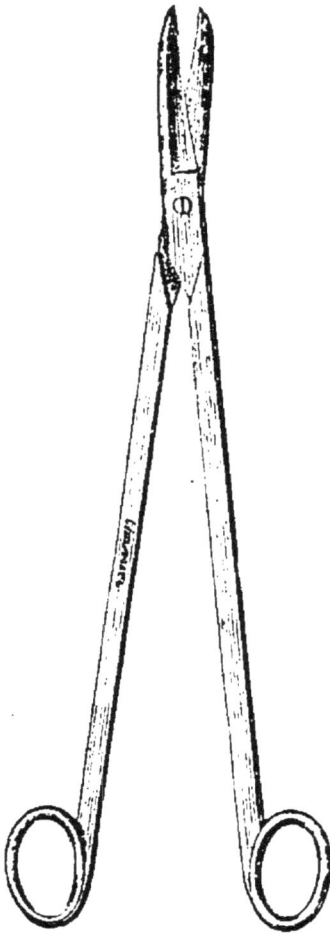

Fig. 105. Ciseaux céphalotomes.

Il se fait deux modèles : l'un à branches droites, comme les ciseaux de Percy, l'autre de même forme, mais à branches décroisées près des anneaux, pour qu'elles s'écartent moins quand les lames sont ouvertes. L'un et l'autre peuvent, du reste, avoir leurs lames droites ou courbes sur le plat. Les modèles Charrière sont à tenon. Les ciseaux à branches décroisées seraient préférables aux autres, s'ils n'étaient un peu plus faibles.

un mauvais instrument et, de nos jours, on l'a complétement abandonné. Si les ciseaux ne devaient pas suffire, il vaudrait mieux recourir au moyen qu'a proposé M. Pajot, et qui consisterait à conduire autour du tronc de l'enfant une petite corde solide, comme celle dite *fil à fouet*, et à scier les tissus embrassés par cette corde, en imprimant à celle-ci des mouvements un peu forts de va-et-vient. Pour protéger l'orifice utérin, les parois vaginales et la vulve elle-même contre l'action de la corde, il faudrait évidemment faire passer les bouts de celle-ci à travers un speculum plein, dont on appliquerait exactement l'extrémité sur la partie fœtale qui se présente, avant de commencer les mouvements de scie. Mais, comment arriver à passer cette corde autour du tronc de l'enfant? M. Pajot dit y réussir parfaitement au moyen du crochet mousse ordinaire, sur la convexité duquel il a fait creuser une rainure pouvant recevoir le *fil à fouet* et dont il coiffe la pointe d'une grosse balle de plomb disposée en calotte et à laquelle est fixée une des extrémités de la corde. C'est en tendant celle-ci sur sa poulie de réflexion, qu'il maintient la calotte de plomb à sa place. — Il porte donc le crochet ainsi garni dans la matrice, *par derrière* le fœtus, le recourbe par-dessus ce même fœtus quand il le présume être rendu à hauteur voulue, dégage facilement la calotte de plomb de la pointe du crochet, rien qu'en abandonnant la corde à elle-même, va à la recherche du plomb avec une longue pince à polype, s'il n'apparaît pas de lui-même en avant de la partie fœtale engagée, et, le speculum mis en place, commence immédiatement à imprimer au *fil à fouet* de vigoureux mouvements de va-et-vient.

Cette manière de scier un fœtus est très-ingénieuse, sans doute; mais est-on bien sûr d'arriver à un plein résultat avec un simple *fil à fouet*? Ne vaudrait-il pas mieux se servir de ce fil pour entraîner autour du fœtus une *scie à chaîne* qui, plus solide de beaucoup, ne courrait pas le même risque de se rompre, et diviserait le squelette de l'enfant bien plus sûrement et bien plus vite (1)? Et, enfin, s'il ne s'agissait que de sectionner le cou de l'enfant, ne pourrait-on pas se servir d'un instrument bien meilleur encore, de *l'écraseur linéaire* de M. Chassaignac?... Nous livrons ces idées à l'expérimentation des accoucheurs habiles.

La *décollation* ou détroncation, — section du cou seul, — est encore évidemment de l'embryotomie; mais elle ne se pratique guère que lorsque l'enfant est arrivé, soit spontanément, soit par suite de version podalique, à avoir tout son tronc dehors, et que la tête seule, arrêtée au détroit su-

---

(1) Le *diviseur céphalique* de M. le docteur Joulin (voy. l'U-*nion médicale*. du 13 mai 1863), n'est pas autre chose, du reste, que la scie à chaine appliquée à la section de la tête en deux parties, dans le cas de présentation du sommet ou de la face avec enclavement irréductible.

périeur, met obstacle à la terminaison de l'accouchement ; et encore, vaudrait-il mieux, suivant nous, ne pas pratiquer alors la décollation, mais bien seulement l'ablation des deux bras, épaules comprises. Dans le cas d'engagement irréductible de l'épaule, ce n'est donc pas, quoi qu'en dise Cazeaux, à la section du cou qu'il faudrait donner la préférence, mais bien à la section oblique du thorax, d'après la méthode de M. P. Dubois ; car, il n'est pas du tout indifférent de laisser ou non un des bras attenant au tronçon supérieur du fœtus. Il faudrait que ce fût le cou lui-même qui se présentât en plein dans le champ de l'orifice utérin, et qu'avec cela il parût absolument impossible d'amener le bras en procidence, pour qu'on songeât à pratiquer tout d'abord la décollation. Du reste, cette décollation ne serait, alors, que le premier temps d'une opération très-complexe, consistant à extraire le tronc au moyen d'un crochet, — puis *la tête*, au moyen du céphalotribe, — horrible opération ! qui nécessairement fera toujours courir à la femme les plus grands dangers. M. Pajot dit n'avoir pas vu périr moins de 4 femmes sur 5 délivrées de la sorte ; et encore, la 5° n'a-t-elle échappé à la mort que par miracle, après une foule d'accidents de la plus haute gravité (1). Aussi, d'accord avec cet éminent profes-

(1) Rapport lu à l'Académie de médecine, juillet 1863. (*Bulletin de l'Académie de médecine*, 1863.

seur, donnerions-nous sans hésiter, dans des cas de ce genre, la préférence à l'opération césarienne, qui n'exposerait pas plus la femme, et qui au moins donnerait beaucoup de chances de sauver l'enfant. — Si le fœtus n'était pas à terme, ce serait différent ; nous nous en tiendrions à l'embryotomie qui, du reste, ne présenterait probablement pas, alors, de très-grandes difficultés. — Quant à la circonstance d'un fœtus à terme, mais *mort*, elle nous mettrait dans un extrême embarras ; cependant, nous croyons qu'après avoir cherché à changer la position de l'enfant par des manœuvres externes bien entendues (*version céphalique*) et n'y avoir pas réussi, nous nous déciderions pour l'opération la plus facile, la gastro-hystérotomie, si toutefois les médecins appelés en consultation n'étaient pas d'une opinion contraire.

Voilà pour les cas de présentation de l'épaule avec rétrécissement extrême du détroit supérieur. Mais si le bassin était presque normal et avait permis à l'épaule de s'engager profondément, la version n'étant plus possible, quelle conduite devrait tenir l'accoucheur ?

M. Pamart, dans une circonstance grave — (engagement profond d'une épaule, avec impossibilité de faire la version, bien qu'il n'y eût pas de rétrécissement), — a employé un procédé d'extraction fort ingénieux et qui lui a réussi. Plutôt que de perforer le thorax pour aller saisir la colonne vertébrale avec un crochet mousse, comme le faisait le docteur Lee, — ou de sectionner le fœtus en deux parties à la façon de M. P. Dubois, — il porta de suite le crochet mousse d'une des branches du forceps jusqu'au delà des fausses côtes, *par derrière le fœtus*, et, le retournant vivement, de manière que son extrémité correspondît aux téguments de l'enfant, il le fit pénétrer dans l'abdomen : alors, tirant vigoureusement sur la colonne vertébrale ainsi ployée en double, il força le siége à descendre dans la concavité du sacrum, par derrière l'épaule engagée sous l'arcade pubienne, et parvint ainsi à faire exécuter au fœtus le mouvement complexe que nous avons décrit en parlant de l'*évolution spontanée*. Si l'on se trouvait en face d'un cas semblable, et qu'on fût certain qu'il n'y eût pas un rétrécissement notable du bassin, on ne courrait aucun risque à essayer du procédé Pamart, avant d'en venir à l'embryotomie proprement dite. L'enfant n'en serait pas plus ménagé ; mais, au moins, de deux opérations meurtrières, on aurait choisi la moins dégoûtante pour les assistants.

Opération césarienne ou gastro-hystérotomie.

La *gastro-hystérotomie* consiste, ainsi que l'indique son nom, dans l'extraction du fœtus par une grande incision pratiquée à la paroi abdominale antérieure et à la paroi correspondante de la matrice.

Appliquée à la femme qui vient d'expirer, pour tâcher de sauver son enfant, elle a très-probablement été pratiquée de tout temps. Mais, appliquée à la femme vivante, elle ne remonte guère au delà du commencement du seizième siècle.

Trop exaltée par les uns, trop dépréciée par les autres, elle n'est réellement jugée ce qu'elle vaut que depuis 1827, date de l'invention du céphalotribe par A. Baudelocque, neveu du célèbre accoucheur du XVIIIᵉ siècle. De nos jours on s'accorde à reconnaître que, dans le cas de présentation soit du sommet, soit de la face, soit du siége, tant que le rétrécissement du bassin reste dans des limites qui permettent d'espérer l'extraction du fœtus par les voies naturelles, en réduisant le volume de sa tête par le céphalotribe, c'est à la céphalotripsie qu'il faut donner la préférence; et que l'opération césarienne doit être alors exclusivement réservée pour les cas où le rétrécissement est tel qu'il est impossible d'avoir l'enfant par les voies naturelles, même en lui broyant la tête. Sans doute, on recourrait bien plus volontiers à l'opération césarienne, si elle était moins dangereuse pour la mère; car la vie d'un enfant vaut bien quelque chose ! mais, lorsque les relevés statistiques viennent démontrer que cette opération tue 5 femmes sur 6 dans les petites villes et les campagnes salubres, et 29 femmes sur 30 dans les grandes villes, à Paris, par exemple, comment

ne pas préférer la céphalotripsie, qui sacrifie nécessairement, il est vrai, un enfant parfois plein
de vie, mais qui, au moins, ne fait pas courir
d'aussi grands dangers à la mère ? Serait-il donc
raisonnable de prendre plus les intérêts d'un
pauvre petit être dont les chances d'existence prolongée et la valeur morale dans l'avenir sont tout
à fait problématiques, que ceux d'une jeune
femme que mille liens attachent à la famille et
même à la société ! Non ; la vie d'une femme
adulte est évidemment plus précieuse que celle
d'un enfant qui n'est pas encore né. Comme le
dit fort bien M. Tarnier, la question a été sérieusement débattue, et la conclusion est que l'accoucheur peut et doit même disposer de la vie de
l'enfant, pour éviter à la mère les immenses dangers de l'opération césarienne. Mais une pareille
décision est évidemment trop grave pour qu'on la
prenne seul ; il faudra donc demander l'avis de
confrères instruits, et ne s'arrêter à un parti définitif, qu'après avoir pesé avec eux *très-attentivement* toutes les indications, et, par suite, toutes
les chances de succès ou d'insuccès.

On a raison, quand c'est la tête ou le siége qui
se présente au détroit supérieur, de réserver la
gastro-hystérotomie pour les seuls cas exceptionnels où la céphalotripsie cesse d'être applicable,
et où, par conséquent, il n'est pas possible de délivrer la femme autrement ; — ce qui revient à
dire qu'il faut se trouver en présence d'un rétré-

cissement du bassin porté à moins de 5 centim.,
pour songer à l'opération césarienne.

Mais, quand il y a présentation de l'épaule au-
dessus d'un détroit supérieur rétréci à un tel degré (moins de 7 centim.) qu'il soit absolument
impossible d'introduire la main dans l'utérus,
pour changer la position de l'enfant, la question
reste-t-elle la même ? et doit-on, alors, préférer
l'embryotomie à l'opération césarienne ? Non,
sans doute ; ainsi que le fait remarquer M. Pajot,
dans le Rapport déjà cité, lorsque le bassin a
moins de 7 cent. et que, par conséquent, il n'y a
pas possibilité d'aller avec la main changer la position du fœtus, c'est à l'opération césarienne
qu'il faut donner la préférence, attendu qu'elle
n'expose pas beaucoup plus la mère que l'embryotomie faite dans de pareilles conditions de
rétrécissement, et qu'elle permet au moins, comme
compensation, d'avoir l'enfant vivant. Mais ce
choix, nécessairement, ne serait plus motivé, si
l'enfant n'était pas à terme, ou si, bien qu'à terme,
il était jugé mort ou seulement très-faible. Car,
s'il était loin d'être à terme, peu volumineux, par
conséquent, ce serait à l'embryotomie qu'on devrait recourir comme exposant alors beaucoup
moins la mère que l'opération césarienne ; — et,
s'il avait cessé de vivre ou seulement paraissait
très-souffrant, bien qu'à terme, ce serait encore
l'embryotomie qu'il faudrait préférer, à moins,
toutefois, que le fœtus ne fût reconnu trop volu-

mineux pour pouvoir passer par les voies naturelles, quelques mutilations qu'on lui fît subir.

En résumé, c'est du salut de la mère, et non de
celui de l'enfant, qu'on doit se préoccuper avant
tout, en se décidant à entreprendre l'opération
césarienne. Tant mieux, si l'on sauve l'enfant par
la même occasion ; ce sera une heureuse compensation aux risques si grands que l'on fait courir à
la mère. Mais, enfin, il n'en est pas moins vrai
que ce n'est pas l'intérêt de l'enfant qu'on fait
passer en première ligne ; puisque, si l'on pouvait, en le sacrifiant, délivrer la femme d'une autre façon moins dangereuse pour elle, on n'hésiterait pas à prendre un tel parti.

Voici donc, tout bien considéré, comment nous
serions tenté de formuler les indications de la céphalotripsie, de l'embryotomie et de l'opération
césarienne :

1° *Le rétrécissement du bassin est entre 9 1/2 et 8
centimètres.* Expectation ; puis forceps, à diverses reprises s'il le faut ; *céphalotripsie*, dernière ressource.

2° *Le rétrécissement est entre 8 et 7 centimètres.*
Si présentation de la tête, tentatives avec le forceps, et, dans le cas d'insuccès ; — *céphalotripsie.*

Si présentation du pelvis, la tête, une fois le tronc
dehors, enrayant la fin de l'accouchement ; —
céphalotripsie seule, ou avec *embryotomie* préalable.

Si présentation irréductible de l'épaule ; — *embryotomie*, alors facile et peu dangereuse ; — à
moins que la femme ne réclame elle-même *l'opé-*

LUCIEN PÉNARD. 27

ration césarienne, dans l'intérêt de son enfant reconnu *être plein de vie et de santé.*

3° *Le rétrécissement est entre* 7 *et* 5 *centimètres.*

Si présentation de la tête ; — *céphalotripsie*, soit simple, soit *répétée* (Pajot) ; — à moins que, l'enfant étant plein de vie, la femme ne veuille absolument courir les risques de l'*opération césarienne.*

Si présentation du pelvis, la tête, le tronc une fois dehors, s'arrêtant au détroit supérieur; — *embryotomie* suivie de *céphalotripsie.* L'enfant est mort, évidemment ; rien ne peut donc inviter de préférence à l'*opération césarienne*, qui ne devra être proposée que si le fœtus est trop volumineux pour être extrait par les voies naturelles.

Si présentation de l'épaule irréductible ; — *choix difficile* à faire entre l'*embryotomie* et *l'opération césarienne;* la première étant très-difficile, mais un peu moins dangereuse que l'opération césarienne ; celle-ci exposant un peu plus la mère, mais permettant de sauver l'enfant.

Si l'enfant, donc, était à terme et bien vivant, nous nous prononcerions pour *l'opération césarienne.*

Si, au contraire, il était reconnu mort, ce serait pour l'*embryotomie;* à moins que le produit ne fût trop volumineux pour passer, même broyé, par les voies naturelles.

A plus forte raison, donnerions-nous la préférence encore à l'*embryotomie*, si le fœtus, bien que vivant, n'était pas à terme et paraissait être de petites dimensions.

4° *Enfin, le rétrécissement est au-dessous de 5 cent.*

Quelle que soit la présentation, si le fœtus n'est pas très-petit; — *opération césarienne*, qui est alors *de nécessité.*

Quoi qu'il en soit, lorsqu'on est en présence d'un cas qui nécessite cette opération, il faut songer à la faire avant 72 heures de travail; car, passé ce temps, il y a moins de chances de succès. Quant à ce qui est de l'intérêt de l'enfant, évidemment, le plus tôt sera le mieux; et nous croyons que la mère y gagnerait également; car, plus le travail a duré longtemps, plus elle doit se trouver disposée au développement d'une phlegmasie consécutive. Il est inutile d'ajouter que le pronostic serait plus grave pour la mère et pour l'enfant, si, avant d'en venir à l'opération, on avait fait quelques tentatives violentes ou prolongées d'extraction du fœtus, soit par la version, soit par le forceps.

Les insuccès étant la règle dans les grandes villes, où l'air est toujours plus ou moins vicié par l'encombrement, — et les succès étant, au contraire, assez nombreux dans les petites villes et les campagnes surtout, où l'on vit généralement dans de meilleures conditions hygiéniques, — il serait sage de transporter *extra muros* la femme que l'on doit opérer, si elle vit dans un grand centre de population : on multiplierait ainsi pour elle les chances de salut.

En outre, si la nécessité de recourir à la gastro-hystérotomie était reconnue avant que le travail fût commencé, on ferait bien de préparer la femme à l'opération par un régime convenable, des bains répétés, quelques légers purgatifs et même quelques émissions sanguines, suivant les circonstances.

Mais si le travail était commencé, on s'occuperait de *débarrasser le rectum*, au moyen d'un ou deux lavements, et on procéderait à l'opération dès qu'on trouverait le col assez dilaté pour livrer passage aux lochies ; se gardant bien, naturellement, de rompre les membranes, si elles étaient encore intactes, attendu que la crainte, manifestée par certains auteurs, de voir les eaux s'épancher dans le péritoine, n'est rien à côté de l'avantage qu'il y a à agir sur une matrice bien pleine et dont le retrait rapide, après l'incision, sera on ne peut plus favorable à la suspension de l'hémorrhagie.

Les instruments et objets de premier pansement sont : deux bistouris, l'un convexe ordinaire, l'autre droit à lame étroite et boutonnée ; — des pinces à disséquer ; — des fils à ligature ; — des aiguilles courbes garnies de fils cirés doubles ; — des tuyaux de plumes ou de petits rouleaux de linge ou de sparadrap, pour une suture enchevillée ; — des bandelettes adhésives ; — un linge fenêtré, de la charpie, des compresses, et un bandage de corps.

Outre cela, il faut avoir de l'eau tiède, de l'eau

froide, des éponges fines et des linges secs.
Enfin, à tout hasard, un petit forceps.

Un aide est chargé de plonger la femme dans
le sommeil anesthésique ; un autre, de présenter
à l'opérateur les instruments et objets de pansement : un troisième, *qui joue un rôle très-important*, de fixer l'utérus sur la ligne médiane, en se
servant, pour cela, des deux mains appliquées
bien à plat et les bords radiaux le plus rapprochés
possible de la ligne que suivra l'incision ; un
quatrième, *qui joue encore un rôle très-important*,
d'éponger avec soin les tissus au fur et à mesure
qu'ils seront divisés, pour que l'opérateur ne soit
pas arrêté à chaque pas, faute d'y voir assez clair ;
— enfin, trois autres aides sont encore nécessaires, un pour fixer les mains, deux pour fixer
les cuisses, la femme devant être maintenue dans
la plus complète immobilité.

On la couche, — non-seulement pour le temps
de l'opération, mais encore pour au moins les 15
ou 20 jours qui suivront, — sur un lit un peu
élevé, le dos et la tête soutenus par des oreillers
et les jambes maintenues légèrement fléchies par
un coussin placé sous les jarrets.

Les choses ainsi disposées, l'opérateur s'assure,
par la percussion, qu'il n'y a pas d'intestin inter-
posé entre la paroi antérieure de la matrice et la
paroi abdominale, et aussi que la vessie est vide
(deux précautions de la plus haute importance) ;
puis, placé *à la gauche* de la femme, il fait avec le

bistouri convexe, sur la ligne médiane, depuis 3 centimètres au-dessus des pubis jusqu'à
2 centimètres au-dessous de l'ombilic, une première incision qui comprend la peau et le tissu
cellulo-adipeux sous-cutané, et qui doit, du reste,
avoir au moins 15 centimètres de longueur ; si la
petite stature de la femme ne permettait pas de
donner à cette incision une pareille étendue,
tout en restant dans les limites indiquées, il la
prolongerait par en haut de ce qui serait nécessaire, en passant à *gauche* de l'ombilic. Il divise ensuite, *couche par couche*, les plans aponévrotiques
de la ligne blanche, et, arrivé sur le péritoine, il
le perce en bas d'une petite boutonnière dans laquelle il engage immédiatement l'indicateur gauche ; il ferait mieux encore, s'il y engageait ensemble l'indicateur et le médius qu'il écarterait
ensuite légèrement et entre lesquels il ferait filer
le bistouri boutonné ou une lame de ciseaux
mousses, pour diviser à *petits coups* la membrane
séreuse dans la même étendue que les tissus exté-
rieurs. En agissant ainsi, il serait sûr de ménager
l'intestin s'il se présentait.

Pendant toutes ces incisions et celles qui vont
suivre, l'aide qui fixe l'utérus doit appliquer bien
à plat ses deux mains, ainsi que nous l'avons déjà
dit, au-dessus et sur les côtés de la plaie, — non-
seulement pour s'opposer autant que possible à
l'épanchement des liquides (sang et eau de l'amnios) dans la cavité péritonéale, mais aussi pour re-

tenir en même temps le paquet intestinal en haut ; car, si ce paquet faisait par hasard irruption par la solution de continuité, l'opérateur se trouverait dans un très-grand embarras : c'est bien assez de celui que lui cause le sang qui s'échappe de partout et qui vient l'empêcher de voir clair, malgré tout le soin qu'apporte l'aide chargé des éponges à éclairer la route.

L'utérus étant, enfin, mis à nu, l'opérateur entame son tissu *couche par couche*, de dehors en dedans, avec le bistouri convexe ; et, quand il est arrivé à avoir les membranes de l'œuf ou le placenta sous les yeux, il fait en bas une simple boutonnière dans laquelle il engage immédiatement l'extrémité de l'index, qui sert alors de guide pour achever la section de la paroi utérine avec le bistouri boutonné. Cela fait, il opère de suite l'extraction du fœtus, en le saisissant par l'extrémité qui se présente à l'ouverture accidentelle : si ce sont les pieds, comme cela a lieu le plus habituellement, il les entraîne avec la main ; mais si c'est la tête, il ne peut souvent l'avoir qu'à l'aide du forceps.

De quelque façon que se soit faite l'extraction, du moment qu'elle est achevée, l'utérus revient sur lui-même et opère le décollement du placenta, qui est poussé naturellement vers la plaie ; l'opérateur saisit là ce corps et l'entraîne en le roulant doucement sur lui-même, pour ne laisser derrière aucun débris des membranes ; et, après cela, il cher-

che à reconnaître s'il ne s'est pas épanché du sang
dans la cavité utérine; car, s'il en était ainsi, il
l'enlèverait avec la main ou une éponge fine; enfin, il s'assure que rien ne bouche l'orifice utérin.

Comme le fait observer judicieusement M. le professeur Pajot, le péritoine est d'autant plus adhérent
au tissu de la matrice qu'on est plus près de la ligne
médiane de cet organe; et c'est précisément là
aussi que les vaisseaux artériels ont leur moindre
calibre. C'est donc au milieu même de l'utérus
qu'il faut tâcher de faire tomber son incision, pour
avoir le moins de chances possible d'hémorrhagie
artérielle et d'infiltration sanguine dans le tissu
cellulaire sous-péritonéal.

Planchon voulait qu'avec une sonde flexible on
conduisît le cordon, de l'intérieur de la matrice
dans le vagin, par l'orifice utérin, pour faire sortir
ensuite le placenta par cet orifice et ouvrir aux
lochies leur route naturelle. Mais tel n'est pas l'a-
vis de nos maîtres actuels, qui déclarent cette
manœuvre inutile, outre qu'elle peut être d'une
difficile exécution.

Enfin, l'opération terminée, on a à s'occuper de
nettoyer la plaie faite à la paroi abdominale et de
la réunir dans toute son étendue par la suture enchevillée.

M. Chailly voudrait que, pour faciliter l'écoulement lochial par les voies naturelles, on passât une
bandelette de linge effilée sur ses bords, de la
plaie dans le vagin, pour en nouer les extrémités

sur les pubis (1). Mais, nous ne conseillerions pas d'u-
ser de cette sorte de séton, qui, s'il doit réellement
faciliter l'écoulement des lochies par la vulve, peut
bien aussi faciliter le passage, par en haut, d'un
peu de ce liquide putride dans le péritoine, et
amener, par conséquent, juste ce que l'on cher-
chait à éviter, une péritonite ! Il vaut mieux, suivant nous, livrer l'écoulement lochial à lui-même ;
et il ne manquera pas de suivre la voie naturelle,
si, avec le doigt introduit par le vagin, on a su dégager le col de l'utérus de toute cause d'obstruc-
tion.

Une fois la suture pratiquée avec le plus grand
soin, on met en place le linge fenêtré, les plumas-
seaux, les compresses et le bandage de corps, —
et l'on prescrit à la femme (qu'on laisse, ainsi que
nous l'avons dit, sur le lit où elle a été opérée, de
peur de quelque mouvement dangereux) un repos
absolu, la diète et une boisson délayante,—rien de
plus pour le moment ; mais, *à la moindre menace
d'accidents inflammatoires*, la saignée, les sangsues,
les cataplasmes émollients, les onctions mercu-
rielles et les grands bains eux-mêmes, seraient
parfaitement indiqués.

Au bout de 4 ou 5 jours, on peut renouveler le
pansement, *mais sans toucher encore aux points de
suture*. Ce n'est qu'après 12 ou 15 jours que les lèvres de la plaie, si elles doivent se réunir par du

(1) *Traité pratique de l'art des accouchements.*

27.

tissu inodulaire, adhèrent l'une à l'autre assez solidement pour permettre d'enlever les fils et les
rouleaux. Malheureusement, comme nous l'avons
fait pressentir, en signalant la gravité extrême de
l'opération, c'est presque toujours sur un cadavre
que se fait ce dernier pansement, dans nos grandes
villes du moins. A Paris, on a dû pratiquer l'opération aussi bien que possible, assurément! et,
cependant, dans une de ses doctes leçons (1858),
M. Depaul nous faisait savoir que des 23 femmes
qu'il avait jusqu'alors opérées lui-même ou vu
opérer par d'autres, pas une seule n'a guéri !...

Opération césarienne *post mortem*.

L'accoucheur qui se trouverait en présence d'un
cas indiquant l'opération césarienne *post mortem*
devrait, pour régler convenablement sa conduite,
tenir grand compte des propositions suivantes
de Depaul (1).

1° L'enfant qui, encore dans l'utérus, survit à sa
mère, ne lui survit jamais qu'un temps très-court,
dix à douze minutes au plus ; passé ce temps, on
ne trouve plus qu'un cadavre dans la cavité utérine.

2° Le fœtus, dont le cœur a cessé de battre depuis cinq ou six minutes, est définitivement mort;

_____

(1) *Bulletin de l'Académie de médecine*, Discussion, avril 1861,
t. XXVI, p. 517.

on lui prodiguerait en vain, pour le ranimer, tous les soins imaginables.

3° Avant d'opérer une femme qui vient d'expirer, il faut bien s'assurer, au moyen de l'auscultation, que l'enfant vit, et s'assurer aussi, par le toucher vaginal, qu'un accouchement un peu rapide par les voies naturelles, même en ayant recours à un large débridement du col, est absolument impossible.

4° L'opération césarienne *post mortem*, si le fœtus est reconnu vivant et *viable*, ou seulement soupçonné tel, ne peut pas être assimilée à une autopsie ordinaire faite sur un corps où il n'y a plus rien de vivant : le médecin a donc, dans le premier cas, le droit de se soustraire aux ordonnances de police relatives aux délais prescrits pour les ouvertures de cadavres : c'est pour lui, tout à la fois, une affaire de conscience et une question de responsabilité médicale.

Mais, ajouterons-nous, s'il n'a pas besoin d'en référer à la police, il a absolument besoin de prendre l'avis des plus proches parents et d'obtenir leur consentement avant d'agir.

Du reste, comme la mort de la femme pourrait fort bien ne pas être encore tout à fait réelle, il aurait soin de faire l'opération comme sur le vivant ; seulement, *avec toute la célérité possible*.

Nous avons dit, ailleurs, à propos de l'oblitération du col de l'utérus au moment du travail, ce que nous avions à dire de l'*hystérotomie vaginale*, ou *opération césarienne vaginale* de quelques auteurs. Nous n'y reviendrons pas; nous rappellerons seulement qu'à côté de la *gastro-hystérotomie*, c'est une opération très-facile à pratiquer et presque exempte de tout danger.

Extraction du fœtus dans le cas de grossesse extra-utérine.

Ce que nous allons dire, à ce sujet, nous l'emprunterons presque textuellement au remarquable mémoire de M. Tarnier (1).

« En dehors de la cavité utérine, l'œuf ne trouve
« pas de conditions assez favorables pour assurer
« sa vitalité et protéger son développement; aussi,
« arrive-t-il rarement à sa complète maturité. Le
« plus souvent, avant le cinquième mois, le kyste qui
« renferme le produit de la conception se rompt,
« et l'embryon est entraîné dans la cavité périto-
« néale, avec une quantité de sang plus ou moins
« considérable.

« Au point de vue de l'accouchement, il est
« utile de distinguer les grossesses extra-utérines
« en deux classes, savoir :

« Celles qui peuvent se terminer par les voies
« naturelles ; et celles qui ne peuvent pas se termi-
« ner de cette façon.

(1) *Des cas dans lesquels l'extraction du fœtus est néces-saire et des procédés opératoires relatifs à cette extraction.* Paris, 1860.

« En effet, le mode de traitement sera essentiel-
« lement différent : dans les premières, de simples
« manœuvres, le forceps, et, plus souvent encore,
« les seules forces de la nature, termineront l'ac-
« couchement; tandis que, dans les secondes, si
« l'art intervient, ce ne pourra être que par une
« opération sanglante. »

1re Classe. Grossesses extra-utérines pouvant se terminer par les voies naturelles.

« L'ovule fécondé s'est alors arrêté, soit dans la
« partie du tuber qui traverse la corne de l'utérus;
« soit dans l'épaisseur même de la paroi utérine,
« après avoir déchiré la trompe ; — et, en se dé-
« veloppant, il finit par proéminer du côté de la ca-
« vité utérine, si bien qu'au moment de l'accouche-
« ment il occupe réellement cette cavité. Dans ce
« cas, il n'y a plus, en fait de difficultés, rien qui
« soit spécial aux grossesses extra-utérines, et la
« conduite de l'accoucheur, quand le travail com-
« mence, n'est pas autre que celle qu'il tiendrait
« dans un cas tout ordinaire. »

2o Classe. Grossesses extra-utérines ne permettant pas l'accouchement par les voies naturelles.

Ici, l'œuf fécondé s'est développé en dehors et
loin de la cavité utérine, et, s'il arrive au 7e ou
8e mois, ce qui est rare, il se trouve logé dans la

cavité abdominale. Alors, il y a des indications particulières à remplir, variables, du reste, suivant que le kyste est intact ou rompu, le fœtus mort ou vivant.

Si le kyste est intact et l'enfant vivant, on attend que le travail commence ou qu'il survienne quelque accident chez la mère, pour en venir à l'extraction du fœtus ; or, cette extraction ne peut alors se faire que par la gastrotomie. Mais, ici, l'incision abdominale ne se pratique pas sur un point déterminé, toujours le même, comme dans la véritable *opération césarienne;* sa place varie nécessairement avec la position du kyste. Tout ce qu'on peut dire, c'est qu'on devra inciser la paroi abdominale dans le point où le kyste est le plus facilement accessible.

Si le kyste est intact et l'enfant mort, on s'abstient de toute opération tant que la mère n'éprouve aucun accident grave ; mais s'il apparaît des symptômes de péritonite, il faut de toute nécessité songer à l'extraction du fœtus et chercher, dès lors, vers quel point le kyste a le plus de tendance à se porter. Quelquefois c'est vers le rectum, d'autres fois vers le vagin, ailleurs vers l'une des régions iliaques. Dans une circonstance semblable, M. P. Dubois, malgré l'avis contraire de plusieurs consultants, fit une large incision au vagin, et bien que, contre son espérance, il ne pût extraire le fœtus avec le forceps, il n'en eut pas moins un succès complet; le kyste s'enflamma ; après quelques jours, le produit putréfié sortit par lambeaux; et, grâce à la situation déclive de la large ouverture, on put, par des injections à grande eau, déterger le foyer, dont les parois se recollèrent encore avec assez de rapidité, puisque, deux mois après, la femme quittait l'hôpital entièrement rétablie.

Il est évident que, si le kyste tendait à s'ouvrir dans le rectum, rien n'empêcherait de faire là ce que M. P. Dubois a fait dans le vagin.

Enfin, si l'on ne pouvait atteindre le kyste, ni par le vagin ni par le rectum, et que des accidents graves fissent un devoir de pratiquer l'extraction, il faudrait la tenter par la paroi abdominale ; seulement, dans cette circonstance, puisque l'enfant est mort, on devrait faire l'opération en deux temps, — n'inciser d'abord que jusqu'au péritoine, laisser le temps au kyste d'adhérer solidement à la séreuse pariétale, et, après cela, ouvrir le kyste et extraire le fœtus.

Si le kyste est rompu et l'enfant vivant, il n'y a pas à hésiter un seul instant, il faut en toute hâte pratiquer la gastrotomie ; tarder un seul instant à extraire le fœtus, c'est sûrement le sacrifier. Quant à la mère, que peut-on craindre? une péritonite? mais ne l'aura-t-elle pas infailliblement si le fœtus reste dans la cavité abdominale, avec les membranes, le sang qui s'épanche, etc.? Si elle a quelque chance d'y échapper, n'est-ce pas plutôt par l'opération, qui enlèvera la cause principale de l'inflammation du péritoine? Tout bien considéré, en pareil cas, l'intérêt de la mère, aussi bien que l'intérêt de l'enfant, commande la gastrotomie dans le plus bref délai.

Enfin, *si le kyste est rompu et l'enfant mort*, on n'a à considérer que l'intérêt de la mère; et, comme elle est évidemment exposée à une péritonite qui pourra l'enlever en quelques heures, il faut proposer encore la gastrotomie à pratiquer de bonne heure, sinon à l'instant même. Il est certain que la présence du fœtus mort et du contenu du kyste dans la cavité abdominale, amènera infailliblement le développement d'une péritonite très-étendue; par conséquent, il est sage de chercher à la prévenir, et le meilleur moyen est sans contredit d'enlever la cause. — Mais, si la péritonite existe déjà, il faut bien se garder de pratiquer une opération qui n'aurait d'autre résultat que d'avancer le terme fatal : on se livrera donc alors à l'expectation ; et il n'est pas sans exemple que la nature, après une péritonite limitée, un nouvel enkystement du fœtus, puis des abcès consécutifs, soit parvenue à expulser le corps étranger par lambeaux et à sauver la femme d'une mort qui paraissait presque inévitable.

Symphyséotomie.

La *symphyséotomie* est une mauvaise opération, qu'on ne pratique plus aujourd'hui que dans les amphithéâtres, et qu'il faudrait, dès lors, rayer définitivement du cadre dès opérations obstétricales. Nous garderons donc sur elle, — dans un petit ouvrage comme celui-ci, qui n'a pour but que de guider le médecin praticien, — le silence le plus absolu ; — renvoyant à n'importe quel *Traité d'accouchements* ceux qui voudraient connaître l'histoire de l'invention, alternativement si vantée et si sévèrement proscrite, de l'étudiant français Sigault (1768).

Accouchement prématuré spontané (1).

C'est la naissance d'un fœtus non arrivé à sa complète maturité, mais *viable* cependant ; par conséquent assez bien organisé pour pouvoir continuer de vivre hors du sein maternel.

Les phénomènes dynamiques et mécaniques, dans ce genre d'accouchement, sont à peu près les mêmes que dans l'accouchement à terme ; seulement, l'expulsion est d'ordinaire plus facile et plus prompte, — à moins que, comme cela se voit alors assez souvent, la présentation du fœtus ne

(1) C'est à l'excellent article *Accouchement* de M. le professeur Stoltz (t. I, du *Nouveau Dictionnaire de médecine et de chirurgie pratiques*), que nous avons emprunté, souvent même presque textuellement, ce qui nous a permis de rendre plus complètes, et plus pratiques en même temps, nos considérations sur l'accouchement prématuré, soit spontané, soit artificiel.

soit anormale; et, en effet, le fœtus, quand il naît
avant terme, se présente fréquemment par le
siége.

Dans tous les cas, l'accouchement prématuré
est pathologique, contre nature, provoqué par
des causes non naturelles (*Voy.* celles de l'avortement) et, par suite, plus grave pour la femme que
l'accouchement à terme, bien pourtant que le
corps expulsé soit moins volumineux.

Puis, ce qui ajoute encore à ce pronostic assez
peu favorable, c'est que l'expérience a enseigné
qu'une femme qui a accouché prématurément,
— surtout par l'effet d'une cause *interne*, générale,
obscure, qui a mis en jeu trop tôt la contractilité
utérine, — est prédisposée à accoucher ainsi de
nouveau, peut-être même toujours, et au même
terme de la gestation, si la cause n'a pas pu être
écartée par un traitement méthodique ou ne s'est
pas spontanément dissipée.

Quant aux soins que réclame une femme qui
accouche seule prématurément, ils sont évidemment les mêmes que ceux donnés à celle qui accouche à terme. Mais il y a un enfant qui n'a pas
atteint sa maturité complète et dont il faut nécessairement s'occuper d'une façon toute particulière
(*Voy.* soins à donner à l'enfant naissant faible).

Accouchement prématuré artificiel.

Il y a deux manières de terminer artificiellement l'accouchement : l'une rapide, qui consiste à aller chercher le fœtus dans le sein de sa mère *par une véritable version*, avant que les organes génitaux soient disposés à le pousser et à le laisser passer ; — l'autre plus lente, qui consiste à en provoquer l'expulsion par les seules forces de la nature. La première est ce qu'on appelle l'*accouchement forcé ;* la seconde, l'*accouchement provoqué.*

A. Accouchement forcé.

Les cas où cette opération *violente* est nécessaire sont rares : elle a été conseillée et pratiquée, d'abord, pour arrêter des hémorrhagies utérines graves, survenant dans les derniers mois de la grossesse ; puis, pour enrayer l'éclampsie ; et, enfin, pour arrêter quelque autre accident grave et subit, dépendant de la grossesse ou arrivé pendant la gestation, et à la suite duquel la vie du fœtus pourrait être mise en danger en même temps que celle de la mère.

Mais, comme c'est une opération qui expose à la fois beaucoup et la femme et l'enfant, on en fait rarement usage.

Elle consiste, après tout, nous le répétons, en une simple *version podalique,* mais une version rendue très-difficile, en général, par la non-préparation à se laisser dilater et de la vulve et du vagin et du col utérin lui-même, qu'on ne trouve un peu ramolli et dilatable que dans le cas d'insertion du placenta sur lui. Sans doute, on a là ressource du bistouri pour vaincre la résistance de cet orifice ; mais, est-ce que ces débridements eux-mêmes sont toujours sans danger ?

Ce n'est que lorsqu'il y a déjà eu un commencement de travail, que l'introduction de la main devient praticable sans trop de difficultés.

L'accouchement *forcé* est donc, en résumé, une mauvaise opération, qui ne doit jamais être entreprise que lorsqu'elle est formellement commandée par un grand péril couru par la femme, et qu'il y a des conditions donnant chances de succès.

B. Accouchement provoqué.

L'accouchement *provoqué* est, au contraire, une bonne opération, car il est reconnu qu'elle ne sauve pas moins de 15 enfants sur 30, en ne laissant mourir qu'une femme sur 15, — quand, toutefois, elle n'est pas entreprise pour un autre motif que pour *un rétrécissement du bassin* ou *une ampleur insuffisante de la cavité abdominale*, — la femme jouissant, d'ailleurs, de la santé la plus parfaite. Si elle est pratiquée, pour mettre fin à une hémorrhagie, — ou pour remédier à des vomissements incoercibles, — ou pour parer au danger de suffocation dans le cas d'hydropisie quelconque, — ou pour atténuer les accidents d'une affection organique du cœur ou de l'aorte, — ou, enfin, pour interrompre le cours d'accès d'éclampsie allant toujours en augmentant d'intensité, — elle ne donne pas des résultats à beaucoup près aussi favorables ; mais elle n'en reste pas moins encore une opération des plus rationnelles (1).

L'époque de la grossesse où il convient le mieux de provoquer l'accouchement varie suivant le genre d'*indication*. Dans les rétrécissements pel-

(1) Il n'en est pas de même dans le cas d'*ictère épidémique*, quoi qu'en dise M. Bardinet, de Limoges (Mémoire très-intéressant présenté en novembre 1863 à l'Académie de médecine et ayant pour titre : *De l'ictère épidémique chez les femmes enceintes et de son influence comme cause d'avortement et de mort*). — Avec M. Blot, rapporteur de la Commission chargée d'examiner ce Mémoire, nous pensons que la provocation de l'avortement, ou même de l'accouchement prématuré, n'a pas ici sa raison d'être, qu'elle n'est pas propre, en un mot, à conjurer le danger. Ce n'est pas, en effet, en pareille circonstance, l'état de plénitude de l'utérus qui fait toute la gravité de l'ictère, mais bien l'altération pathologique qui s'est développée peu à peu dans le foie (Blot), sous l'influence de la grossesse. Or, comment espérer que la déplétion utérine puisse faire disparaitre en un instant une modification organique qui a mis souvent plusieurs mois à se produire ? Comme le conseille M. Bardinet, en temps d'épidémie d'ictère, on fera bien d'éloigner, si cela se peut, toute femme enceinte du foyer épidémique ; mais, pour lutter contre le mal une fois développé, songer à la provocation artificielle de l'avortement ou même de l'accouchement, ne serait nullement rationnel. *Bulletin de l'Académie de médecine*, Paris, 1864, t. XXX, p. 55.

viens, le moment doit être calculé d'après le degré approximatif de l'étroitesse ; tandis que, lorsqu'il y a maladie ou accident, on n'opère qu'après avoir épuisé les ressources de la thérapeutique ordinaire, et quand il n'y a plus à espérer de salut que de l'évacuation de la matrice.

Dans le premier cas, on fixe d'avance l'époque de l'opération ; c'est un *temps d'élection*. Dans le second cas, on ne peut fixer d'avance aucune époque, on ne peut que se tenir prêt à agir d'un instant à l'autre ; c'est un *temps de nécessité*.

Sans parler des *frictions sur le fond et le col de l'utérus tout à la fois* (Ritgen), qui sont impuissantes à provoquer seules le travail de la parturition, — sans parler, non plus, du *seigle ergoté*, qui est non·seulement incertain, mais encore dangereux, puisque Ramsbotham, qui le vante tant, a fait la triste expérience que la plupart des enfants expulsés par ce moyen sont nés morts, — nous allons voir qu'il reste encore dans la pratique d'assez nombreux moyens de provoquer l'accouchement.

Les plus employés sont :

1° La *perforation des membranes* ou *ponction de l'œuf*, — méthode à laquelle les accoucheurs anglais restent fidèles, mais qu'on applique rarement en France';

2° La *dilatation mécanique du col par un morceau d'éponge préparée*, — méthode inventée par Bruninghausen, en 1820, mais généralisée par Kluge, un peu plus tard, en 1826 ;

3° Le *tamponnement du vagin ;*

4° Les *douches d'eau chaude dirigées sur le museau de tanche* (procédé de Kiwisch) ;

5° Le *décollement du segment inferieur de l'œuf,* — soit par le procédé du professeur Lehmann, d'Amsterdam, soit, de préférence, par le procédé de M. S. Tarnier.

Ponction de l'œuf. La ponction de l'œuf se fait habituellement dans le champ même de l'orifice interne de la matrice (procédé ordinaire) ; mais elle peut aussi être pratiquée vers le fond de l'utérus (procédé de Meissner).

Pour ponctionner les membranes *par le procédé ordinaire,* on se sert généralement d'un trocart fin et légèrement courbe, comme celui représenté ci-contre (*fig.* 106). La femme peut être debout ou couchée. On retire tout à fait l'aiguille du trocart de la canule, pour être plus sûr de ne pas blesser le vagin ou le museau de tanche, et la canule est alors introduite le long du doigt indicateur gauche qui lui sert de guide, jusqu'à dépasser un peu l'orifice interne du col, c'est-à-dire jusqu'à toucher l'œuf. Puis, l'aiguille étant repoussée dans la canule jusqu'à la garde, on fait pénétrer d'un petit coup de poignet l'instrument dans l'œuf. On reconnaît qu'il y est entré, à un défaut de résistance, si on cherche à le pousser plus avant ; on retire l'aiguille ; on laisse couler une ou deux cuillerées d'eau par la canule, après quoi, on retire également celle-ci. Si l'on ne tire pas plus d'eau,

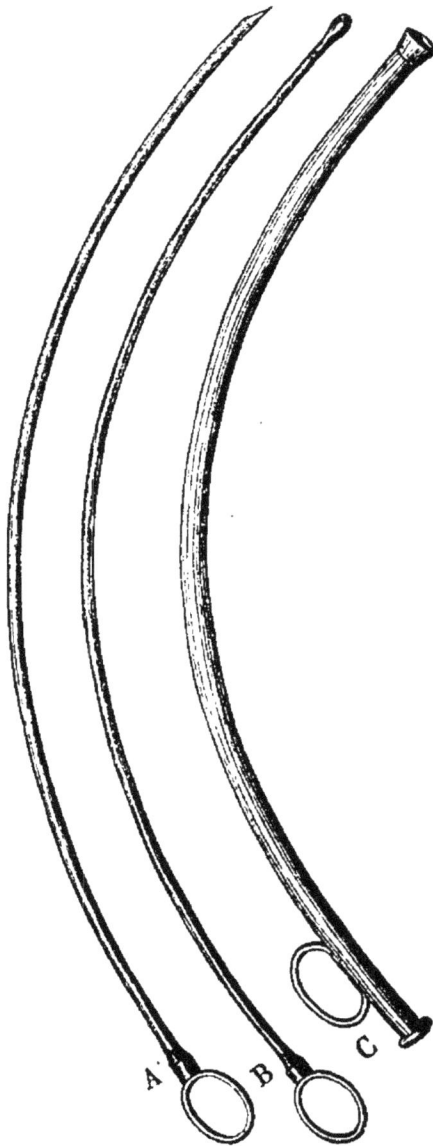

c'est qu'on a remar-
qué que l'écoulement
d'une plus grande
quantité était très-
défavorable, lorsque,
par hasard, le col n'é-
tait pas disposé à une
dilatation facile.

Pour l'exécution du
procédé de Meissner,
— qui a l'avantage

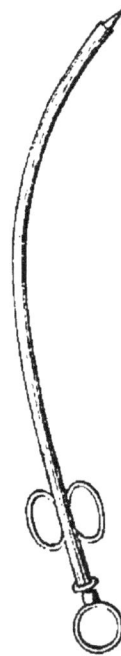

Fig. 107. A, trocart; B, mandrin mousse;
C, canule (Meissner) (1).

Fig. 106. Trocart à ponction
de l'œuf.

(1) *Nouveau Dictionnaire de médecine et de chirurgie pratiques*, Paris, 1864, t. I, art. ACCOUCHEMENT, p. 306 et 307.

de laisser se former une poche des eaux, mais qui a aussi l'inconvénient d'aller, parfois, joindre et blesser le placenta, — on se sert d'un trocart, à canule de 35 à 36 centimètres de longueur, de 3 à 5 millimètres d'épaisseur et courbée en arc de cercle d'un rayon d'environ 25 centimètres (*fig.* 107). A la partie inférieure de cette canule, du côté de la convexité, existe un anneau qui est tout à la fois un point de mire pour la bien diriger dans le sens où il convient, et un moyen de tenir l'instrument assez solidement pour le manier avec plus de sécurité. Deux mandrins, dont l'un à extrémité mousse et arrondie, l'autre à extrémité disposée en trocart, sont destinés à y être introduits successivement ; — le premier, pour pouvoir porter l'instrument jusque vers le fond de la matrice sans risque de léser sa paroi ; le second, pour perforer les membranes.

C'est le long de la paroi *postérieure* de l'utérus que l'extrémité supérieure de la canule, garnie du mandrin *mousse*, doit cheminer jusqu'à ce que l'anneau de l'extrémité inférieure touche la vulve. Alors, on incline cette dernière extrémité vers le périnée, pour chercher à reconnaître si l'autre n'est pas en rapport, par hasard, avec une partie saillante du fœtus, et quand on est sûr qu'il n'en est rien, on n'a plus qu'à remplacer le mandrin mousse par celui terminé *en trocart*, pour percer l'œuf par un petit mouvement de ponction (1).

(1) Villeneuve, de Marseille, pour qu'on soit plus sûr encore

LUCIEN PÉNARD. 28

Cela fait, on laisse s'écouler une ou deux cuillerées de sérosité, puis on retire la canule.

Pendant cette opération, du reste, la femme est
tenue debout et appuyée contre un plan solide.
Mais, une fois les membranes perforées, elle peut
prendre telle position qu'il lui plaira. Dans la nuit,
un suintement de sérosité a lieu, et, dans les
24 heures, généralement, le travail commence.

Sur 24 cas d'application du procédé Meissner
enregistrés jusqu'à ce jour, voici quels ont été les
résultats : « pas une femme n'a succombé, et deux
enfants seulement sont nés morts. » C'est donc un
bon procédé ; néanmoins, comme il est un peu ef-
frayant, il n'a pas eu la vogue de quelques autres.

Procédé de Kluge. — Pour appliquer le procédé
de Kluge, qui avait été adopté presque exclusivement, dans ces dernières années, par MM. Stoltz,
de Strasbourg, Chailly, P. Dubois, etc., il faut
avoir un cône d'éponge préparée (1), de 4 centimè-
tres $\frac{1}{2}$ de hauteur sur 1 centimètre $\frac{1}{2}$ d'épaisseur à

de ne pas blesser le fœtus, a substitué aux deux mandrins de
Meissner un mandrin unique terminé par une pince *à crochets*,
simulant l'extrémité mousse d'un stylet quand ils sont rapprochés, et s'ouvrant, à la façon de la pince de Hunter, dès
qu'on pousse un peu la tige qui les termine : ils vont alors
saisir les membranes de l'œuf et les déchirer. — Villeneuve a
donné, du reste, à cet instrument ingénieux le nom de *perce-
membranes*.

(1) Éponge préparée tout bonnement *à la ficelle*, qui se laisse
tailler facilement, avec un instrument bien acéré toutefois,
et même polir à la lime.

sa base, — une longue pince à anneaux un peu courbe, — une éponge fine de la grosseur d'un œuf d'oie ou plusieurs morceaux de vieux linge, — et un bandage de corps muni d'une compresse destinée à être ramenée d'arrière en avant par-dessus la vulve. — Quand on a bien sous la main tout ce qui est nécessaire, on place la femme sur le bord de son lit, comme pour l'application du forceps. On va, alors, avec le doigt indicateur gauche, chercher l'orifice du col, et lorsqu'on est sûr de le tenir, armant sa main droite de la pince entre les mors de laquelle on a saisi longitudinalement le cône d'éponge près de sa base (V.*fig.*108), on porte ce corps étranger *tout sec* jusque dans le col, en se guidant, bien entendu, pour ne pas faire fausse route, sur l'index gauche. Le cône est

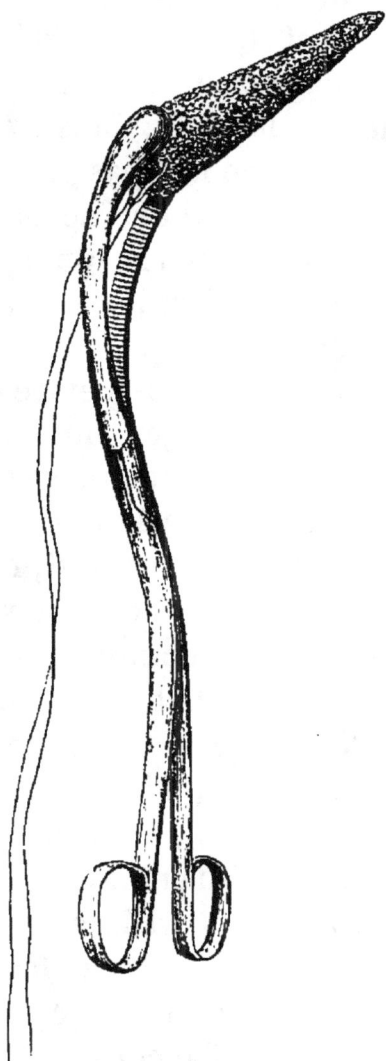

Fig. 108. Éponge préparée saisie avec la pince à polypes.

enfoncé avec force; puis, pendant qu'on le retient
dans le col avec l'extrémité du doigt qui a servi de
conducteur, on bourre le vagin de la grosse éponge
ou des morceaux de vieux linge qu'on a préparés
à cet effet, et qu'on retient en place au moyen du
bandage en T. La femme est ensuite maintenue
immobile au lit, dans le décubitus dorsal. En général, il ne faut pas plus de quelques heures pour
que le travail de l'accouchement commence sous
l'action complexe du cône d'éponge qui, en se
gonflant, dilate le col et le ramollit, — et du tampon qui irrite le vagin et, par sympathie, l'utérus
lui-même; celui-ci entre en contractions, et, alors,
les deux éponges sont enlevées, — la grosse en la
pinçant simplement avec deux doigts, — la petite
en tirant sur le fil dont on a eu soin de traverser sa
base. Enfin, plus tard, quand le col est suffisamment dilaté et les contractions utérines bien établies, on se comporte comme si l'accouchement
était tout à fait spontané.

Nous avons fait cette opération dernièrement
avec succès (pour arrêter les progrès d'une hydrémie extrême), mais en nous servant du speculum
plein qui, en embrassant le col et rendant l'orifice
parfaitement visible, ainsi que le fait observer
également M. Stoltz, facilite beaucoup et l'introduction du cône d'éponge et le tamponnement
vaginal. — Le corps dilatant était à peine dans le
col depuis *deux heures*, que la matrice entrait
franchement en contractions, et douze heures plus

tard, un fœtus mort était expulsé le siége le premier. — L'éponge et le tampon n'étaient restés en place que trois heures, et cela avait suffi pour mettre le travail en train.

Procédé du tamponnement. — C'est un jeune médecin de Berlin, le Dr Schœller, qui, ayant assisté, à Paris, en 1839, à l'application du *tampon*, dans un cas d'hémorrhagie par cause d'insertion vicieuse du placenta sur l'orifice utérin, et ayant constaté son effet sur l'accélération du travail de l'enfantement, a le premier songé à se servir du *tamponnement vaginal* dans le but de provoquer l'accouchement prématuré. De retour dans son pays, il en fit de suite l'essai, et, dès 1842, il avait recueilli cinq cas de succès. Son tampon se composait d'une série de bourdonnets de charpie trempés dans de l'huile, pour en faciliter l'introduction dans le fond du vagin, *jusqu'à contact aussi immédiat que possible avec le museau de tanche;* et il en renouvelait l'application tous les jours et même deux fois par jour s'il le fallait. Mais, en général, peu de temps après l'installation du tampon, le ventre se tend, dit Schœller, la matrice devient dure, et les douleurs pour accoucher se déclarent. Quand elles sont devenues régulières et intenses, que le col est effacé et l'orifice entr'ouvert, le moyen a produit son effet ; on soutient son action par des frictions sur le fond de l'utérus, par l'administration d'un peu de seigle ergoté, par la titillation du col, etc., et l'accouchement se termine.

28.

Procédé des douches chaudes ou de Kiwisch. —
Pour l'application du procédé de Kiwisch, il faut
avoir un vase en bois ou en fer-blanc, de la conte-
nance de 8 à 10 litres, et muni d'un long tube
élastique à robinet, — ou, mieux encore, un irrigateur-Éguisier de grandes dimensions (*fig.* 109).
Si l'on se sert du vase ordinaire à long tube, il faut
le placer sur un point élevé, sur une armoire, par
exemple ; mais, avec l'irrigateur-Éguisier, cette
précaution est inutile; on met l'instrument sur la
première table venue. — La canule que l'on ajuste
à l'extrémité du tube, et qui doit être introduite
dans le vagin, aura au moins 4 millimètres de calibre, et l'eau dont on chargera l'instrument, quel
qu'il soit, sera chaude à 38° centig.

L'irrigateur étant préparé, la femme est placée
sur le bord d'un lit préalablement garni d'une
toile cirée, disposée de façon à conduire l'eau
dans un bassin quelconque, au fur et à mesure
qu'elle sortira du vagin; et l'accoucheur, assis
entre les genoux de la femme, tient et dirige lui-
même la canule, pour que le jet du liquide atteigne bien directement le museau de tanche. Peut-
être avec un petit speculum plein arriverait-il
mieux au but ?... Quoi qu'il en soit, on fait durer
chaque douche de 10 à 15 minutes, et on en administre de 3 à 4 par jour. Or, en moyenne, il
en faut 10 pour arriver au résultat désiré, c'est-à-
dire à un commencement réel du travail, — ce qui
demande, par conséquent, *de 3 à 4 jours :* dans

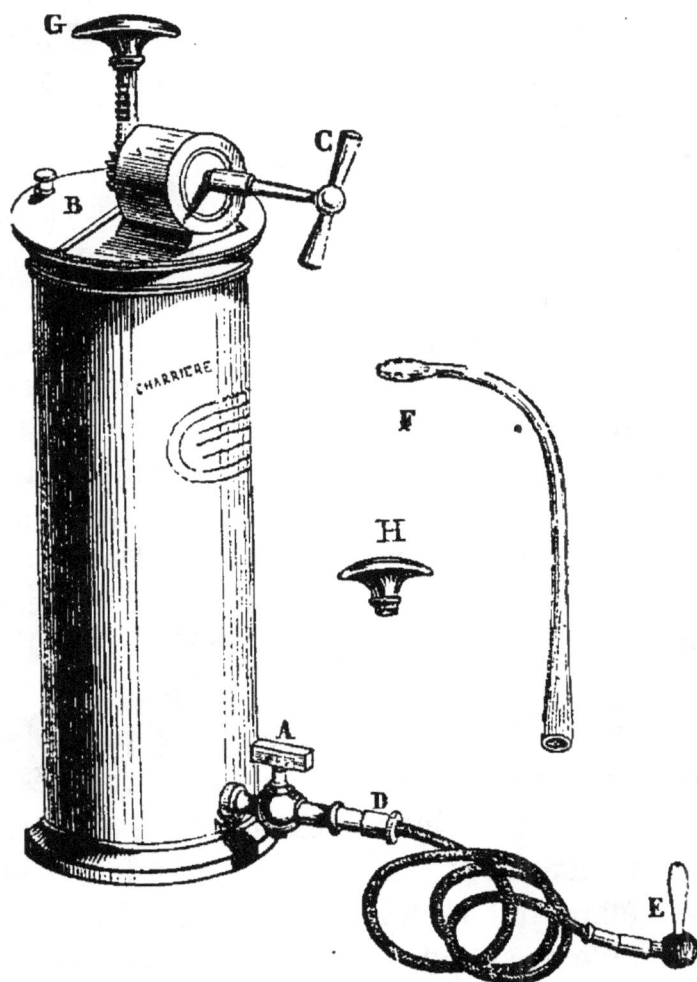

Fig. 109. Irrigateur-Éguisier.

A. Robinet que l'on ouvre pour donner passage au liquide ; B, couvercle qui s'ouvre pour remplir l'irrigateur ; C, clef qu'il faut tourner pour soulever la crémaillère et monter l'irrigateur. D, tube en caoutchouc, sur lequel on visse la canule. E, canule pour injection intestinale. F, canule de femme pour injection vaginale que l'on adapte en E. G, piston à crémaillère, qui se soulève en tournant la clef C, et qui s'abaisse pendant l'injection. H, pomme que l'on visse en G sur la crémaillère pour qu'on puisse appuyer dessus et augmenter la pression.

certains cas, il n'a fallu que 48 heures; mais,
d'autres fois aussi, il n'a pas fallu moins de 7 jours.

Naguère encore, nous l'avons dit, la plupart de
nos maîtres dans l'art (en Allemagne et en France,
du moins), donnaient la préférence, pour provoquer l'accouchement prématuré, au cône d'éponge
préparée introduit dans le col; mais, maintenant,
ils donnent presque tous leurs suffrages aux douches d'eau chaude, et voici pourquoi : c'est qu'elles ne causent à la femme aucune douleur; qu'elles
n'ont même rien de désagréable; qu'elles sont faciles à employer; qu'elles demandent peu de
temps ; qu'elles ne peuvent blesser ni la mère ni le
fœtus : qu'elles ramollissent et lubréfient le passage;
et qu'enfin elles manquent rarement leur effet.

Sur 81 cas, les douches, employées *seules*, ont
réussi 68 fois; 13 fois seulement, il a fallu leur
venir en aide par un moyen plus énergique.

Décollement des membranes. — Les procédés de
Kluge et de Kiwisch, les plus employés de tous, dans
ces dernières années, méritent tous deux leur vogue,
comme étant tout à la fois faciles, sûrs et innocents.
Et, cependant, si l'on doit s'en rapporter aux faits
assez nombreux qui ont été publiés à l'appui, le
décollement des membranes serait encore préférable.

Dans le double but de décoller une portion de
l'œuf et d'exciter l'utérus à se contracter, Lehmann
introduisait purement et simplement, à une profondeur de 18 à 25 centimètres dans la matrice,
une bougie élastique de moyenne grosseur, qu'il

retirait immédiatement après avoir pénétré à la profondeur voulue. Or, dès 1852, il publiait huit observations de succès par cette simple opération. Dans un cas, la bougie dut être introduite deux fois; dans un autre, trois fois. La durée du travail fut de 1 à 5 jours; et le résultat définitif, pour les mères et les enfants, des plus satisfaisants.

A. Krause agissait de même, mais avec cette différence qu'il laissait la bougie en place jusqu'à ce que l'effet fût obtenu.

Mais, on se demanda si des injections d'eau tiède, poussées entre les membranes de l'œuf et l'utérus, n'agiraient pas encore avec plus de douceur et de promptitude ; et Cohen, de Hambourg, réalisa cette proposition. Il injecta de l'eau de goudron, de préférence à de l'eau pure, et il vit, au bout d'un quart d'heure seulement, dans plusieurs circonstances, le travail débuter, pour marcher très-bien ensuite.

Enfin, pour décoller l'œuf plus facilement et plus sûrement encore, M. S. Tarnier, dans ces dernières années, a eu l'idée d'employer un instrument de son invention, qu'il appelle *dilatateur intra-utérin*, et avec lequel il provoque rapidement les contractions de l'utérus (1).

L'instrument consiste en un tube de caoutchouc vulcanisé, monté sur une tige métallique creuse ou canule, destinée à en faciliter, d'abord,

(1) *Bulletin de l'Académie impériale de médecine*, Paris, 1862-1863, t. XXVIII, p. 86.

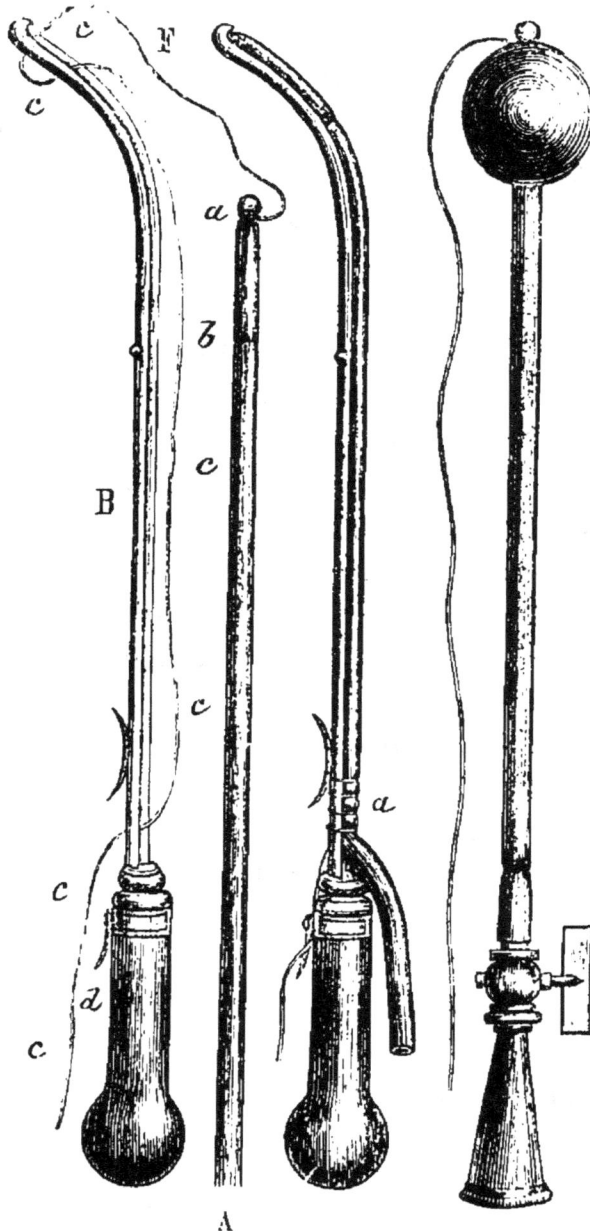

Fig. 110.   Fig. 111.   Fig. 112.
Dilatateur utérin de S. Tarnier (1).

(1) *Nouveau Dictionnaire de médecine et de chirurgie pratiques*, t. I, art. ACCOUCHEMENT, p. 305.

l'introduction à travers le col jusqu'au-dessus de l'orifice interne, — puis, la dilatation au moyen d'une injection d'eau tiède (*fig.* 110, 111 et 112).

Le tube en caoutchouc (*fig.* 110 A) est dilatable à son extrémité seulement (de *a* en *b*); un fil très-fort (*fig.* 110 F), attaché à l'extrémité du tube (en *a*), s'engage ensuite dans des trous dont le conducteur B est percé, en suivant le chemin indiqué par les lettres *cccc*; en tirant sur le fil, on amène l'extrémité du tube à se coller sur l'extrémité de la canule; et, pour maintenir ces deux parties solidement réunies, on arrête le fil sur un petit cliquet (*fig.* 111 *a*) et quelques circulaires achèvent de fixer le tube sur sa gouttière.

Quand l'instrument est monté (*fig.* 111), il a le volume d'une sonde pour homme. On l'introduit dans l'utérus, et puis on y pousse une injection d'eau tiède qui donne à son extrémité dilatable la forme d'une boule (*fig.* 112); après quoi, le fil est détaché du cliquet et le conducteur retiré. La sphère de caoutchouc est laissée dans la matrice, jusqu'à son expulsion par l'effet du travail mis en train.

Le procédé de M. S. Tarnier, non-seulement est ingénieux, mais paraît de plus excellent; car, employé 15 fois jusqu'ici, il a donné 15 succès.

Tels sont les moyens qui ont été conseillés et même mis *souvent* en pratique pour provoquer l'accouchement entre le 7e et le 9e mois de la grossesse. Si l'on se demande maintenant quel est le meilleur d'entre eux, on reste embarrassé ; car tous ont donné des succès assez nombreux. Le mieux serait de se guider, pour le choix à faire, sur le cas qui se présente et les circonstances où l'on se trouve. Quelquefois, la nature a d'avance préparé, sans qu'on s'en soit douté, un travail de dilatation du col et même de contractions du corps de l'utérus ; alors, évidemment, le choix est indifférent : le plus simple procédé réussira, même le procédé des frictions aidées d'un peu de seigle. — Ailleurs, au contraire, quand il n'y a encore aucune disposition à un travail expulsif, on ne réussira que par un procédé radical, c'est-à-dire capable de déterminer en peu de temps des contractions utérines énergiques, en même temps que l'ouverture prompte du col de la matrice, comme le procédé de Kluge, celui de Kiwisch, celui de Lehmann, ou celui de M. S. Tarnier, — aidés, s'il le faut, de la ponction. Si, dit M. Stoltz, par l'introduction pure et simple d'une bougie à 5 ou 6 centim. de profondeur au-dessus de l'orifice interne de l'utérus, on pouvait provoquer sûrement l'accouchement, il n'y aurait pas à hésiter un instant ; ce serait là, assurément, le moyen à préférer, comme étant le plus simple et le plus facile à appliquer, n'importe où l'on se trouve ; mais, malheureusement, l'expérience n'a pas encore sanctionné l'excellence de ce procédé si simple. Du reste, il ne serait pas raisonnable de vouloir absolument atteindre le but par un seul et unique moyen : Très-souvent, quand quelque danger pressant obligera à aller vite, il sera indiqué de faire suivre le moyen employé d'abord, par un autre qui complétera son action.

Mais, quel que soit le procédé mis en usage, du moment que les *douleurs* sont devenues régulières et bien franches, il n'y a plus qu'à abandonner le travail à la nature, à moins que quelque accident ne vienne nécessiter une intervention par la version ou le forceps. Quant aux suites de couches, elles sont absolument les mêmes que dans le cas d'accouchement spontané ; la femme n'a besoin d'aucun soin particulier.

Pour ce qui est de l'enfant, c'est différent. Comme il n'a pas son complet développement, il demande beaucoup de soins de tous genres, et surtout *à être parfaitement préservé du froid et à n'être pas forcé de nourriture.* (Voir ce qui a été dit des soins à donner à l'enfant né faible.)

Maintenant, comment arrivera-t-on à retirer de l'accouchement prématuré artificiel tous les avantages qu'il peut donner? — En mesurant de bonne heure, aussi exactement que possible, par les moyens indiqués ailleurs, le bassin des femmes enceintes contrefaites, et en se représentant, en regard des mesures obtenues, les diamètres de la tête du fœtus à ses divers âges.

On sait que la tête du fœtus a, d'une bosse pariétale à l'autre :

A 7 mois.................... 7 centimètres.		
A 7 mois 1/2................... 7	—	3/4
A 8 mois.................... 8	—	1/4
A 8 mois 1/2............... 8	—	3/4
A 9 mois........ de 9 centim. à 9	—	1/2

Or, il est facile, avec cela, de résoudre le problème suivant : *Un rétrécissement du bassin étant donné, à quelle époque convient-il de provoquer l'accouchement prématuré ?* — tout en n'oubliant pas, toutefois, que le plus tard sera le mieux dans l'intérêt de l'enfant, qui est d'autant plus viable nécessairement, quoi qu'en puissent dire les bonnes femmes, qu'il est plus près du terme ; — que, dans le cas de grossesse gémellaire, les fœtus étant plus petits chacun qu'un fœtus unique, on peut attendre plus longtemps ; — que la tête, au 7e et même au 8e mois, est réellement réductible de plus de 1 centimètre, par les seules contractions de l'utérus ; — et, enfin, que si l'on sait l'enfant mort, il n'y a plus à entreprendre l'accouchement prématuré artificiel, mais bien à attendre le développement d'un travail spontané, pour en venir alors à la *céphalotripsie* sans hésitation ; car, le but de l'accouchement prématuré artificiel n'est pas autre que celui-ci : *Faire naître un enfant vivant et épargner en même temps à la mère, pour plus tard, une opération dangereuse.*

Il est des faits qui prouvent qu'une présentation vicieuse, de l'épaule par exemple, n'est pas une contre-indication à l'accouchement prématuré artificiel, si toutefois le bassin permet l'introduction de la main pour la version, une fois le col amené à un degré de dilatation suffisante. M. Blot, en particulier, a fait deux fois la version, avec succès pour l'enfant et pour la mère, dans des cas de ce genre. Il y a plus, remarque cet habile accoucheur, la présentation de l'épaule est peut-être ici une condition favorable ; car, si la tête se présente, on doit en principe essayer du forceps une fois, deux fois, trois fois même, avant d'en venir à la version, et alors celle-ci n'a généralement que de fâcheux résultats. Au lieu de cela, si c'est l'épaule qui se présente, on n'a pas à hésiter sur le genre de manœuvre à mettre en pratique ; on sait que c'est à la version qu'il faut recourir dès que la dilatation du col est suffisante ; on la fait, et l'enfant et les parties maternelles n'ayant éprouvé antérieurement aucunes violences, il y a de nombreuses chances pour que le succès soit ce qu'il serait dans le cas de conformation normale.

Avortement provoqué.

Mais il est des cas où le rétrécissement du bassin est tel qu'il n'est plus possible de songer à l'accouchement prématuré, et où il faudrait avoir recours, si l'on était prévenu à temps, à l'*avortement provoqué*, — toujours dans le but d'épargner, pour plus tard, à la femme, les dangers d'une céphalotripsie ou d'une embryotomie difficiles, ou peut-être même ceux de l'opération césarienne.

Ce ne serait pas seulement, du reste, un rétrécissement au-dessous de 6 centimètres, qui indiquerait la nécessité de l'avortement artificiel; mais encore : 1° une tumeur volumineuse, immobile et non opérable, siégeant dans l'excavation ; 2° une hydropisie excessive de l'amnios ; 3° une rétroversion irréductible de la matrice ; 4° une hémorrhagie résistant aux moyens les plus rationnels.

Quant aux contre-indications, il n'y en aurait qu'une seule, le refus formel de la femme.

La nécessité de l'avortement reconnue, si la femme consent, il ne resterait plus qu'à préciser l'époque où il convient le mieux d'opérer et à choisir le meilleur procédé opératoire.

Pour l'époque, on la déterminerait d'après le degré du rétrécissement et d'après le volume présumé de la tête du fœtus.

Quant au procédé opératoire, on aurait le choix entre l'éponge préparée, la ponction de l'œuf, son simple décollement et les douches d'eau chaude.

On dit, dans les traités les plus modernes d'accouchements, que c'est à la dilatation du col par l'éponge préparée qu'il faudrait alors donner la préférence, en y ajoutant, — si par hasard cela ne suffisait pas, — la ponction de l'œuf. Mais, ce n'est pas là l'opinion de M. le professeur Pajot; il préfère les douches d'eau chaude, et, si elles échouent, plutôt que de se borner à ponctionner l'œuf, il opère le décollement de son segment inférieur, à l'aide d'une sonde élastique armée de son mandrin, qu'il introduit dans le col utérin et qu'il promène circulairement, à raser la face interne de toute la moitié inférieure du corps de la matrice. « C'est là, dit-il, un des moyens les plus sûrs et « en même temps les plus innocents de provo- « quer l'avortement ; il ne fait éprouver, dans le « moment, aucune sensation pénible à la femme ; « et, pour plus tard, il ne l'expose à aucun danger « sérieux. »

APPENDICE

A. Du seigle ergoté.

C'est un médicament qui a positivement la propriété d'accroître les contractions utérines qui sont faibles, et de réveiller celles qui, après avoir existé, se sont éteintes par une cause quelconque. Mais il n'est pas aussi bien démontré qu'il puisse déterminer les contractions *d'emblée*, quand l'utérus n'a pas encore commencé à se contracter. Cependant, MM. P. Dubois et Chailly disent l'avoir observé quelquefois.

Quoi qu'il en soit, quand il est donné pendant le travail, le seigle ergoté agit promptement, s'il est toutefois de bonne qualité (1). 10 à 15 minutes au plus après qu'il a été administré, les contractions utérines, qui étaient faibles et rares, deviennent fréquentes et énergiques ; elles arrivent même bientôt à être permanentes. Le globe utérin

---

(1) L'ergot paraissant perdre très-vite ses propriétés dès qu'il est pulvérisé, il serait bon que tout accoucheur, se rendant auprès d'une femme en mal d'enfant, emportât avec lui de l'ergot en grains qu'il pulvériserait lui-même, s'il avait à s'en servir.

n'a plus alors d'alternatives de contraction et de repos; il reste dur, contracté sans relâche, et est enfin pris d'une sorte d'état tétanique, que la femme distingue parfaitement des contractions ordinaires, et qu'elle supporte impatiemment.

En France, on ne donne guère le seigle ergoté que sous la forme de poudre que l'on délaye, au moment de l'administrer, dans un peu d'eau sucrée; et la dose ordinaire est de 1 gramme et demi à 2 grammes en 3 ou 4 paquets, que l'on fait prendre de 10 en 10 minutes.

L'action du médicament, ainsi administré, dure à peine *une heure;* après cela, pour réveiller de nouveau la matrice, il faudrait une nouvelle dose. Mais cette nouvelle dose est rarement donnée, parce qu'on a remarqué que la contraction permanente de l'utérus tue promptement le fœtus, et qu'après trois quarts d'heure, celui-ci est mis en grand danger, rien que par cette seule cause; si bien qu'il faut se hâter de l'extraire par le forceps, si, au bout de ce laps de temps, le seigle n'a pas suffi à l'expulser.

Indications de l'administration du seigle ergoté.

L'ergot de seigle est indiqué: 1° Quand, pendant le travail, le col étant dilaté, les membranes rompues et la position du fœtus favorable (sommet ou pelvis), on voit l'utérus cesser de se contracter et tomber dans l'inertie.

2° Quand après l'accouchement terminé, et la délivrance faite, la matrice ne se rétracte pas, reste inerte encore, et est le siége d'une hémorrhagie inquiétante.

3° Quand, plusieurs jours après l'accouchement, il survient une hémorrhagie par inertie utérine consécutive.

4° Quand, enfin, pendant ou après un avortement, il y a hémorrhagie abondante et expulsion tardive du placenta.

Contre-indications.

Le seigle ergoté est contre-indiqué, en général, *par tout obstacle évident à une terminaison rapide de l'accouchement.* Nous l'avons déjà dit, la permanence des contractions que détermine ce remède expose l'enfant à périr d'asphyxie, soit qu'il y ait compression du cordon, soit qu'il y ait seulement trouble dans la circulation utéro-placentaire.

Par conséquent, il faut s'abstenir de donner de l'ergot de seigle :

1° Quand le bassin est rétréci ou la tête du fœtus très-grosse ;

2° Quand la position est inconnue, ou mal connue, et, à plus forte raison, mauvaise (face ou épaule) ;

3° Quand il y a un obstacle sérieux, soit à l'orifice utérin, soit dans le vagin, soit à la vulve ou au périnée ;

4° Quand le col n'est pas encore dilaté ;

5° Quand les membranes, le col fût-il dilaté, ne sont pas rompues.

Si la tête reste *plus d'une heure* sur le plancher du bassin sans faire de progrès, après en être arrivée, cependant, à entr'ouvrir un peu la vulve au moment des douleurs, on peut être sûr que la matrice épuisée n'est pas loin de l'état d'inertie. Il ne faut donc pas se livrer plus longtemps à l'expectation. — Mais, est-ce donc bien au seigle ergoté qu'il faut alors avoir recours? Non ; c'est au forceps qui est là d'une application très-facile ; — qui demande moins de temps qu'il n'en faut aux premières doses du seigle pour commencer à agir ; — et qui prend, mieux que ce stimulant spécial de la fibre utérine, les intérêts de l'enfant et du périnée. Si l'on a le moindre soupçon que l'utérus arrive à l'épuisement, on peut bien donner du seigle avant d'appliquer le forceps ; mais on ne le donne alors qu'en vue de prévenir l'inertie consécutive et l'hémorrhagie si grave qui accompagne d'habitude cette inertie.

Le seigle ergoté menace trop le périnée, pour qu'on s'empresse de le donner aux primipares. Ce n'est que dans le cas de vulve déjà faite à une grande distension par des accouchements antérieurs, qu'on peut se permettre de le prescrire, — comme *expulseur* bien entendu, — quand la tête met trop de lenteur à traverser l'excavation.

En résumé, l'ergot de seigle est un médicament

29.

qui rend de très-grands services contre les hémorrhagies par inertie, mais qui n'est pas à beaucoup
près aussi utile comme moyen d'expulsion du fœtus.

Il a, dans ce dernier cas, plus d'inconvénients
que d'avantages ; et il est à regretter qu'on ne
puisse pas empêcher les sages-femmes d'en faire
aussi fréquemment usage. Car, les accoucheurs le
constatent chaque jour, ce sont elles qui, par une
application intempestive et inintelligente du seigle, créent presque tous les cas d'engagement
profond de l'épaule avec contractions tétaniques
de la matrice, et, par suite, la nécessité d'en venir à l'embryotomie pour sauver la femme.

B. De l'utilité et de l'emploi du chloroforme dans les accouchements.

Il est parfaitement démontré aujourd'hui : 1° que
la sensibilité de l'utérus en travail s'efface complétement, comme toute sensibilité, sous l'influence des vapeurs anesthésiques ;

2° Que la contractilité de l'organe résiste, au
contraire, à ces inhalations, pourvu que leur action soit maintenue dans de justes limites ;

3° Que la contractilité des muscles abdominaux,
qui ne sont autre chose (Longet) que de grands
muscles intercostaux, résiste aussi aux vapeurs
anesthésiques, comme celle de tous les muscles
respirateurs, tant que l'anesthésie n'est pas pous-

sée jusqu'à la période dite *organique* par M. Bouis
son (1).

Indications du chloroforme chez les femmes en travail.

La femme, au moment d'accoucher, peut donc,
d'après ce qui vient d'être dit, être soustraite à
la douleur et privée de mouvements volontaires,
tout en gardant son utérus et ses muscles abdominaux contractiles, pourvu toutefois que les inhalations ne soient pas poussées plus loin qu'il ne
faut. Et cependant en France, contrairement à ce
qui se pratique en Angleterre et en Écosse, on
répugne beaucoup à se servir du chloroforme
dans les accouchements ordinaires, le réservant
uniquement pour les cas difficiles où l'on prévoit
de grandes douleurs qui pourraient plonger la
femme dans une véritable sidération nerveuse, et
pour ceux où, la femme ayant déjà beaucoup souffert, il va falloir encore lui faire subir une opération très-douloureuse.

C'est dire que le chloroforme (car c'est à peu
près, dans le moment présent, le seul anesthésique employé) sera particulièrement utile :

Chez les femmes très-nerveuses, redoutant beaucoup la douleur et se livrant facilement à des mouvements inconsidérés ;

Chez les femmes prises d'éclampsie ;

_____

(1) *Traité de la méthode anesthésique.*

Chez les femmes dont le travail est entravé par une autre douleur très-vive (soit crampes, soit coliques intestinales, soit rhumatisme utérin, etc.);

Et, surtout, chez les femmes qui vont subir une opération obstétricale. C'est là que le chloroforme se montre avec tous ses avantages : car, non-seulement il annule la douleur si vive produite par les opérations manuelles ou instrumentales, et met la femme à l'abri des craintes que ces opérations inspirent toujours, même aux plus courageuses ; mais encore il la plonge dans une immobilité qui rend à l'accoucheur ses manœuvres bien plus faciles et plus sûres. Ajoutons, enfin, que les vapeurs anesthésiques semblent gêner le développement des accidents consécutifs, sans doute par cela seul qu'elles ont épargné à la femme des douleurs prolongées et souvent, en outre, d'une violence extrême. (P. Dubois.)

Quant au mode d'administration du chloroforme, il faut, s'il s'agit d'une opération de très-peu de durée, endormir la femme complétement ; mais, lorsque cette opération, comme certaines embryotomies, doit durer plus d'une demi-heure, il ne faut qu'enlever à la femme la conscience nette de son état et la rendre immobile. Dans ce cas, on approche du nez l'éponge ou le cornet d'une façon *intermittente*, et l'on peut ainsi prolonger les inhalations, pendant plusieurs heures au besoin, sans aucun danger. La femme qu'on *chloroformise* doit, du reste, être tenue couchée et au milieu du silence le plus absolu..

Contre-indications.

Les seules contre-indications à l'emploi des anesthésiques sont ici, comme ailleurs, du reste :

L'existence d'une affection grave du cœur ou des poumons ;

La disposition aux congestions cérébrales, par ramollissement du cerveau particulièrement ;

Et un état chloro-anémique prononcé, avec tendance aux lipothymies.

Dans toutes ces circonstances, dit M. Trousseau, il y a disposition marquée à la syncope, et l'on pourrait craindre que, si cette syncope survenait sous l'action du chloroforme, elle ne fût mortelle, par suite de la sidération dont serait frappé l'organe principal de la circulation. Il est donc bien important de se rappeler que *toute disposition à la syncope est une contre-indication formelle à l'emploi des inhalations anesthésiques.*

Mais enfin il pourrait se faire que, malgré toutes les précautions prises, le chloroforme mît la femme en grand danger, soit par *asphyxie* (Ed. Robin, Ozanam et L. Lefort), soit par *syncope* (Perrin, Ludger-Lallemand, Longet et Flourens). Eh bien, en pareille circonstance, que devrait faire l'accoucheur pour empêcher la mort réelle d'arriver ? — Il ferait ouvrir les fenêtres de l'appartement, ventilerait vivement la figure de la malade, lui passerait un flacon d'ammoniaque sous le nez, et, mieux encore, *lui plongerait deux doigts profondément dans la gorge, jusqu'à l'entrée du larynx et de l'œsophage* (moyen de M. Escalier), *ou lui pratiquerait une insufflation de bouche à bouche* (moyen de M. Ricord), *ou, ce qui serait encore plus efficace, une insufflation, dans les poumons, d'une certaine quantité de gaz oxygène presque pur* (moyen de M. Duroy).

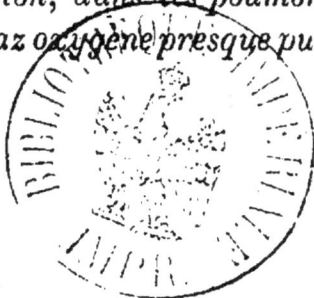

FIN.

TALBE ALPHABÉTIQUE DES MATIÈRES.

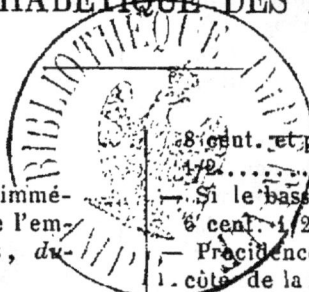

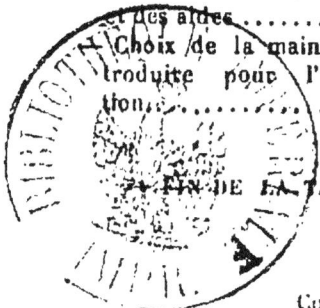

FIN DE LA TABLE ALPHABÉTIQUE DES MATIÈRES.

Corbeil, typ. et stér. de CRÉTÉ.

www.ingramcontent.com/pod-product-compliance
Lightning Source LLC
Chambersburg PA
CBHW070712280326
41926CB00087B/1778